注射美容新技术

刘毅　吴溯帆　马继光　主编

清华大学出版社
北京

内 容 简 介

近些年来注射美容发展迅速，本书旨在将国内外在注射美容领域涌现出的新理念、新技术、新材料、新设备、新方法系统地介绍给广大同行。本书内容涉及注射美容的发展与演变、注射美容材料、临床常用注射美容技术、注射美容常见并发症及其防治、注射美容技术的风险管控、助推器的研发与转化、面部美学分区与注射美容、私密注射美容、玻尿酸注射、肉毒素注射、胶原蛋白注射、软骨微粒注射、微针疗法以及自体软组织匀浆制备与注射等方面的成果，图文并茂，所有图片均来自作者自己的工作，其中重点技术还附有操作视频，旨在提高本书的科学性、实用性、可读性和可操作性。

图书在版编目（CIP）数据

注射美容新技术 / 刘毅，吴溯帆，马继光主编 . — 北京：清华大学出版社，2022.12
ISBN 978-7-302-62236-9

Ⅰ．①注… Ⅱ．①刘… ②吴… ③马… Ⅲ．①注射美容术 Ⅳ．① R622

中国版本图书馆 CIP 数据核字（2022）第 229767 号

责任编辑：肖　军
封面设计：钟　达
责任校对：李建庄
责任印制：曹婉颖

出版发行：清华大学出版社
　　　　网　　　址：http://www.tup.com.cn, http://www.wqbook.com
　　　　地　　　址：北京清华大学学研大厦A座　　　邮　　编：100084
　　　　社 总 机：010-83470000　　　　　　　　邮　　购：010-62786544
　　　　投稿与读者服务：010-62776969, c-service@tup.tsinghua.edu.cn
　　　　质量反馈：010-62772015, zhiliang@tup.tsinghua.edu.cn
印 装 者：北京博海升彩色印刷有限公司
经　　销：全国新华书店
开　　本：210mm×285mm　　　印　张：22　　　字　数：552千字
版　　次：2022年12月第1版　　　印　次：2022年12月第1次印刷
定　　价：198.00元

产品编号：100287–01

刘毅

医学博士，主任医师，教授、博士生导师，博士后合作导师；兰州大学第二医院烧伤整形与创面修复外科主任，曾任中国人民解放军原兰州军区兰州总医院全军烧伤整形外科中心主任，外科教研室主任，享受国务院政府特殊津贴。从事本专业临床与相关研究工作36年，承担国家自然科学基金、军队攻关课题和重点课题等，先后获得国家与省部级科技进步二等奖10项；主编、副主编（译）专著10部，参编18部；在国内外发表学术论文400余篇；培养各类研究生60余名，其中博士后3名。

主要学术任职： 中华医学会整形外科学分会副主任委员，中国研究型医院学会整形外科学专业委员会主任委员，国家卫生健康委员会整形美容质量控制中心副主任等，《中华整形外科杂志》《中华医学美学美容杂志》《中华烧伤杂志》副总编辑，《中国美容整形外科杂志》《PRS（中文版）》副主编、《ASJ（中文版）》副主编，《中华损伤与修复杂志》《中国修复重建外科杂志》《中国美容医学》常务编委，《 Burns and Trauma》《中华卫生应急杂志》编委等。

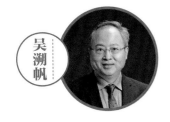

吴溯帆

医学博士，主任医师，教授，博士生导师；浙江省人民医院整形外科主任。在国内外发表学术论文100余篇，其中SCI收录论文20余篇，主编参编专著20余部；在国内较早开展注射美容方面的基础与临床研究，多次担任肉毒毒素和皮肤填充材料注射及应用解剖学习班教师。

主要学术任职： 中华医学会整形外科学分会常委兼微创美容学组组长，中国整形美容协会理事，中国医师协会美容与整形医师分会常委，国际美容外科协会（ISAPS）会员发展部委员等。

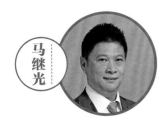

马继光

主任医师，教授，硕士生导师；中国医学科学院整形外科医院东院区常务副院长，面颈部整形美容二中心科主任。从事整形美容临床工作36年，完成各种整形美容手术数万例；在国内外发表论文74篇，其中SCI收录8篇；主持多项国家级与院校级科研课题，其中主持国家科学自然基金1项；参编专著5部；培养硕士研究生数十名，协助培养博士研究生5名。

主要学术任职： 中华医学会整形外科学分会常委兼鼻整形学组组长。

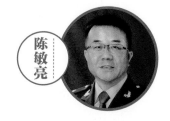

陈敏亮

医学博士，主任医师，教授，博士生导师；中国人民解放军总医院第四医学中心烧伤整形医学部副主任兼整形修复科主任。先后承担国家自然科学基金面上项目6项、全军重点项目1项及首都临床特色课题2项；以第一作者或通讯作者发表论著60余篇，其中SCI论文12篇，主译专著1部，副主编副主译专著各1部；获军队医疗成果二等奖和科技进步二等奖各1项；指导博士后6名，博士研究生及硕士研究生20余名。

主要学术任职：中国整形美容协会副会长，中华医学会整形外科学分会常委，中华医学会医学美学与美容外科学分会委员，中国医师协会美容与整形医师分会瘢痕医学分会主任委员，北京医学会整形外科学分会副主任委员等。

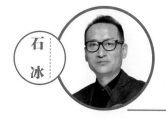

石冰

医学博士，主任医师，教授，原解放军总医院第八医学中心烧伤整形外科副主任，现任北京丽都医疗美容医院院长。

主要学术任职：中国整形美容协会医美线技术分会会长，中国非公立医疗机构协会整形与美容专业委员会候任主任委员兼秘书长，中国整形美容协会面部年轻化分会副会长。

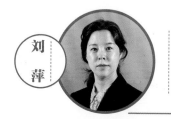

刘萍

医学硕士，副主任医师；联勤保障部队第九四〇医院烧伤整形科副主任。发表论文数十篇，参编专著4部；获得省部级科技进步二等奖3项。

主要学术任职：中华医学会整形外科学会青年委员兼面部年轻化学组副组长、眼整形学组委员，中国医师协会美容与整形医师分会委员。

易成刚

医学博士，博士生导师；浙江大学医学院附属第二医院整形外科主任，浙江大学临床百人研究员，美国哈佛大学、纽约大学、匹兹堡大学整形外科访问学者。主持国家自然科学基金项目4项、重点研发计划分题1项、省部级项目7项、校院级课题6项，发表SCI论文32篇；获得国家科学技术进步一等奖1项，军队医疗成果一等奖1项，军队科技进步奖二等奖2项。

主要学术任职：中国研究型医院学会整形外科学专业委员会副主任委员，中华医学会整形外科分会青年委员会副主任委员，中华医学会整形外科分会脂肪移植学副组长，中华医学会整形外科分会乳房整形学组委员，中国医师协会美容与整形医师分会委员等。

注射美容是指通过注射的方式将填充材料或药物直接注射到人体局部或特定部位，以达到改善容貌、形体雕塑、促进身心健康的目的。注射美容属于非手术美容的范畴，包括除皱抗衰老和填充塑形两个方面，其最突出的特点是微创、便捷、恢复快，因此，越来越受到广大医者与求美者的青睐，并使其由传统手术的辅助治疗措施发展为独立的医疗美容技术。

常用的注射美容材料包括神经调节剂类和填充材料类两大类，其中神经调节剂类主要指肉毒毒素，填充材料类则以透明质酸、胶原蛋白、自体脂肪组织等为代表。根据目前全球医疗美容发展趋势，非手术美容已经逐渐超越手术美容成为医疗美容的主流，而且经济越发达的国家或地区，其非手术美容在医疗美容的占比就越大。在此背景下，近些年来注射美容发展迅速，在应用解剖学、影像医学以及相关学科研究取得理论与技术突破的同时，在注射理念、注射技术、注射材料、注射设备、注射方法方面也取得了可喜的进步。为了将国内外在注射美容领域涌现出的新理念、新技术、新材料、新设备、新方法系统地介绍给广大同行，我们邀请了从事本领域相关研究的来自国内九个省市、二十家医疗单位的36名专家和来自新加坡的1名专家，根据其各自的专业特长撰写了本书的相关章节。本书图文并茂，所有图片均来自作者自己的工作，其中重点技术还附有操作视频，旨在提高本书的科学性、实用性、可读性和可操作性。

本书包括13章，内容涉及注射美容的发展与演变、注射美容材料、临床常用注射美容技术、注射美容常见并发症及其防治、注射美容技术的风险管控、助推器的研发与转化、面部美学分区与注射美容、私密注射美容、玻尿酸注射、肉毒素注射、胶原蛋白注射、软骨微粒注射、微针疗法以及自体软组织匀浆制备与注射等方面的成果。此外，本书还就瘢痕内药物注射或填充注射的成果做了介绍。

本书在编写过程中，各位作者以自己所擅长的工作为主，结合国内外文献，力求使所撰写的章节能尽可能反映目前国内外注射美容的发展现状，充分体现其先进性。由于本书作者众多，分布多地，写作水平有限，加上所取得的临床经验的有限性，书中难免挂一漏万出现错误，敬请广大同行与读者不吝赐教指正。

刘毅　吴溯帆　马继光

2022年9月

第一章 概述

第二章 助推器的研发与转化

第三章　面部美学分区

第四章　自体脂肪组织注射

第五章　肉毒毒素注射

第六章　透明质酸注射

第七章　胶原蛋白注射

第八章　软骨微粒注射

第九章　自体软组织匀浆注射

第十章　病理性瘢痕的注射治疗

第十一章　美塑疗法

第十二章　注射美容并发症的诊断与治疗

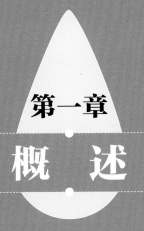

第一章

概　述

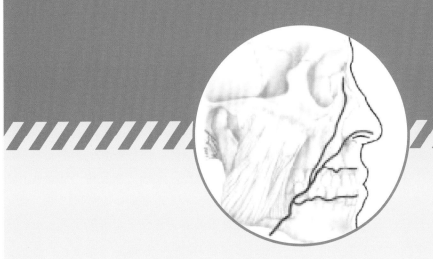

第一节 注射美容及其材料

一、注射美容的定义与范畴

医疗美容是指应用手术、药物、医疗器械以及其他具有有创性或者侵入性的医学技术方法对人体的容貌或者人体的各部位形态进行修复与再塑的技术。医疗美容包括手术美容和非手术美容，根据目前全球医疗美容发展趋势，非手术美容逐渐超过手术美容成为医疗美容的主流，而且经济越发达的国家或地区，其非手术美容在医疗美容中的占比就越大。

注射美容属于非手术美容的范畴，在非手术美容中占据非常重要的地位。其是指通过注射的方式将填充材料或药物直接注射到人体局部或特定部位，以达到改善容貌、形体雕塑、促进身心健康的目的。

一般来讲，注射美容包括除皱抗衰老和填充塑形两方面，但从广义上讲，注射美容还应该包括瘢痕内药物注射或填充注射。A型肉毒毒素的主要功用是除皱抗衰老，而各种软组织填充材料既可用于除皱抗衰老，又可用于填充塑形。注射美容的突出特点是微创、便捷、恢复快，从而使其由传统手术的辅助治疗措施发展为独立的医疗美容技术，且在目前整形美容外科中常见的除皱、体表凹陷、隆乳、隆鼻、隆颏等治疗已有相当数量的病例由注射美容的方法替代了过去的手术美容。因此，注射美容越来越受到广大医者与求美者的青睐，在医疗美容中所占的份额越来越大，已经达到50%左右。

二、注射美容材料

如前所述，现如今注射美容已得到了社会的高度认可，应用十分广泛，是整形美容外科不可或缺的部分，其材料及技术经过不断发展完善，已逐渐成熟、规范。目前，常用的注射美容材料一般分为神经调节剂类和填充材料类两类，前者主要指肉毒毒素，后者以透明质酸、自体脂肪组织为代表，还包括羟基磷灰石、聚乳酸等。此外，还应包括注射用软骨微粒、脱细胞真皮基质微粒以及用于病理性瘢痕内注射的药物或其他制品等。

（一）神经调节剂类

神经调节剂类注射材料通常指的是肉毒毒素（botulinum toxin，BT），其是由厌氧的梭状芽孢杆菌产生的一种细菌外毒素，是目前已知的毒力最强的微生物毒素之一，可导致死亡率极高的以神经肌肉麻痹为特征的肉毒中毒。BT与肉毒素（或称尸碱，creatoxin或kreotoxin）是截然不同的两类毒素，临床中其称谓常常被混淆。肉毒素是肉类食物中的微生物产生的一种碱性毒素，可导致以严重胃肠炎为特征的肉毒素中毒，其临床表现与由沙门菌、梭状芽孢杆菌、葡萄球菌、链球菌或类似的微生物引起胃肠炎类似。

根据毒素抗原的不同，BT分为A、B、C、D、E、F和G七种类型，其中C型又进一步分为C1和C2两个亚型，除C2型是细胞毒素以外，其余均为神经毒素，且以A型毒力最强。所以，目前临床应用的主要是A型肉毒毒素（botulinum toxin type A，BTA）。

BTA的作用机制：①与突触前神经元细胞表面受体结合；②结合后的复合体内吞进入神经细胞；③断开二硫键，裂解突触相关蛋白；④L链进入细胞基质后切割底物蛋白，抑制乙酰胆碱释放。BTA抑制乙酰胆碱释放，却并不抑制其合成，3～6个月后新的神经-肌肉连接出现，肌肉收缩功能又能恢复。BTA常用于除皱，特别是面部上1/3动态皱纹，如额纹、眉间纹及鱼尾纹等，目前对中下面部皱纹也有较多应用，均取得良好效果，求美者满意度也普遍较高。研究表明，注射BTA后应避免长时间紫外线照射，涂上SPE 30$^+$的防晒霜，可获得更佳的美容效果。BTA也被用来改善肌肉肥大，是咬肌肥大、小腿肌肉肥大等患者瘦脸、瘦小腿的首选方案。BTA还能治疗斜视、睑痉挛、面肌痉挛，对高低眉、唇外翻、口角歪斜、露龈笑、面部不对称等能够进行调整，对瘢痕也有治疗效果，可一定程度地抑制伤口愈合期间瘢痕的形成。但也有研究认为，BTA治疗瘢痕的实际效果可能很有限，需进一步研究明确争议。

BTA具有创伤小、起效快、无痕迹及总体安全性高等众多优点，但作为一种神经毒素，其副作用是不容忽视的。注射BTA后，偶有过敏、复视、眼干、眼睑下垂、表情不自然、张口困难等不适，但基本都是暂时或可逆的，一般不会长期存在并影响最终美容效果。近年来，偶有发生肉瘤样肉芽肿、假性动脉瘤等较严重并发症的报道以及偶尔出现注射BTA后无反应的情况。

（二）填充类材料

1. 理想的注射美容填充材料必须具备条件 ①组织相容性好；②无变态反应，非致热源；③不致癌，不致畸形；④非微生物生存基质；⑤与宿主组织具有一定的结合能力；⑥不引起或少引起炎性及异物反应；⑦无抗原性、不导致免疫及组织相关性疾病；⑧易于消毒、贮藏；⑨具有适当的流动性；⑩置入宿主体内后易于成形、塑形及固定，效果持久。

2. 填充类材料的分类 自2003年美国食品与药品管理局（FDA）批准透明质酸填充剂应用于临床后，因其可降解、可酶解、无抗原性等优点，迅速得到医学美容领域医者与求美者的青睐，现在是仅次于BTA的第二大注射美容材料。羟基磷灰石类、聚乳酸类、富血小板血浆、聚甲基丙烯酸甲酯等填充材料也已逐步应用于临床，且均取得了很好的临床疗效，一些新型填充材料仍在不断研发，如提取于鲑鱼生殖细胞的多聚核苷酸、人自体成纤维细胞的分离与培养、脱细胞真皮基质微粒与脱细胞脂肪组织基质微粒的制备及其适宜载体的研发等。目前，国内经国家食品与药品监督管理局（SFDA）批准的填充材料还较少，故临床将填充材料的原料选择转向自体组织和细胞，特别是自体脂肪组织及其衍生物。其具有取材、制备、移植容易及无免疫反应等优点，是目前临床中应用最为广泛的注射填充材料。

　　用于美容注射的填充类材料的分类方法很多，但还没有一个统一的分类方法。目前常用的分类方法有根据材料来源分类法和根据填充后降解时间或维持时间分类法。此外，还有根据填充材料的作用机制分类法和根据注射层次分类法。（1）根据材料来源分类法：分为动物来源填充材料、人体来源填充材料、人工合成填充材料和混合性填充材料，动物来源填充材料包括牛胶原、猪胶原；人体来源填充材料又分为自体与异体两类，前者包括自体胶原、自体脂肪及其衍生材料、软骨微粒、血小板制品（PRP、PRF）、自体血浆蛋白、自体成纤维细胞等，后者包括异体胶原、异体真皮粉等；人工合成填充材料包括硅胶、聚乳酸（PLA）、羟基磷灰石、透明质酸等；混合性填充材料以爱贝芙为代表，其是一种混合性胶原材料，内含80%牛胶原和20%聚甲基丙烯酸甲酯（PMMA）微球。（2）根据填充后降解时间分类法：分为非永久性填充材料、永久性填充材料、活体组织与细胞，非永久性填充材料包括胶原、透明质酸、羟基磷灰石、左旋聚乳酸（PLLA）与人体组织类等；永久性填充材料包括聚甲基丙烯酸甲酯微球、聚丙烯酰胺水凝胶（奥美定，PAAG）、液态硅胶、爱贝芙等；活体组织与细胞特指来源于自体的组织或细胞，属于特殊类型的永久性填充材料。

（刘　毅）

注射美容的发展与演变

◦ 一、肉毒毒素的发展与演变 ◦

200年前，德国医师克纳（Kerner）首次报道了食源性肉毒中毒的临床症状和体征，严重者可因全身肌肉，尤其是呼吸肌麻痹后窒息而死。其在总结了肉毒毒素（BT）实验研究的基础上，提出了利用BT治疗肌张力障碍和自主神经紊乱性疾病的原始想法。1895年比利时医师埃尔门根（Ermengen）则从一次肉毒中毒的暴发流行中，在可疑食物和尸体中分离出致命的肉毒梭菌及其毒素。1920年美国萨默（Sommer）博士首先提取出粗制的A型肉毒毒素（BTA），桑茨（Schantz）在此基础上将其纯化，并于1946年制成BT结晶，为后来的临床应用奠定了基础。20世纪70年代，美国斯科特（Scott）博士从肉毒中毒患者最早出现眼部症状且缓慢恢复中得到启示，首先设想将是否能采用BT治疗眼科疾病，并在动物实验基础上将其逐步应用于斜视、眼睑痉挛的治疗，随后又扩展到面肌痉挛、痉挛性斜颈、肢体肌张力障碍等的治疗，均取得了良好的治疗效果。1989年，美国FDA首先批准BTA为临床治疗药物，由此成为世界上首个用于临床的微生物毒素。1985年，王荫椿在我国率先开展有关BT的研制、生产和临床转化的系列研究，并于1993年获得卫生部新药证书，1997年获得CFDA认证，商品名为衡力，从而使我国成为继美国、英国之后，世界上第三个能生产BTA的国家。迄今为止，国内外已将BT用于治疗涉及眼科、神经内科、康复科、整形外科、皮肤科等领域数十种病症的治疗，并被誉为20世纪90年代神经药物的一大进展。

1986年，加拿大吉恩（Jean）在用BTA治疗眼睑痉挛时意外发现其的皮肤除皱作用，随后于1987年与其丈夫阿拉斯泰尔·卡洛瑟斯（Alastair Carruthers）将BTA引入医疗美容领域，先后开展了眉间纹、鱼尾纹、额纹等的治疗研究，取得了满意的除皱效果。1992年，其总结了研究成果并首次进行报道；1997年，发表相关研究的综述，成为BTA用于医疗美容的原创者。此后，BTA除皱法在欧美得到逐步推广，并进一步风靡全世界。2002年，美国FDA批准其国产的BTA（商品名：Botox，保妥适）用于美容除皱。2012年，我国国产的BTA产品衡力由CFDA批准用于美容除皱。截止到目前，国际上一共有九种肉毒毒素产品问世，包括OnabotulinumtoxinA（Botox）、CBTX-A、AbobotulinumtoxinA、IncobotulinumtoxinA、Nabota、Relatox、Regenox、Neuronox、Daxibotulinumtoxin A等，国内应用的主要有衡力、保妥适等3～4种。有专家预测，BTA注射将成为21世纪美容除皱的主要方法。

二、填充材料的发展与演变

填充材料注射的历史就是注射美容的历史，可追溯到1899年，从石蜡注射算起，至今已历经百余年。

（一）石蜡油

石蜡油是有记载的最早用于注射填充治疗的非生物材料。1830年，德国化学家巴隆（Baron）发明了石蜡；格桑尼（Gersunny）首先用低熔点的石蜡来修复凹陷畸形；1899年维也纳医师罗伯特（Robert）首先将液体石蜡注射到人体内，治疗因结核病导致的睾丸缺失，其后得到医学界的广泛欢迎，并成为隆鼻的一种治疗手段；1901年，第1例与注射石蜡油相关的并发症被报道；至1911年，科尔（Kolle）医师总结出了注射石蜡所导致的一系列后遗症，包括炎性反应、感染、栓塞、注射部位皮肤黄色斑块等，类似的问题还出现在菜籽油、矿物油、羊毛脂和蜂蜡等材料的美容注射中，随后这些注射材料被弃用。

（二）液态硅胶

液态硅胶用于永久性软组织注射填充已经超过50年。20世纪50年代，由美国Dow Corning公司生产的非人用级别的液态硅胶开始在美国被用于软组织注射填充；1963年，该公司生产出了医用液态硅胶DC360，此后又生产出更纯净的MDX4-4011，并被广泛用于软组织缺损的注射填充；1964年美国FDA将液态硅胶纳入药品管理，以此来限制其使用；1965年，里斯（Rees）等发现注射该材料后出现异物肉芽肿，数年以后发现硅胶注射至患者体内后到处游走，出现瘘管，严重者甚至会导致死亡；至1976年美国医疗器械修正案禁止液体硅胶作为器械使用；1979年美国FDA和美国医师协会联合谴责注射用液体硅胶，随后液体硅胶注射逐渐淡出临床。但近年来，有学者开始应用液态硅胶治疗与人类获得性免疫缺陷病毒（HIV）有关的脂肪萎缩，并取得良好效果。

（三）自体颗粒脂肪

1893年，德国学者诺埃伯（Neuber）最早提出以自体游离脂肪块填充软组织凹陷；1911年，布鲁宁斯（Brunings）首次报道用注射器注射少量脂肪组织纠正软组织凹陷；1956年，皮尔（Peer）经过研究发现移植后的脂肪颗粒吸收及坏死率达50%以上，坏死的脂肪颗粒可能引起纤维囊性化和假性囊肿，存在脂肪液化、感染等风险，临床应用受到很大的限制；特别是20世纪60年代，硅胶假体的出现使自体颗粒脂肪移植的研究基本停止；1986年，伊利斯（Illous）提出"湿性"脂肪抽吸术，使得自体颗粒脂肪的大量获取变得更加简单，由此又引发了人们对应用自体颗粒脂肪移植的兴趣；1996年，格雷罗桑托斯（Guerrerosantos）等通过动物实验证实了血供良好的条件下，移植的自体颗粒脂肪是可以存活的，基本否定了移植颗粒脂肪不能存活的观点。尽管自体脂肪作为软组织填充物有其自身的局限，如注射后30%～60%被吸收及发生水肿纤维化改变、硬结形成等，但由于自体颗粒脂肪存在无免疫排斥、生物相容性好、获取容易等诸多优点，被公认为是目前最理想的软组织填充材料。自体颗粒脂肪注射移植已经成为临床中应用最为广泛的技术。随着组织工程技术的迅速发展，自体脂肪获取方式、脂肪细胞成活机制、如何减少脂肪细胞坏死及纤维化等问题将随之解决，自体脂肪的应用一定会更加广泛。

（四）聚丙烯酰胺水凝胶（PAAG）

PAAG于1984年在乌克兰首先生产出品，随后在欧洲和南美洲成为盛极一时的软组织填充材料，并得到广泛使用，但其一直未被美国FDA批准使用。1997年，乌克兰英捷尔法勒公司生产的PAAG作为长期注射填充材料在我国获得国家食品与药品监督管理局（SFDA）批准上市，商品名为英捷尔法勒；1999年，吉林富华医用高分子材料有限公司研发出主要成分也为PAAG的注射填充材料，商品名为奥美定，并于2000年经SFDA批准用于人体软组织填充，由此在国内得到广泛使用。随后，不断有与PAAG注射隆乳相关的并发症的出现，包括红肿、硬结、感染、变形等，严重者甚至被迫切除乳房。2002年，SFDA发布《关于加强亲水性聚丙烯酰胺凝胶使用管理的通知》，要求自2003年1月1日起，亲水性聚丙烯酰胺凝胶产品只限于在具有整形外科手术条件的三级甲等以上医院使用；2002年11月～2005年11月，中国国家药品不良反应监测中心共收到与注射PAAG有关的不良事件监测报告183份，其中隆乳161例；不良反应的表现包括炎性反应、感染、硬结、团块、质硬、变形、移位、残留等；2006年4月30日，SFDA最终做出撤销聚丙烯酰胺水凝胶（注射用）医疗器械注册证的决定，从即日起全面停止其生产、销售和使用。但近年来，国外有学者应用PAAG治疗与人类获得性免疫缺陷病毒（HIV）相关脂肪萎缩的报道，取得了良好的临床效果。

（五）聚甲基丙烯酸甲酯

聚甲基丙烯酸甲酯（Polymethylmethacrylat，PMMA）俗称"有机玻璃"，具有良好的组织相容性，1902年由德国科学家合成，20世纪90年代初被用作注射填充材料。荷兰Hafod生物科技公司生产的Artecoll的主要成分为20%的PMMA微球和80%的胶原蛋白溶液，注射在真皮深层，用于面部皱纹、痤疮、凹陷瘢痕的填充；注射2～5个月后，胶原逐渐被吸收，PMMA微粒被自体胶原包裹，固定在注射部位，起到填充作用，1996年获得欧洲CE认证。美国ArtesMedical公司生产的ArteFill是Artecoll的改进型，含有0.3%利多卡因，2006年10月作为长效注射填充产品获得美国FDA批准，用于矫正鼻唇沟皱褶。Artecoll于2002年5月获得我国SFDA进口注册证，商品名为爱贝芙，用于永久修复连接组织的皱褶和其他缺陷。PMMA化学稳定性和生物相容性好，不良反应轻微，最常见的不良反应是形成肿块和结节，其大部分可通过病损内注射类固醇或手术切除予以治疗。

（六）胶原

胶原是所有脊椎动物和许多无椎动物细胞外基质中的主要结构蛋白，人体结构蛋白1/3由胶原组成，目前发现至少有Ⅰ~Ⅴ型5种不同类型的胶原，其在体内分布具有一定的组织特异性，皮肤主要由Ⅰ型和Ⅲ型胶原组成。

1. 动物胶原 牛胶原是最早的非自体生物注射填充材料。1977年，纳普（Knapp）首次报道了可注射高纯度牛胶原制剂，将其用于矫治面部细小皱纹和轮廓畸形。美国Collagenesis公司生产的牛胶原，商品名：Zyderm Ⅰ，也于1977年开始用于治疗皮肤及软组织缺损，1981年7月获得美国FDA批准上市，成为第一个获批的注射填充材料，用于眶周、口周等较薄皮肤细纹和表浅痤疮瘢痕，一般能维持数周；1983年，Zyderm Ⅱ获得美国FDA批准上市，其胶原含量较Zyderm Ⅰ高，用于较厚皮肤中等程度皱纹，如眉间皱纹、鼻唇沟皱褶和深的痤疮瘢痕等。1985年6月，Zyplast获得美国FDA批准上市，其胶原分子经戊二醛处理与赖氨酸残基交联，用于深度皱纹。牛胶原注射前须对患者进行过敏皮试，3%的患者在皮试后仍可能发生过敏反应，另有1%~2%的患在多次胶原治疗后还会发生变态反应，因而需进行2次皮试。牛胶原填充效果维持时间一般不超过6个月，在上、下唇等活动度大的部位只能维持3个月。美国OrthoDermatologics公司生产的Evolence（Dermico1P35）是高度纯化核糖交联的猪胶原填充材料，2008年6月，获得FDA批准用于中深层面部（如鼻唇沟）除皱，疗效持续6个月，无须皮试。2009年9月，中国台湾双美生物科技股份有限公司生产的猪胶原蛋白产品：双美Ⅰ号获得SFDA批准，用于面部真皮组织填充以纠正额部动力性皱纹（如眉间纹、额纹和鱼尾纹等），这是国内批准的第一个胶原类皮肤填充剂。

2. 人自体胶原 自体胶原没有异体、异种胶原所产生的过敏和疾病传播之弊。主要来源于手术获取的自体皮肤，经处理后制成，其保留了未受损的胶原纤维，抑制了胶原酶的消化作用，可以维持较长时间。美国Collagenesis公司生产的Autologen是人自体胶原蛋白注射产品，注射至真皮中层，主要用于表浅皱纹、隆唇、凹陷瘢痕的填充，经3~4次注射能达到最佳和18个月以上持久的治疗效果，无过敏反应，并且患者也愿意使用自身的皮肤胶原，但由于该产品花费大、组织来源有限，一直未获得FDA批准，生产厂家已于2000年5月停止生产。

3. 异体来源人胶原 其属于同种异体来源的暂时性填充材料，从尸体真皮提取。美国Collagenesis公司生产的Dermalogen是最早的商品化的异体来源人胶原，取自人尸体皮肤的无细胞胶原、弹性硬蛋白和糖胺多糖的混合物，包含了Ⅰ、Ⅲ和Ⅵ型胶原，皮肤组织由美国组织库协会供给，注射在浅、中层真皮层，用于治疗皮肤凹陷、老年皱纹、填充鼻唇沟等，但此产品价格昂贵，有与牛胶原相似的并发症，未能得到广泛应用，也未被FDA批准。

4. 合成人胶原 其属于同种生物来源的暂时性填充材料，来源于细胞培养基中的单个成纤维细胞，是组织工程技术的成果，大大提高了安全性。2003年3月，美国Inamed公司生产的CosmoDerm Ⅰ/Ⅱ和CosmoPlas获得FDA批准用于面部美容填充，成为唯一获批的用于皮下填充的人源性胶原。CosmoDerm用于浅的皱纹或痤疮瘢痕，CosmoPlast用于矫正更显著的皱纹，不需要皮试。胶原注射材料的优点是其黏度较低，可以用于矫正非常表浅的细小皱纹，如纵行的嘴唇皱纹；缺点是不能提供足够长的填充维持时间，故目前已基本被透明质酸类产品所取代。

（七）透明质酸（hyaluronic acid，HA）

HA又名玻尿酸，是一种酸性黏多糖，具有黏弹性，呈透明凝胶状，可完全降解为H_2O和CO_2。其存在于任何一种生物体内，没有物种差别。HA含有占重量90%以上的水，能和1 000倍体积的水结合。1934年由美国迈耶（Meyer）和帕莫（Palmer）首先从牛眼玻璃体中分离出该物质，由于是从玻璃体（Hyaloid）中萃取的糖醛酸（Uronicacid），因此将其命名为 Hyaluronic Acid。

HA作为结缔组织的一种基质，广泛分布于人体各部位，与水分子有很强的亲和力，在皮肤保水过程中起关键作用，进行填充注射可以使软组织层形成天然的隆起效果。天然 HA 在组织中的半衰期仅为1～2 d，而作为有效的皮肤填充剂在皮肤内保留数天是不够的，需要维持更长时间。1964年，Laurent用双环氧化物作为交联剂合成了第一个交联HA，经过交联的HA具有更大、更稳定的分子，同时具有相同的生物相容性、黏弹性，在组织的维持时间更长，这种特性在临床中有特殊的意义，用于治疗包括关节炎引起的关节疼痛、眼外科的白内障手术、组织填充等很多领域。

1. 动物源性透明质酸　主要是从动物组织器官如鸡冠、龙虾壳等中提取，用有机溶剂除去蛋白质，再经过浸泡、过滤和沉淀等程序，最后经纯化处理获得。美国Genzyme公司生产的 Hylaform（Hylan Bge1）是一种纯净的动物 HA 混合物，从鸡冠中处理加工而成，用于治疗凹陷性皮肤瘢痕、皱纹和折痕，1995年通过欧洲CE认证，是第一个进入市场的HA类填充材料。2004年4月，美国FDA批准其作为美容除皱产品上市，但至今未获得SFDA批准。动物源性HA纯化工艺复杂、纯度低，注射后可能出现过敏反应，并且有传播动物疾病的风险。

2. 非动物源性透明质酸　通过细菌对糖发酵后产生的衍生物合成是目前规模化生产主要采用的方法。1937年，肯德尔（Kendall）等发现链球菌可产生HA，许多学者对此进行研究发现，链球菌属的多种细菌都具有荚膜，这种荚膜的主要成分就是HA。瑞典 Q-Med公司生的 Restylane（瑞蓝）是一种交叉连接、经灭菌处理的高分子量的非动物源性稳定性HA凝胶产品，通过细菌发酵而成，1996年获得欧洲CE认证上市，2003年12月获美国FDA批准上市，是首个获FDA批准的HA类整形美容除皱产品。此后，Q-Med公司相继开发出大小不同的凝胶颗粒的系列产品，适用于不同皮肤软组织层次的填充。2007年，Restylane Perlane 获FDA批准；2010年2月，Restylane 含0.3%利多卡因产品又获得FDA 批准；2011年10月，Restylane 获得FDA批准新增适应证——丰唇，成为获批该适应证的第一个，也是目前唯一的HA填充产品。美国 Allergan公司的Juv6derm采用均质的交联HA凝胶技术生产，与颗粒的交联HA凝胶技术不同，2000年获欧洲CE认证，2006年 6月获 FDA批准用于面部皱纹的治疗；2010年2月，Juv6derm含0.3%利多卡因产品获FDA批准上市。在美国，2003年以来 FDA批准的HA类皮肤填充材料已达10余种，其中包括2008年2月批准的PrevelleSilk、2011年11月批准的德国Merz公司生产的Belotero等，而正在临床验证等待批准上市的新产品还有不少。在中国，2007年10月公布的Restylane中国多中心临床研究结果显示，非动物源性稳定性HA用于治疗鼻唇部皱纹的真皮内注射填充在中国人群的面部填充效果理想。因此，2008年12月，SFDA批准Restylane系列中的一个规格产品Restylane2（瑞蓝2）用于面部真皮组织填充以纠正鼻唇沟，这是国内批准的首个HA类注射美容皮肤填充材料，标志着我国注射填充美容进入一个快速健康的发展阶段。

加拿大Prollenium公司的RevanesseUltra和美国Allergan公司的Juv6derm已进入中国市场。欧美HA注射美容普及加快了国产产品的开发力度。2009年10月，CFDA批准了用于皮肤真皮深层至皮下层之间注射填充，以纠正额部皱纹和鼻唇部皱纹的国产医用羟丙基甲基纤维素-透明质酸钠溶液（商品名：逸美）上市，随后医用交联HA凝胶（商品名：Matrifill，海薇）等国产产品也陆续获得CFDA批准上市。非动物源性HA注射后的不良反应主要包括红、肿和局部炎性反应或者感染，这些不良反应可发生在首次注射，亦可发生在重复注射之后，但都是暂时的，1999年统计的不良反应发生率为0.15%，2000年后随着HA制备技术的不断提高，纯度得到提高，不良反应发生率下降至0.06%。对于注射后效果不佳的患者，可以使用HA酶加快HA的分解。目前，注射用HA是用来增加体积、矫正面部皱纹或轮廓不足的首选填充材料。截止到2020年10月，我国CFDA已经批准22个品牌、44种HA产品在临床应用。

综上所述，HA作为填充材料具有如下特性。①无免疫原性，无须皮试；②无须冷藏，常温下可保存1年以上；③可为动物源性；④可吸收，但疗效较长；⑤无毒。

鉴于这些特性，近年来，HA的使用数量持续维持第一，已经连续多年达到所有填充材料使用量的80%。

（八）其他填充材料

1. 注射用羟基磷灰石钙（CalA） CalA是骨组织的矿物质成分，本身不能直接注入人体，必须把其悬浮于由水和甘油构成的凝胶状载体，形成半固体植入体特性，方便注射。德国Merz公司生产的Radiesse由人工合成的25～45 m CalA微球体（30%）和羧甲基纤维素钠凝胶（70%）组成，注射后3～6个月凝胶基质被吸收，宿主的成纤维细胞发生刺激反应，微球体为成纤维细胞向内生长的支架，产生新的胶原组织；而巨噬细胞介导的吞噬作用将微球体降解成为钙和磷酸盐，填充的作用逐步消失，被认为是一种长效非永久填充剂，疗效维持时间为10～14个月。该产品2003年获得FDA批准用于面部骨组织的增容填充，2006年12月获准用于皱纹的治疗。其优点在于生物相容性好、注射无需过敏试验、效果持久，缺点是作为载体的凝胶物质吸收后会形成一定程度的羟基磷灰石钙沉积，故不适合表浅皮肤皱纹及口唇的注射填充。

2. 注射用聚左旋乳酸（PLLA） PLLA是来源于羟基酸家族的一种合成聚合物，具有高度的组织相容性，并可在皮肤内降解为乳酸和二氧化碳，无任何残留。其最初由法国化学家在1954年合成，1990年开始应用于可吸收式缝合线。PLLA注射后即刻填充效果是通过占据物理空间实现，效果只能维持1周左右，而后PLLA通过非酶水解缓慢降解，被胶原替代。美国DermikBridgewater公司生产的Sculptra的主要成分为聚左旋乳酸纳米微球，填充效果可以长达18～24个月，1999年获欧洲CE认证，2004年8月FDA批准用于由HIV引起的面部脂肪萎缩的治疗，2009年7月批准用于改善脸部皱纹和鼻唇沟皱褶。该材料与CalA有相似的使用特点，都需要注射到深层皮肤或皮下腔隙中，以使面部恢复丰满和适度减少较深的皮肤皱纹。由于胶原组织替代充填材料的过程并不是等比例的替换，12～18个月后，在逐渐达到理想的填充目标前，需要进行3～4个周期的治疗，这种长周期的治疗时间已经成为阻碍聚乳酸广泛使用的最大障碍。

3. 培养的人体成纤维细胞 1995年威廉·博斯（William Boss）首先报道使用体外培养的自

体成纤维细胞用于整形美容的皮肤充填。1998年黛博拉·沃森（Deborah Watson）报道使用此方法治疗有效。美国Fibrocell公司首先开始规模化地培养自体成纤维细胞于整形美容充填，商品名为Isolagen Therapy（LaViv）。该产品切取自体皮后经体外扩增成纤维细胞，制成悬浮液注射进入真皮，理论上其可产生胶原，因此该方法不是传统意义上的填充物，而是一个活的动力性的填充系统，不仅可以即刻填充，还能持续地修复真皮及浅层皮肤缺损。其于2011年6月获得美国FDA批准，用于成人中至重度鼻唇沟皱纹矫正，成为第一个获得美国FDA批准的自体细胞注射填充疗法。

◦ 一、自体脂肪移植 ◦

自体脂肪组织被认为是最理想的软组织充填材料，因此自体脂肪组织移植已成为目前应用最为广泛的注射美容技术之一。

自20世纪80年代脂肪抽吸技术的问世，术区外形凹陷的问题同时也显现出来，外科医师采用游离脂肪注射充填的方法矫正这些凹陷。1983年，查伊奇尔（Chajchir）尝试采用抽吸的脂肪组织治疗面部凹陷。1986年，伊鲁兹（Illouz）报告了采用脂肪细胞移植治疗凹陷畸形的新技术。到20世纪80年代末期，研究的重点主要集中在机械压力对所获得的脂肪细胞的影响和注射脂肪组织长期存活的问题。科尔曼（Coleman）通过研究于1995年提出，可以采用离心技术浓缩抽吸的脂肪组织，并可以在全颜面采用多层面注射移植。

目前，颗粒脂肪注射移植技术已经成为自体脂肪移植的代名词，其适应证不断扩大，可以作为组织填充物被注射移植到任何存在挛缩与组织缺损的皮下部位，其中最常用于面部填充，实现面部年轻化，可借助丰唇、颞部与颊部等部位充填以重塑面部外形；也可用于矫正由于脂肪代谢综合征和脂肪萎缩而导致的局部凹陷或脂肪缺损区域。此外，颗粒脂肪注射移植技术也被用于阴茎充填、手背充填以及通过肛周注射治疗括约肌的不连续。Brava技术的问世实现了乳房充填的技术革命，使得大容量隆乳获得成功。此外，该技术的适应证在不断扩大，甚至用于非美容外科领域的治疗。亚历山德拉（Alexandra）采用细胞辅助自体脂肪移植（Cell-assisted lipotransfer，CAL）技术治疗12例烧伤瘢痕，发现术后皮肤的质地、颜色、柔韧性、功能均得到明显改善，证明自体脂肪移植对烧伤瘢痕修复效果确切。还有报道证实，自体脂肪移植除了可修复瘢痕外观外，还可缓解瘢痕所致的神经性疼痛。

由于颗粒脂肪注射移植也存在与游离脂肪组织移植和游离真皮脂肪组织移植相近似的缺点。近年来，针对颗粒脂肪注射移植后存活率较低的问题，经过大量实验与临床研究探索，先后涌现出在移植的同时在移植物中加入生长因子，如EGF、FGF、VEGF、HGF、IGF等，或与干细胞、血小板制品等混合移植，或采取基因治疗、细胞治疗技术等。上述种种方法在促进移植物血管新生、预防或减轻纤维化、提高存活率方面取得了一定的效果。

除上述应用外，在自体颗粒脂肪移植基础上还衍生出纳米脂肪移植、脂肪干细胞胶（SVF胶）移植等技术，其单用或与颗粒脂肪移植联合应用均获得了良好的注射美容效果。

（刘　毅　庄淑波）

◦ 二、肉毒毒素注射 ◦

如前所述，BTA已经成为注射美容的常规技术，尤其在面部年轻化方面的应用深受广大医者与求美者的青睐。近年来，BTA在瘢痕防治领域的作用受到广泛关注。研究表明，BTA可以松弛切口下方的肌肉组织，以减少瘢痕形成期间的伤口张力。此外，连续注射BTA可减少胶原沉积的厚度和数量，并降低增生性瘢痕的程度。BTA在伤口愈合的早期可能更为有益，在伤口闭合后立即注射BTA可更为有效地预防面部外科手术后的瘢痕，而且其预防瘢痕的效果与BTA的应用剂量有关。一项临床研究显示，手术切口缝合后，在伤口每侧随机皮内注射低剂量或高剂量BTA，高剂量组显示出更好的瘢痕防治效果，提示术后早期高剂量BTA注射较低剂量注射更能有效防治切口瘢痕。

目前，医患双方在诊疗过程中越来越关注诊断和治疗的精确度、患者的舒适度与满意度等。为满足临床的这些需求，各种新设备、新技术、新方法不断涌现，如将超声、CT、MRI和肌电图等检查与BTA注射有机结合将有助于提高治疗的精确度以及治疗后疗效的评估。BTA注射时，如盲目注射来考虑个体解剖变异，这是导致并发症的主要因素。可视化目标肌肉的解剖结构有助于识别个体解剖变异性，从而改善BTA注射后的美学效果并减少并发症。超声影像对于术前评估和术后关于注射反馈的随访都是具有指导意义的临床实用技术。此外，超声引导注射使针头轨迹可视化，从而使针头到达目标肌肉，避免对神经血管束、腺体或邻近肌肉的潜在损伤。当然，也应特别注意其有限的灵敏度和相对较低的分辨率，尤其是在医师没有相对丰富经验时很难将这些薄而平的面部肌肉与超声图像上的其他结构进行视觉区分，对于小血管也可能存在测量误差。鉴于超声在精细和精确测量方面的不足，BTA注射与其他成像技术的联合研究可能成为该领域的一个新趋势。

泽维尔（Xavier）将一款无线电动肉毒毒素注射装置用于BTA注射提高了给药准确度，能够提供小而精的剂量。大多数患者表示，与传统注射技术相比，其更喜欢该设备。刘毅教授团队自主研制的恒压恒量微创颗粒脂肪注射移植助推装置可提高脂肪移植的效率和效果，该装置也可以用于BTA注射，并精确控制药物剂量。总之，随着BTA注射技术的发展与成熟，其会变得更加安全、规范、有效。

（陈文娇　刘　毅）

◦ 三、透明质酸注射 ◦

（一）透明质酸的生物学特性

透明质酸（Hyaluronic acid，HA）又称玻尿酸，是一种由双糖（D-葡萄糖醛酸及N-乙酰葡糖胺）基本结构组成的糖胺聚糖，具有高度黏弹性、保水性与润滑作用。HA是细胞外基质的主要成分之一，广泛存在于结缔组织、上皮组织和神经组织中，因此提纯的HA都比较安全，被广泛应用于注射美容领域。

（二）透明质酸的合成方法

1. 动物组织 主要原料是鸡冠和牛眼玻璃体等。用丙酮或乙醇将原料脱脂、脱水，用蒸馏水浸泡、过滤，然后以氯化钠水溶液和氯仿溶液处理，之后加入胰蛋白酶保温后得到混合液，最后用离子交换剂进行处理、纯化得到精制的HA。这种方法提取率极低，仅1%左右，分离过程复杂，致使HA价格昂贵，达5 000美元/公斤，限制了其在化妆品中大的量使用。

2. 微生物发酵 以葡萄糖作为碳源发酵液，在培养基中发酵48 h，发酵结束后，过滤除去菌丝体和杂质，然后用醇沉淀法等简单操作即得到高纯度的产物。采用发酵法制造的HA优点是能按商品设计设定分子量大小。发酵法的关键在于菌种的选择，多选用链球菌、乳酸球菌类等。

3. 化学合成 采用天然酶聚合反应，首先使用多糖类聚合物合成"透明质酸氧氮杂环戊烯衍生物"，然后添加水分解酶，制造出衍生物和酶的复合体，最后在90°摄氏反应液中清除其中的酶，就合成了HA。采用人工合成法可大大降低HA的制造成本，但结构较不精纯。

（三）透明质酸的应用

1. 皮肤保养 HA原本就存在于皮肤内，能够帮助皮肤从体内及皮肤表层吸收水分，还能增强皮肤长时间的保水能力。当HA吸收水分后，使得弹力纤维及胶原蛋白处在充满湿润的环境中，皮肤因此更有弹性。但是，皮肤HA从25岁以后就开始流失，30岁时只剩下幼年期65%，60岁时只剩下25%。皮肤的水分也会跟着HA而散失，失去弹性与光泽，长久下来便出现皱纹的老化现象。通过医学注射手段为肌肤补充透明质酸，可以很好地解决外用透明质酸难以穿透皮肤的问题，达到很好的保水作用。肌肤有了水分，自然就能保持弹性和柔软。

2. 祛除皱纹 由于年龄的增长、挤压及重力的牵引，都会造成皮肤透明质酸的流失，进而逐渐使真皮的胶原蛋白和弹性纤维减少，引起皮肤松弛，造成面部的皱纹；而通过注射透明质酸可以有效地解决多种皱纹。一项研究对招募的34名有轻微至中度鱼尾纹的女性受试者随机分组，比较了透明质酸微针贴与含有相同活性成分的外用贴片的作用，每周2次，持续8周，在第2、4和8周评估疗效；结果显示，两组受试者的皮肤皱纹显著减少，皮肤弹性显著增加，但在治疗后第8周微针贴组改善更大；在初级和累积皮肤刺激试验中，HA微针贴没有引起任何皮肤刺激。由此可以看出，HA微针贴较HA精华贴更能有效地改善皱纹，安全方便，不刺激皮肤。

3. 面部塑形与填充 使用交联技术使HA的分子团结在一起，成为可塑性的果冻状HA，加强HA支撑力的同时，还减慢了吸收时间，使HA成为良好的填充材料。因HA隆鼻成型快，无需开刀，无痛苦等优势使得注射HA隆鼻受到了欢迎。有研究比较了硅胶假体植入与HA注射在隆鼻术中的应用价值，将200例隆鼻术患者随机分为甲组和乙组，每组100例；甲组采用硅胶假体植入隆鼻术，乙组采用HA注射隆鼻术；术后1年结果显示，甲组患者的材料过敏、切口感染、假体移位等不良反应发生率显著高于乙组；因而得出HA注射隆鼻的安全性高、术后不良反应发生率低的结论。

面部老化会造成皮下组织分布的改变，颞部、脸颊、眼眶、眉弓、嘴唇周围均会凹陷，还会出现沟、褶等。HA注射通过补充缺失的软组织量与韧带提升以达到消除沟、褶，实现面部年轻化。此外，HA还可用于填充一些痘疤的坑洞，外伤、手术造成的凹陷性瘢痕以及先天性缺损的不对称等。

4. HA注射方法

（1）垂直支撑注射：传统的HA注射方法是采用手持注射器对需要治疗的部位皮下进行连续穿刺。但传统连续穿刺法对深皱纹/沟槽，如鼻唇沟（NLF）的治疗仍然很困难，因此可采用垂直支撑技术。垂直支撑技术是将针头在一个方向垂直于皮内刺入。针几乎水平于皮肤表面，垂直于鼻唇沟，然后插入至真皮深部。取针时将HA注入真皮，形成由0.01～0.03 ml HA组成的支撑物。注射完成后鼻唇沟区域分布15～30根HA支柱，每个支柱之间的间距约为1 mm。将手指从皮肤上松开后，多个HA支柱给予结构支撑，以保持皮肤部分拉伸。Takanobu应用皮内垂直支撑注射与传统注射方法对双侧NLFs进行HA注射。10例患者中，两种NLFs的结果表明，支撑法的等级改善较常规侧法明显更大。尽管两种方法的效果在6个月后几乎消失，但该技术改善NLFs和维持效果较传统技术更一致。选择或联合应用该技术可能会加强目前使用真皮填充物进行面部年轻化的方法。

（2）微针注射：微针是不同材料的微米大小的针组成的针阵列。可以在不破坏真皮神经和血管的情况下，使用针头长度在50～900 μm之间的微晶纳米管将活性物质无痛渗透到皮肤中，被认为是最有前途的经皮给药系统之一。有研究选取40例面部皮肤老化患者为研究对象，采用黄金微针射频联合透明质酸在面部实施皮肤年轻化治疗，治疗2个月后评估发现，黄金微针射频联合HA在面部皮肤年轻化中应用效果显著，可明显改善患者老化肌肤。

（3）助推器辅助注射：传统的手持注射器不能保证均匀、恒压、恒量地对治疗部位进行HA的注射，且操作者长期注射容易手部疲劳，增加注射风险。刘毅教授团队研制的恒压恒量微创颗粒脂肪注射移植装置辅助注射可提高HA注射的效率与效果。该装置采用电动驱动，最大推力可达8 N，通过减速电机驱动减速器和丝杠旋转驱动注射器推柄匀速前进，恒压匀速推注有效解决了针头分离药物喷溢的问题，可外接1 ml注射器，精确地控制HA注射的推力与注射量，有效缩短注射时间。将助推器与注射器相结合进行HA的注射可以减少患者疼痛时间，方便术者操作，可以获得满意的临床效果。

（朱万招 刘 毅）

四、胶原蛋白注射

（一）概述

"胶原蛋白"一词来源于希腊语中的"胶水"和"产物"。其是人体最丰富的蛋白质之一，占体内蛋白总量的25%～30%，相当于体重的6%。在许多海洋生物，如鱼类的皮，其占蛋白质含量甚至高达80%以上。胶原蛋白分子的一个显著特征是存在甘氨酸、羟脯氨酸和羟赖氨酸，胶原蛋白研究的一个重要里程碑是发现了其异质性。到目前为止，已鉴定出29种不同类型的胶原蛋白，其中主要的类型为Ⅰ型、Ⅱ型和Ⅲ型，Ⅴ型、Ⅸ型和Ⅹ型也发挥着重要作用。

胶原蛋白是生物体结缔组织极其重要的结构性蛋白质，兼具多重功能，支撑机体器官，维持机体稳定性、弹性和强度。皮肤真皮层中的胶原蛋白能够保持肌肤水润紧致；创周胶原蛋白促进细胞的增殖、分化、迁移，加速创面愈合。目前，胶原蛋白已在烧伤、创伤、美容、骨科硬组织修复、创面止血等医药卫生领域广泛应用。

（二）胶原蛋白在美容注射中的应用

胶原蛋白是一种天然丰富的细胞外基质成分，被视为人体内源性的生物材料，而不是异物。该类生物材料模拟了天然组织的结构和生物特性，特别是主要由Ⅰ型或Ⅱ型胶原组成的组织。胶原蛋白制剂在制作过程中取掉了其免疫原性，具有良好的组织相容性，是一种可以免于皮试的安全的注射填充材料。胶原网状结构的黏着及收缩特性同时提供细胞依附再生支架，诱导自身胶原蛋白再生。胶原蛋白具有重要的聚集行为，对皮肤有良好的亲水性，同时在注入皮肤后，脱水收缩重新排列至近似于体内的自然状态，并合成自体胶原蛋白，最终形成正常的结缔组织。

1. 胶原蛋白的来源　迄今为止，已鉴定出40种脊椎动物胶原蛋白基因，其形成29种不同的同源和/或异源三聚体分子。

（1）源自异种生物的胶原蛋白：哺乳动物皮肤和肌腱组织（来源于猪、牛和绵羊）是Ⅰ型胶原的主要来源，而Ⅱ型胶原主要从牛、猪和鸡软骨组织中提取。海绵是已知最简单的含有胶原蛋白的多细胞生物，尽管原则上其是一种可持续的来源，但由于异种生物材料可能引起的免疫原性和疾病的种间传播问题，使得这种来源提取胶原蛋白的方法并未得到广泛应用。

（2）细胞产生的胶原蛋白：培养特定的细胞产生必需的ECM，然后从培养基或沉积的细胞层中获取胶原蛋白。许多原代细胞和永生化细胞被用于从各种物种中生产各种类型的胶原蛋白（主要是成纤维细胞的Ⅰ型胶原蛋白和软骨细胞的Ⅱ型胶原蛋白）。补充胶原脯氨酸和赖氨酸羟基化的必要辅助因子L-抗坏血酸增强胶原合成；低氧张力可上调胶原诱导剂$TGF-\beta_1$的合成，增加永久分化细胞中胶原蛋白的合成，高达5倍，但单独激活$HIF-1\alpha$并不一定会转化为ECM合成增加；生长因子或基因转染后的生物因子也被用作增加胶原合成的手段。然而人类细胞胶原蛋白的产量依旧很低，进一步限制了其临床潜力。有研究以羟基磷灰石钙（CaHA）和聚L-乳酸（PLLA）分别通过充当新胶原形成的支架和促进纤维增生和刺激胶原蛋白的生成。

（3）重组胶原蛋白：使用基因工程微生物、动物和植物似乎是生产重组人胶原蛋白的另一种选择，可避免与批间变异、疾病的种间传播和异种免疫反应有关的问题，所有这些都可以由动物提取的胶原蛋白诱导，利用微生物作为手段生产重组胶原蛋白的合理性在于进化胶原蛋白和类胶原蛋白最早存在于细菌中。目前，常用的是酵母菌（酿酒酵母和毕赤酵母）、大肠杆菌、病毒、某些植物。酿酒酵母和毕赤酵母是第一批被研究的酵母，因为作为真核生物，其能够进行糖基化。最近有报道显示，人类Ⅲ型胶原与模拟病毒脯氨酰和赖氨酰羟化酶在大肠杆菌中共表达，但由于产量较低，从而限制了广泛的商业化潜力。植物已经开发出一种基于碳水化合物聚合物的ECM，转基因玉米和烟草已成功用于生产人类重组前胶原。

（4）合成胶原蛋白：合成的Gly–X–Y重复序列的三联体结构被称为胶原模拟序列、胶原样肽或胶原相关肽，处于科学研究的前沿，尽管合成策略和技术的进步允许合成长链，但目前所有合成的三螺旋长度都低于10 nm，因此远远低于300 nm的经典Ⅰ型胶原α螺旋长度。此类模拟胶原蛋白的合成类似物仅被用作纳米球、纳米片和其他微结构，同时又因制作工艺复杂、造价不菲而止步于广泛的医疗应用。

无论来源如何，如果胶原蛋白是植入式医疗器械的一部分，生产过程应包括符合监管要求的微生物安全评估对于病毒灭活，世卫组织建议采用低pH值、溶剂和洗涤剂处理氢氧化钠，并且最终产品应完全符合ISO现行标准、指令和医疗器械相关法规。尽管现有胶原蛋白材料种类繁多，包括自体胶原蛋白、异体胶原蛋白、类人胶原蛋白与异种胶原蛋白等，但目前我国CFDA批准临床应用的胶原蛋白种类有限。

2. 交联胶原蛋白 胶原分子具有生物可降解、弱抗原性、生物相容性和独特的自组装纤维形成特性。然而，由于在提取过程中破坏了组装结构和自然交联，这严重限制了胶原蛋白在生物技术应用中的潜力。受交联在组织功能、基质重塑、组织修复和再生中的重要作用的启发，人们通过诱导外源性交联优化胶原基材料。

理想情况下，引入额外的交联可防止胶原分子在应力下相互滑动，从而增加胶原纤维的机械强度。交联产生的胶原基生物材料具有显著提高的刚度、拉伸强度、压缩模量和降低的延展性。胶原三重螺旋结构之间分子间交联的增加限制了其α链的自由度，并防止因加热而导致胶原微纤丝排列的解体。通过掩蔽胶原的裂解位点，分子间交联能够提高胶原对酶降解的抵抗力。尽管从交联胶原中获得了良好的结果，但还没有标准化的交联方法生产强的、生物相容性的胶原基质。目前，主要有化学、物理、生物三种交联方式。在所有交联技术中，化学交联是最有效和最广泛使用的，因为其能够产生均匀且高水平的交联。相应地，物理交联通常用作辅助交联策略。生物交联最昂贵，物理交联具有安全性优势，成本最低。

（1）化学交联：戊二醛作为这一类中最古老的交联剂，交联后仍保留在胶原分子中。尽管已经提出了无害的方案去除未反应的戊二醛，但由于其细胞毒性，该制剂的使用仍然存在争议。合成和天然醛衍生物以及1-乙基-3-（3-二甲氨基丙基）碳二亚胺/N-羟基琥珀酰亚胺（EDC/NHS）树状大分子已被研究作为戊二醛的潜在替代品。由于其毒性降低且生物相容性更好，自然产生的交联剂如褐藻的阴离子嵌段共聚物（褐藻酸）、栀子果实中的环烯醚萜化合物、天然多酚和双醛羧甲基纤维素已被广泛研究。与戊二醛相比，这些天然交联剂在生物医学应用中的局限性在于交联产物染色的风险、储存的不稳定性和较低的交联度。

（2）物理交联：电离辐射或紫外光处理、脱氢热处理和染料介导的光氧化能够将交联引入胶原基质。与化学交联相比，加热破坏了胶原蛋白的三重螺旋结构，降低了其抗酶性。物理交联成功地避免了外源性有毒化学物质进入组织，并生产出具有优异生物相容性的生物材料。

（3）酶交联：酶交联由于其优异的特异性和精确的反应动力学，近年来引起了人们的极大兴趣。根据催化反应的类型，酶交联剂可分为氧化还原酶、转移酶和水解酶。在细胞外基质（ECM）成熟过程中，酶交联在赖氨酰氧化酶的调节下形成，作为胶原的一种翻译后修饰。

3. 胶原蛋白的应用

（1）胶原蛋白作为皮肤填充物，其最基础的作用就是增加软组织容量，Kim的研究证实，人源性胶原蛋白填充物除了具有抗皱效果外，还可以减少UVB辐射引起的皮肤粗糙度。

（2）真皮组织缺损后不完全的再生会形成痘坑样的瘢痕，根本原因是真皮层胶原蛋白的流失与皮肤弹力纤维断裂后引起真皮层的塌陷。胶原蛋白与细胞周围环境有着和谐的相互作用机制，可较好地促进人体缺损组织的修复，并能够参与新生组织的重建过程。异种胶原蛋白制剂用于真皮组织缺损造成的萎缩性瘢痕的修复类似于异种组织移植物免疫排斥反应所产生的治疗效果，然而减弱或抑制炎性反应似乎更趋于再生形式的修复。胶原蛋白对萎缩性凹陷瘢痕的治疗基于其填充效果，胶原蛋白植入后皮肤立刻呈现饱满状态。该产品的胶原网状结构有抓持力、不移动、不吸水肿胀、抗拉韧性强的支撑性，优于透明质酸。

（3）治疗面神经瘫痪时，使用胰岛素型注射器和30G针头，将每点约0.4 ml的胶原蛋白溶液团注射到眶缘外1 cm处和第一注射点上下0.5 cm处的眼轮匝肌中。由胶原蛋白提供的结构和机械效应可能作为有效的天然支架来支持细胞生长，还通过重定向面神经核的再神经化/重组现象来提供细胞间相互作用的框架。

（4）黑眼圈是现代人最困惑的美容问题之一，根据其不同病因分为色素沉着型、血管型、结构型和混合型。在临床治疗中，可使用非手术治疗，如激光治疗、局部维甲酸、化学剥脱和注射填充材料等方法治疗不同类型的黑眼圈。胶原蛋白注射是其中一种被证实治疗结构性黑眼圈有效的方法。

（三）可能的并发症

临床中作为美容填充材料使用时，胶原蛋白多联合其他填充材料一起使用以期达到更好的效果，例如联合胶原蛋白刺激剂羟基磷灰石钙（CaHA）和聚L-乳酸（PLLA），联合透明质酸等，为求得更好的美容效果，需更谨慎操作流程及规范性，警惕多种填充物混合后的不良反应和并发症。

在统计使用胶原蛋白产品的患者投诉后，发现占前三位的原因是肿块或隆起、结节和肿胀。到目前为止，在临床治疗中，当胶原蛋白被过度填充或需要溶解胶原蛋白材料时，国内却没有获得批准用于注射美容的胶原酶，临床医师所能做的就是等待填充材料在组织中自然降解。此外，胶原蛋白填充材料较透明质酸更昂贵，国内获批的种类非常有限。

随着胶原蛋白及其衍生材料作为美容填充材料在注射美容中的广泛应用，过度使用和（或）不规则操作导致的并发症值得高度警惕。有报道显示，因阴道注射透明质酸＋胶原蛋白导致注射操作完成 3 h 后死亡者，其死因为肺栓塞进行性加重引起的呼吸、循环衰竭。

（王 彤 刘 毅）

◦ 五、软骨微粒注射 ◦

（一）可注射冻干关节软骨基质（LACM）

LACM 是一种脱细胞粉末形式，来源于捐赠的人类软骨组织，很容易用盐水溶解成可注射的形式。该基质的软骨体积仅包含 1% 的软骨细胞和 99% 的细胞外基质。冻干粉状 LACM 由标准尺寸（200±100）μm 的颗粒组成，即使在室温下保存期（约5年）也较冷冻软骨（约3年）更长。

LAMC 与胶原蛋白或软组织相比，细胞外基质负责软骨的机械、压缩和承载特性。软骨组织的这些特征有助于其优于 ADM 的机械优势。特别是由于液体或凝胶材料可以注射到预定部位，这避免了更具临床侵入性的过程，并且注射需要更少的时间，使其成为一个有利的选择，作为潜在填充材料具有有效性和安全性。该基质为软骨粉，可增加使用的便利性，不受供体部位发病率的影响。LACM 在注射后立即易于成型，保持足够的硬度，不需要额外使用筋膜，并且不会表现出边缘不规则性。因此，LACM 是面部填充材料的潜在候选者，因为与单独的软骨相比，其表现出更好的特性，但没有表现出与软骨和以前使用的可注射填充材料相关的缺点，尤其是软骨的特性在保持鼻部和周围的形状方面显示出显著的优势。因此，如果能够在临床中实现骨膜下平面注射，那么其在注射隆鼻中可能会显示出优势，但其远期效果，尤其是材料的吸收情况尚有待进一步观察。

（二）软骨微粒注射

唇裂术后鼻唇畸形的治疗是一项长期的工作，贯穿患者整个童年和青春期的多个治疗阶段，依据畸形程度其修复方法各有不同，但要获得理想的修复效果非常困难，常因为瘢痕增生、双侧不对称、鼻部的三维立体结构不满意等而需要接受再次手术，其中自体肋软骨的植入是最常采用的手段。但是整块植入后存在软骨变形问题。为解决该问题，近年来有学者将自体肋软骨加工成微粒，以一定的载体制备成软骨微粒混悬液，采用注射的方法实施隆鼻术与鼻翼基底抬高，取得了良好的临床效果。

此外，随着组织工程软骨研究的进步，利用自体软骨细胞与高分子支架材料构建的耳廓支架已经转化为临床现实，并已成功实施耳廓再造术。在此基础上，将这种组织工程软骨制备成可注射的软骨微粒进行隆鼻术已经在临床上开始尝试，并取得了初步的成功。

（王铄链 刘 毅）

◦ 六、脱细胞真皮基质微粒注射 ◦

（一）ADM的制备与生物学特性

脱细胞真皮基质（acellular dermal matrix，ADM）是由异种或异体皮肤经过脱细胞而制成的组织薄片，其去除了皮肤表皮层与真皮层中的全部细胞成分，保留了真皮的胶原成分和组织基本结构。

1. ADM的制备 ADM的制备主要有3个步骤，首先，分离表皮和真皮，目前多采用酶消化法和高渗盐水分离法；其次，去除真皮中的细胞成分，该步骤多采用DispaseII—Triton法、高渗盐水-SDS法（十二烷基硫酸钠）、反复冻融法配合超声波震荡法以及NaOH消蚀法等众多物理、化学或生物方法中的一种或多种联合以达到彻底脱细胞的目的；最后，采用一些辅助制备措施，如戊二醛交联法、冷冻干燥处理法等进一步降低ADM的免疫原性且提高其稳定性，使其结果更加疏松，易于宿主细胞长入和利于长期保存。

2. ADM的生物学特性 ADM保留了细胞外基质（extracellular mafrix，ECM）的主要成分，其中胶原三维网状支架结构为ADM作为生物组织材料在填充中发挥了主要作用。由于去除了具有较强免疫原性的细胞成分，ADM作为多种胶原蛋白与弹性蛋白的复合物几乎不会再引起宿主的排异反应；作为支撑骨架的三维网状结构，有利于促使细胞迁移、生长、合成新生胶原细胞，使移植的ADM进一步被改造、降解，参与机体正常组织的再塑造过程。

（二）mADM的制备与临床应用

ADM作为新型生物材料已经在修复重建领域被广泛应用，其良好的生物相容性改善了深部组织缺损后无理想修补材料可用的处境。随着技术的发展，脱细胞真皮基质微粒或微粒化脱细胞真皮基质（micronized acellular dermal matrix，mADM）也顺应临床之需问世，并开始应用于注射美容领域。

1. mADM的概念与生物学特性 mADM是在制备ADM的基础上通过物理切割、研磨后严格灭菌的方式制作成相应大小的微粒状ADM。一般将mADM制备成密封的铝箔袋装成品，形成一个无菌、避光、有效含水量的储存环境。目前，对于微粒化ADM适宜直径尚未有统一的标准，但是在骨细胞外基质的研究中发现，粒径在74～420 μm的骨基质颗粒可成功诱导骨基质的再分化，而粒径较小的44～74 μm骨基质颗粒并未诱导成功，据此推断，粒径过小的ADM其网状支架面积也相应减小，在其填充修复功能中不能达到预期效果，需要一定粒径的微粒才能顺利诱导宿主细胞攀爬网状结构完成再生与修复的功能。国内通过国家食品药品监督管理局认证的mADM的成品中，将mADM制成≤0.5 mm、≤1.0 mm、≤2.0 mm三种规格大小。每袋湿重0.5 g，有效成分含量为60 mg/0.5 g。

mADM相较于片状ADM在体积和形态方面的明显改变满足了美容整形科的精细化操作需求，

使ADM的临床应用范围更加广泛（见第9章）。

2. mADM的临床应用

（1）mADM的注射条件和工具：配制mADM注射剂型常用的溶媒有1%利多卡因、0.5%普鲁卡因、生理盐水、林格液等，已应用于临床的产品Cymetra是将330 mg mADM与1～2 ml的1%利多卡因混合进行配比。目前，mADM的注射浓度和量尚无统一报道，注射浓度太低达不到良好的注射效果，浓度太高又不易注射，适宜的注射浓度也是临床应用效果的关键。

mADM呈颗粒状，人工注射存在注射层次不稳定、注射速度不均衡等问题，造成填充材料不能准确地被注射到缺损部位，临床效果欠佳。刘毅教授团队研发的脂肪移植助推器能很大程度地解决上述问题，该装置采用电驱动，可使注射器匀速推动，还具有恒温、恒压、微创等特点；且该装置的第四代产品重量仅80 g，外观符合手部解剖学特征，方便术者操作。相信助推器的辅助定给mADM注射锦上添花，达到满意的临床效果。

（2）mADM临床应用：如前所述，微粒化ADM中不含细胞结构，其主要构成成分是Ⅰ型胶原纤维，并且仍存一定量的Ⅲ型胶原纤维，起着支撑作用，具有低免疫活性，极少发生术后急性排斥反应，拥有生物亲和力高、降解可预估的优点，这也是目前mADM作为新型生物材料在美容整形领域备受关注的原因之一。作为目前热门的组织填充材料，在面部、私密处等部位美容方面中凸显其特殊优势。与片状ADM相比，mADM更适合在人体精细部位用作填充注射材料，如额面部皱纹等，微量、广泛注射mADM可作为面部年轻化的保养方法之一。

A.面部年轻化。面部老化是深层脂肪萎缩和浅层脂肪下垂的共同作用，mADM填充一方面能作为一种良好的支架材料诱导新生血管生产及成纤维细胞的黏附生长，成纤维细胞分泌的细胞因子还能够增强周围血管内皮细胞向内移行的能力，加速其血管化进程，增加皮肤含氧量。另一方面，mADM还可以促进皮肤透明质酸的合成，增加皮肤含水量，使其细腻且富有弹性。将mADM注射至面部韧带根部以增加韧带强度，也可改善轻中度面部老化、维持年轻状态。与身体上的其他部位一样，面部也有许多韧带将肌肉和软组织与骨膜相固定，韧带的损伤或老化松弛都将使相应区域的软组织下垂，通过在面部韧带根部注射填充mADM加强韧带的支撑作用，可将相应的面部软组织提升。目前，国外已有研究证实注射mADM能够减少注射区周围表浅的皱纹。静态皱纹的产生主要是由于各种原因导致的真皮缺失而形成的深层次的皮肤裂隙，其存在会使人面相显凶，面部衰老感明显，这对一些追求面部柔和与年轻态的人而言难以接受，当一些静态皱纹通过注射肉毒素、玻尿酸等方法不能达到理想的效果时，mADM因注射后维持时间更长而进入填充材料选择的范围内。在Lee的研究中，通过植入微条状的ADM增加深部软组织的体积，填充静态纹路的沟壑，30例患者经小切口植入比皱纹长3～4 mm的微条状的ADM改善静态眉间皱纹，在术后13个月的随访中，静态纹有复发，但仍比术前效果好，患者的主观满意度均高于术前。这给予注射mADM修复静态皱纹带来了可实践的操作依据。在鼻唇沟、泪沟等凹陷和静态皱纹的填充中，mADM注射具有创口小、易操作、术后瘢痕不明显等优势。面部提升一直是面部年轻化的热门领域，mADM在面部提升中拥有其他注射材料无法复制的优点。一些回顾性研究表明，ADM能够促进韧带的修复与重建。将mADM注射到骨膜的韧带根部，能够使衰老或受损的韧带重新恢复弹性与活力，这相当于为面部组织加强了韧带的"锚定"作用。B.在其他美容整形手术中的应用。将mADM作为填充材料应用于下眼睑挛缩修复手术中的短期效果显著，与其他合成材料相比，mADM能改善组织生长，最终可能完全融合或完全被受体组织取代，且二次手术概率较低。在鼻部整形中，ADM作为鼻部整形的辅助生物材料也拥有一定的使用空间，常见的鼻部整形假体材料如膨体和硅胶，术后远期因手术技术或个体体质差异问题可能会出现包膜挛缩，假体凸出移位等术后并发症。利用ADM覆盖假体可以预防包膜挛缩，鼻背侧覆盖ADM所形成的软组织层还能减少假体轮廓的可见性。此外，mADM注射对一些鼻部美容的病例也是一种不错的选择。有研究者将mADM作为填充材料改善老年性唇萎缩，术后进行为期12个月的随访，观察发现，mADM填充有较好的临床效果，主要体现在上唇中线红唇的百分比和高度增加、下唇突出增加、鼻唇角减少等；同时发现，在一定阈值范围内，随着mADM注射剂量的增加，唇部填充的效果能更持久。使用mADM丰唇已经被证实有良好的耐受性和低感染率，Bozkurt等在13～22个月的随访中未发现注射mADM退化导致的唇部凹陷迹象，这也许会给口唇畸形患者带来新的治疗方案。mADM的移植还在一些特殊疾病的美容修复中存在重要意义。线性局限性硬皮病是一种罕见的硬化性皮肤疾病，以额部或额顶叶的线形凹陷为特征，将mADM注射至骨膜和皮下-真皮交界两个平面治疗线性局限性硬皮病，注射6个月后，凹陷的病灶得到充分改善，且美学效果良好。

此外，mADM在私密整形领域也备受关注，有学者将mADM作为女性私密部位的注射材料，用于改善阴道松弛和干涩等。目前，国内外所涉及的mADM在美容整形中的病例数量尚少，还有待于进一步观察与积累。

3. mADM临床应用中存在的问题与对策 目前mADM临床应用中还存在一些问题，比如在没有载体的情况下单纯使用mADM操作比较困难，注射难度大。如何解决该问题牵扯到mADM在注射中载体的选择以及载体与mADM适宜的移植比例等。

（1）存在的问题：现有的mADM成品在注射前呈现为固态聚集颗粒体，存在堵塞针孔、聚集堆积在注射器内的问题，难以直接进行注射，所以在移植过程中需将mADM放入特定溶液中进行混合，将这种溶液称之为mADM的载体，两者充分混匀后形成理想的悬浮液体状态。移植mADM时，当注射部位在真皮层下而不是真皮内时，移植后的mADM会在短期内迅速出现移植物的丢失，导致移植物质量减小，推测其可能原因是出现了真皮下移植物的扩散所致，所以错误的注射层次会降低mADM移植后的效果。载体的选择会影响mADM的注射力度、注射层次与注射浓度，不同的载体理化特性不一，需要把握不同载体与mADM混合之后的理化特性。

（2）mADM移植的载体选择：目前报道的可供作为mADM的载体较少，mADM注射的载体选择目前尚处于初始研究阶段。如何选择载体并应用到临床中将成为研究的新方向。根据2021年专家共识，研究人员认为理想的载体应该满足以下几个方面。①与微粒化ADM混合后能够较为均匀地悬浮于载体中（注射前）；②注射的微粒化ADM能够相对均匀地分布在注射部位（注射中）；③载体对于注射部位本身不存在不良作用，不影响微粒化ADM营养周围组织的再生与修复（注射后）。mADM的粒径决定了与载体混合后的固液混合物的性质为悬浮液，属于复杂性非牛顿流体。对于mADM所需的理想载体而言，是在mADM与载体混合后的悬浮液中处于相对悬浮稳定的状态，即一定时间内mADM既不会结团沉底也不会漂浮在溶液的表层，但是想要保持混合后的固液混合物中的mADM微粒处于悬浮稳定的状态较难。mADM与载体之间存在着固液界面，分散度相对固定，所以决定悬浮稳定性的关键在于载体的选取。影响悬浮液的悬浮稳定性因素较多，比如固体的粒径范围、悬浮液中分散介质的黏度等。一般而言，固体的粒径越小，在溶液中分布越均匀，悬浮稳定性就越好。由此可见，选择较小粒径的mADM作为面部填充材料更具有一定的稳定性。当在mADM的粒径不变的情况下时，载体的黏度成为mADM与载体混合后悬浮液稳定性的关键性指标。载体的黏度越大，悬浮液的悬浮稳定性越好，微粒越易均匀分散在载体之中。但同时要指出的是，当载体黏度过大时，悬浮液的通针性就会受到影响，变得难以注射。当载体的黏度过小时，微粒极易聚沉，这也就能解释将mADM与载体生理盐水混合移植时，由于生理盐水的液体黏度过小，mADM沉聚降低，导致注射难度变大且主观感觉顺滑度变差。由此可见，生理盐水作为载体并不是一个良好的选择。由于临床中注射时几乎都是处于室温的条件下混合注射，故此处不讨论温度对mADM与载体混合后的悬浮液的影响。悬浮液的稳定性可以通过测量悬浮率和沉降率指标获得。

理想的载体是与mADM混合后mADM微粒处于一个悬浮较均匀的状态，并在推注时拥有良好的通针性。从理论上讲，可用于注射面部的填充材料都可以作为mADM的载体，如脂肪细胞、脂肪干细胞、胶原蛋白、PRP、透明质酸等，这类面部注射物与人体有较好的组织相容性，但作为注射mADM载体还需考虑自身的流变学性特性，载体与mADM混合后注射的难易程度以及注射后移植物的分布均匀程度都是选择载体时应纳入考量的指标之一。

A.透明质酸：透明质酸（HA）是一种天然存在于人体结缔组织、滑膜中和其他组织细胞外基质的线性多糖，因此其具有较低的免疫原性的特征。HA具有的空间充盈性、润滑性、减震的物理特性和调节炎性细胞、清除自由基的化学特性使研究者们思考能否将这种理想的结构支撑材料应用于其他领域。针对HA注射后在组织中存留时间短的问题，研究者们发现通过形成交联结构，HA变成了更稳定的分子形态，拥有与交联前拥有相似的物理和生物学特性，并且延长了注射后组织容留时间。合成HA自2002年起就被广泛应用于面部注射填充，有长期的实验研究评估其对于人体是较为安全的填充性材料，很少出现变态反应。通过对几种常见的HA填充剂进行理化性质和体外酶解的对比研究发现，单相、高内聚性、高修饰度产品更适合面部组织的提升，双相大颗粒的HA更适合塑形和深层皱纹填充，双相小颗粒的HA更适合中浅层皱纹填充。注射mADM时，将HA作为载体拥有极佳的黏弹性，HA包裹mADM能使其较为顺畅地通过针孔。有学者发现与HA混合后的mADM与单独HA相比，其弹性模量、黏弹性等均有所提升，并且还发现微交联或低交联的HA与mADM混合后，用三通管和10 ml注射器反复推注200次后，能够使两者混合较均匀，还有助于减缓mADM注射后的早期炎性反应。值得注意的是，将HA作为载体移植mADM时，要留意注射内容物引起的面部血管栓塞，要求移植医师熟悉解剖结构。此外，HA还存在远期注射部位弥散和交联剂残留的情况。

B.脂肪细胞联合脂肪干细胞：在一些研究中发现，单独注射mADM在嘴唇和皮肤等部位时，存在早期明显的移植后mADM丢失的情况，这影响了mADM在面部组织修复和医疗美容中的应用。相关研究表明，将颗粒脂肪作为载体与mADM移植后，可增加ECM基因的表达水平，使脂肪组织再生，还可加强巨噬细胞浸润和血管重建，显著降低脂肪的液化坏死。但因脂肪细胞移植本身存在不可控且较低的移植保留率，远期而言仍然难以达到理想的填充效果。脂肪来源干细胞（adipose-derived stem cells，ADSCs）因其具有多向分化潜能，是目前再生医学领域较为关注的研究对象，相较于其他干细胞，ADSCs具有获取便捷，易培养、细胞老化率低的优势，并且其分泌的多种因子能促进血管细胞和神经细胞的再分化能力。目前，将ADSCs与mADM联合移植的优越性已经被证实。mADM作为生物支架，与ADSCs有良好的组织相容性，其真皮与基底膜平面为ADSCs

能在其表面黏附、增殖提供定植的平台。目前，应用的微创穿刺技术能在供体组织损伤程度较小的情况下仅用少量的脂肪细胞在体外分离培养，经5代培养后就可获得ADSCs。提取后的ADSCs作为mADM的载体能达到比单独注射mADM更好的效果。将颗粒脂肪与ADSCs混合作为移植微粒化ADM的载体可以降低脂肪的液化概率，并提高脂肪的柔韧度，这可能是mADM注射移植更经济有效的治疗方案。

（叶明敏　袁梦玲　刘　毅）

◦ 七、病理性瘢痕注射治疗 ◦

（一）注射药物与制剂

1. 细胞因子

（1）干扰素-γ（IFN-γ）：不同于目前临床常用的通过直接诱导成纤维细胞凋亡和抑制多种细胞因子分泌减少瘢痕内胶原蛋白合成的IFN-α2b，近年来的研究发现，单用IFN-γ或IFN-γ与曲安奈德（TA）联用对瘢痕疙瘩成纤维细胞均有明显的抑制作用，并且通过BrdU渗入检测发现IFN-γ对成纤维细胞增殖的抑制作用具有时间依赖性。此外，IFN-γ/TA联合可降低α-平滑肌肌动蛋白（α-SMA）的表达。α-SMA是一种肌动蛋白同种型，参与产生瘢痕疙瘩成纤维细胞之间的细胞机械张力。

（2）肿瘤坏死因子相关凋亡诱导配体（TRAIL）：临床中将瘢痕疙瘩归类为一种良性皮肤肿瘤，其发病机制与肿瘤相似，包括p53、Fas基因的突变或癌基因的激活。近年来发现，瘢痕疙瘩的形成与瘢痕成纤维细胞凋亡失衡有关。TRAIL是肿瘤坏死因子超家族（TNF-SF）的成员其是一种Ⅱ型跨膜蛋白，可以通过蛋白质水解在细胞膜表面以可溶形式表达，具有较强的抗肿瘤活性，对正常细胞无杀伤作用。最新的研究发现，TRAIL与其受体结合可介导瘢痕疙瘩组织内"失控"的成纤维细胞凋亡。因此，TRAIL和TRAIL-R2/死亡受体5（DR5）在瘢痕疙瘩治疗中的应用成为研究热点。

（3）白细胞介素18（IL-18）：近来的一项动物实验发现，与正常皮肤组织和成纤维细胞相比，增生性瘢痕组织和成纤维细胞中的IL-18分别降低。在兔耳增生性瘢痕处注射重组人白细胞介素18（rhIL-18）处理后发现，增生性瘢痕成纤维细胞增殖减少和凋亡增加，Fas配体（FasL）、可溶性Fas配体（sFasL）、FADD（Fas相关信号蛋白）、Caspase-8（半胱氨酸天冬氨酸蛋白酶-8）、Caspase-9和Caspase-3的表达呈剂量依赖性。rhIL-18治疗后兔耳的视觉模拟量表评分（VAS）和瘢痕厚度随着时间的推移而减少，瘢痕升高指数（SEI）降低，FasL表达增加。IL-18可通过增强FasL表达抑制增生性瘢痕成纤维细胞的增殖并促其凋亡。因此，IL-18是治疗增生性瘢痕的潜在靶点。

（4）富血小板血浆：其是一种自体血液衍生产品，含有大量的细胞因子与蛋白质，治疗病理性瘢痕的机制可能为各类生长因子的负反馈作用。近期的一项临床试验对比了40例瘢痕疙瘩患者分为两组分别接受病灶内注射TA（A组）或PRP联合TA注射（B组），两组均接受了4次病灶内TA

（20 mg/ml），间隔3周；B组患者在 TA 注射后 1 周接受额外的病灶内 PRP。随访 3 个月后，通过温哥华瘢痕量表（VSS）和言语评定量表（VRS）对疼痛和瘙痒进行评估，结果显示，两组的 VSS 和 VRS 的所有参数均显著改善。B组患者中检测到的瘢痕疙瘩高度、色素沉着、柔韧性和整体 VSS 的改善相较于A组更明显，并且观察到组织萎缩与色素减退的发生率也低于A组。

2. 药物   最近的一项动物实验通过雌性 C57BL/6J 小鼠建立背部皮肤损伤模型，在损伤后局部注射多西环素至伤口基底部，在伤口完全闭合后（术后第 15 d）获取瘢痕组织，用于瘢痕组织的组织学检查和生物力学测试，实验发现，在损伤后 12 h 内一次性注射 3.90 mM 多西环素（2 mg/mL）可显著减少瘢痕厚度 24.8%，且不影响瘢痕组织强度；口服给药不能达到同样的效果。在多西环素处理的瘢痕基质中，Ⅰ型胶原蛋白含量显著降低并且纤维排列良好，纤维随机性显著增加。因此，多西环素在治疗病理性瘢痕方面具有潜在的可能性。

3. 纳米脂肪   在最近的一项临床试验中，杰马尔（Cemal）等记录研究了包括45例行内侧椎弓根型乳房缩小术后切口注射纳米脂肪预防病理性瘢痕的患者，实验分为三组，分别为纳米脂肪组，普通脂肪组和没有额外注射的对照组，在术后6个月时评估手术瘢痕的形成，结果表明，与对照组相比，除了瘢痕高度外，脂肪和富含纳米脂肪的脂肪移植物注射组在温哥华瘢痕量表所有项目中的得分显著优于对照组；与对照组相比，脂肪和富含纳米脂肪的脂肪移植注射组的视觉模拟评分显著降低。

（二）注射方法

1. 助推器辅助注射   目前，手持注射器病灶内多次注射是病理性瘢痕最常用的治疗方法之一。然而，瘢痕组织的致密程度远超正常皮肤，注射药物时的压力也大大增加，不仅增加了注射难度，徒增术者的体力劳动，治疗的功效高度依赖于进行注射的医疗专业人员的技能，而且常因压力波动导致针头分离药物喷溢。使用刘毅教授研制的恒压恒量微创颗粒脂肪注射移植装置辅助注射可提高瘢痕内药物注射的效率及效果。该装置采用电动驱动，最大推力可达8 N，通过减速电机驱动减速器和丝杠旋转驱动注射器推柄匀速前进，恒压匀速推注有效解决了针头分离药物喷溢的问题，可外接 1 ml 注射器，精确地控制药物注射的推力与注射量，有效缩短注射时间，减少患者疼痛时间，节省术者体力。作者选择9例相同病史（10年）、相同部位（胸壁）、相同性别（男性）的瘢痕疙瘩患者，将同一处瘢痕疙瘩平分为面积相等的两个区域，分别采用传统注射器推注法和助推器注射法两种方式进行连续注射，结果显示，前者压力值域为0～20.4，平均压力为6.75±5.14，变异系数0.76；而后者的压力值域为0～15.6，平均压力为6.97±3.65，变异系数为0.52。由此证实，助推器注射法的压力波动范围明显小于传统注射器推注法（$P<0.05$），注射过程轻松稳定，值得在临床推广。

压力趋势图可描述数据分布总体趋势，图1-1提示助推器注射法较传统注射器注射法的压力波动范围明显变小。

箱线图通过绘制连续型变量的五数总括，即最小值、下四分位数、中位数、上四分位数及最大值，描述连续型变量的分布，能够显示出可能为离群点的观测。图1-2直观地显示，传统注射方式注射的最大压力明显高于助推器辅助注射，尽管中位数压力两者近似，但传统注射压力数据的离散程度明显高于助推器辅助注射。

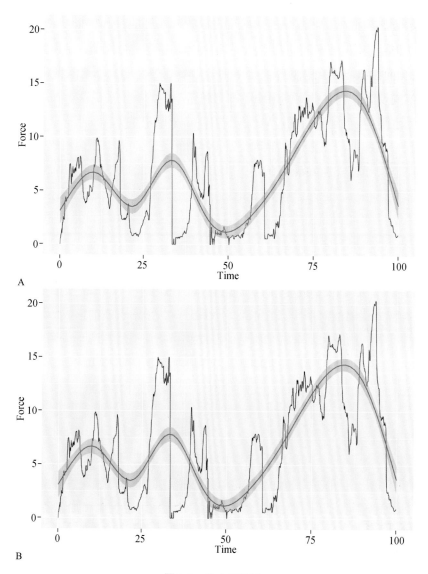

图1-1　压力趋势图

A. 传统注射器法；B. 助推器注射法

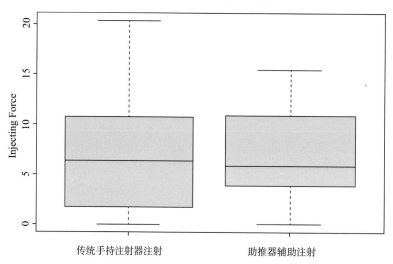

图1-2　箱线图

小提琴图显示数据分布及其概率密度，与箱线图类似，结合了箱形图和密度图的特征，主要用来显示数据的分布形状。图1-3显示，中间的黑色粗条表示四分位数范围，从其延伸的幼细黑线代表95%置信区间，而白点则为中位数。小提琴图可以更直观地显示出用两种注射方式注射过程中压力数据的分布范围及离散程度，右侧小提琴图中核密度面积小于左侧，很好地体现出助推器辅助注射时的压力波动范围明显小于传统手持注射。

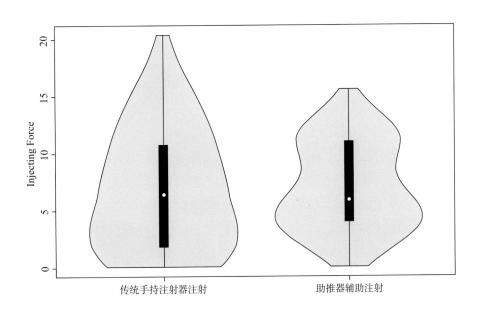

图1-3　小提琴图

2. 改良精确注射　临床上常用的注射方法为常规注射器在瘢痕长轴的基底部以平刺的手法进针，然后向瘢痕内注射药液，具体的注射量以注射后瘢痕处的皮肤变苍白且不超出瘢痕的范围为宜。患者的瘢痕若较大、较长，可采用分段、多点注射的方法向其中注入药液，使药液覆盖整个瘢痕处。任林等推荐的改良精确注射方法为在瘢痕组织中分上、中、下三层进行注射，上层为靠近瘢痕表层的部位，中层为表皮与瘢痕基底层之间的部位，下层为瘢痕基底层；对这三层瘢痕均进行扇形注射，边注射边退针；先在中层瘢痕长轴的基底部以平刺的手法进针，进针后不出针，将针头向上斜刺，以不刺破皮肤、瘢痕处变苍白、微膨胀为宜；然后将针头下斜刺，向其中少量地注射药液，以不超过瘢痕的范围为宜。其团队统计并评估112例瘢痕患者3～5次注射后的疗效，发现分层注射优于传统注射。

3. 微针阵列　新型的透皮给药方式虽然可以大幅减少疼痛，但由于病理性瘢痕组织相较于正常皮肤更为致密，其疗效通常具有局限性。Li等建立了一种具有溶解微针阵列（DMNA）的新型皮内给药系统，将羟丙基-β-环糊精（HP-β-CD）添加到针头材料透明质酸钠（HA）中。HP-β-CD与HA之间的氢相互作用限制了分子链的移动性，从而增加了复合材料的弹性模量，生产出具有更高机械强度以成功插入致密且坚硬的HS组织的针头，为病理性瘢痕提供了一种替代治疗方法

（胡智瀚　刘　毅）

第四节 注射美容常见并发症

注射美容即通过注射的方式将可注射材料直接注射于人体局部，起到增进容貌、改善生理功能、促进心理健康的效果。近年来，随着人们生活水平的提高，大众对注射美容的需求越来越多，同时伴随着并发症的发生也增多。注射美容的大部分并发症易处理，但是也有部分严重后果，比如血管栓塞导致失明甚至死亡等。注射美容主要包括肉毒素注射治疗、人工材料和自体脂肪注射填充治疗，人工填充材料包括玻尿酸、胶原蛋白、左旋聚乳酸、爱贝芙等，这些材料均已获得国家SFDA认证，其中以玻尿酸的应用最为广泛。在临床应用过程中，注射材料在注射过程中发生了一些并发症，本节将予以介绍，旨在为更安全地注射美容治疗提供参考。

一、人工填充材料注射并发症

（一）注射后即刻瘀青、肿胀及疼痛

无论使用任何材料，注射任何部位，由任何人注射，注射后即刻都会出现局部的红、肿、热、痛，只是症状的轻重程度以及持续的时间长短不同，敏感体质的患者症状尤其明显，当然也和医师的技术以及注射材料的选择有着密切的关系。

1. 临床表现 在注射过程中若不慎刺破小血管，则即刻出现出血、局部红肿，触之有鼓包，应立即停止注射，并且按压出血点及冰敷处理，症状缓解以后根据出血情况判断是否继续进行注射，通常术后第1天肿胀反应最为明显，伴有胀痛及术区红肿等，少有较为严重的术后反应会持续3～7 d，之后肿胀反应自行消退，无须特殊治疗及服药，在此期间出现的形态外观的不佳不建议做任何处理，应安抚患者等到完全消肿以后再决定是否进行处理。

2. 原因 ①医师操作暴力，未避开明显血管；②求美者自身体质问题如易过敏体质、血小板低或者月经期等。

3. 处理 ①术前仔细询问病史，与患者进行良好沟通及安抚，冷敷以及表面麻醉处理；②术后即刻按压及冰敷注射部位；③术后1周避免按摩、桑拿、热敷等。

（二）注射部位皮肤血运障碍及栓塞

注射填充材料的过程中出现填充材料局部压力过大阻碍血流运行或者填充材料直接入血管造成近端或者远端血管阻塞，导致皮肤局部血运障碍，出现红白相间花斑样外观，延误病情后会出现局部炎症、破溃、组织坏死。

1. 临床表现　①栓塞即刻：在注射时局部出血肿胀，患者痛感剧烈，术者应准确判断，多数血管栓塞导致失明均发生在此时间内，及时有效地处理非常重要，因为眼底血管缺血90 min即会造成不可逆的损伤；②栓塞早期：注射后1～2 h至术后1 d，术区局部皮肤出现红白相间花斑样改变，冰敷处理以后不能缓解甚至加重花斑样改变，在此时期的判断及处理非常重要，通常做出有效处理会将栓塞的损伤减低到最小；③栓塞中期：早期未做出正确判断而延误病情，在栓塞后的2～3 d出现局部皮肤严重水肿、感染出脓点，此时期重点在于抗感染治疗，限制栓塞皮肤进一步扩大；④栓塞晚期：局部皮肤坏死、破溃、发黑，发展至此时期通常会在皮肤上留下色沉以及瘢痕（图1-4）。

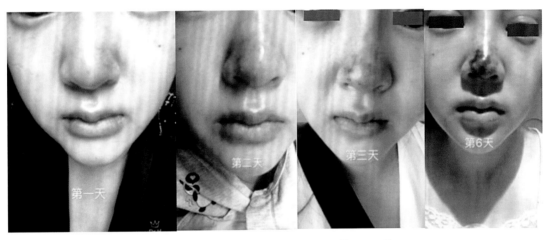

图1-4　玻尿酸栓塞后第1天、第2天、第3天、第6天

2. 原因　①医师对解剖结构不熟悉；②注射操作时血管破裂出血后仍继续用力按压造成玻尿酸颗粒挤入血管内导致栓塞；③注射时未进行有效回抽，因此没有及时判断玻尿酸是否直接注射进血管；④局部单点注射过多压迫血管造成压力性缺血栓塞；⑤术者操作经验不足，不能准确判断栓塞是否发生，以致延误病情。

3. 处理　①在栓塞的每个时期尽早发现，及时有效对症治疗；②尽早注射玻尿酸溶解酶处理；③局部及全身抗炎治疗；④改善局部微循环；⑤局部减压治疗；⑥热敷、按摩注射部位。

（三）眼动脉栓塞失明

注射栓塞并发症中，最严重的后果即失明。据统计，注射眉间及鼻背造成栓塞失明的风险较大，主要原因是填充物进入并栓塞血管后造成组织缺氧，如不及时干预治疗，将会造成组织不可逆性的损伤。如果填充物注射入静脉，则会通过颈外静脉→锁骨下静脉→头臂干→上腔静脉→右心房右心室，并最终到达肺动脉而造成肺栓塞，但至今还鲜有此类报道。因此，这些注射填充后失明并发症患者主要栓塞的是动脉。视网膜中央动脉及其分支动脉、眼动脉栓塞后都可以影响视网膜血液供应而导致失明（图1-5）。有文献指出，眉间注射时，注射材料进入破损的滑车上动脉后，导致压力过高，注射材料逆行至鼻背动脉，继续逆行至眼动脉；停止注射时，压力减低，注射材料被动脉压推入视网膜中央动脉及其分支动脉，引起失明（图1-6）。面动脉在面部较表浅，且有大量的侧副循环和吻合支，其共同构成了一个复杂的网络系统，这就使进入血管的颗粒可以随血流到处移动，栓塞血管，造成远隔器官的损害。如注射材料填充右侧鼻唇沟的患者出现左眼失明，可能就是由于填充物颗粒随鼻部动脉的交联到达并栓塞左眼动脉引起。填充物颗粒注入面动脉→内眦动脉→滑车上动脉（对侧）→鼻背动脉→眼动脉，导致对侧眼动脉栓塞，引起失明（图1-7）。通过图1-7可知，这些颗粒还可随血流从眼动脉到达并栓塞远端的眼内肌动脉、睑内外侧动脉、视网膜中央动脉等，使其供应部位缺血缺氧而引起眼肌麻痹、眼睑下垂、视野缺损、视力下降、眼痛等症状。若填充物颗粒到达并栓塞视神经的供应血管如栓塞前部睫状后动脉和后部脑膜丛的小分支，还可引起缺血性视神经萎缩。填充物颗粒若继续随眼动脉逆行到颈内动脉，则可栓塞大脑前、中、后等动脉引起脑梗死。

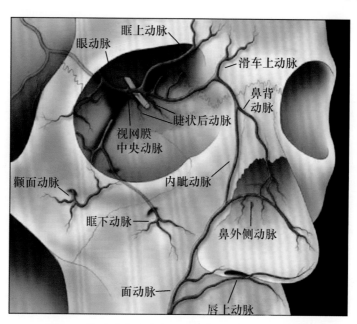

图1-5 视网膜中央动脉及其分支动脉、眼动脉解剖

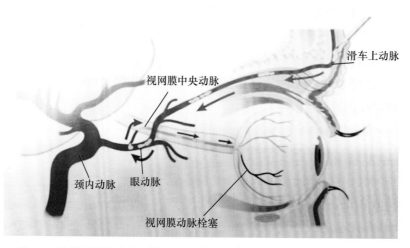

图1-6 注射材料被动脉压推入视网膜中央动脉及其分支动脉，引起失明

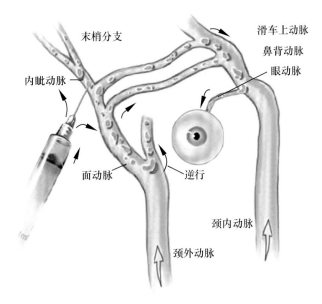

近端矛盾性栓塞

图中标注：末梢分支、内眦动脉、面动脉、逆行、滑车上动脉、鼻背动脉、眼动脉、颈内动脉、颈外动脉

图1-7 填充物颗粒注入面动脉，导致对侧眼动脉栓塞，引起失明

1. 临床表现 注射时即刻出现患者视物障碍、瞳孔散大、直接对光反射消失、眼肌麻痹、眼睑下垂、视野缺损、视力下降、眼痛。

2. 原因 ①医师对面部血管解剖结构不熟悉；②操作暴力，未进行有效回抽；③操作过程未与患者进行沟通；④局部单点注射过多使组织压力过大。

3. 处理 ①立刻停止注射，溶解酶球后注射，及时快速到三甲医院就诊；②介入治疗；③抗炎、改善微循环治疗。

（四）注射形态不满意

近些年，由于一些网红经济的兴起，部分人为了追求夸张的效果，常常会注射过多的玻尿酸，再加上术者经验不足，在注射时如果不能很好地把握层次也会造成局部单点堆积过多而造成注射部位形态的欠佳甚至畸形。

1. 临床表现 注射部位注射过多造成不对称、形态欠佳、畸形。

2. 原因 ①注射量过多或不足；②注射层次有误；③注射材料适应证判断错误；④注射时未考虑人体骨骼及软组织衔接过度问题。

3. 处理 ①玻尿酸溶解酶溶解注射部位；②及时、有效、良好地与患者沟通，缓解患者焦虑情绪；③热敷及按摩加快代谢。

（五）迟发性过敏反应

注射后的1～3 d局部出现红肿，并且逐渐消退，注射部位恢复正常，但是在注射后7 d出现红肿变态反应，称之为迟发性变态反应，其中最大的原因是玻尿酸的交联剂反应。几乎所有填充用的玻尿酸都是交联后的产品，而交联剂是一种具有毒性的化学物质，对身体会产生比较强的刺激。正规的品牌交联剂含量非常少，而且是和玻尿酸结合的形式，所以出现毒性反应的概率很低。但是随着玻尿酸的吸收，交联剂脱落，部分杂牌玻尿酸交联剂含量高，会对组织造成刺激反应，出现局部红肿增大，症状与刚刚注射完第2天恢复期的症状相似，这种反应更多地出现在过量饮酒、感冒、发烧等疾病，通常对症抗敏、抗炎治疗后1～2 d恢复。玻尿酸的吸水反应与之不同的是，吸水反应并没有过敏红肿的症状，只表现为局部水肿反应，持续的时间较交联剂反应长。

1. 临床表现　出现在注射之后1个月以上的肿胀反应。

2. 原因　①身体抵抗力下降，通常易出现在饮酒、熬夜、发烧、感冒等情况下；②玻尿酸交联剂反应，玻尿酸代谢后交联剂暴露，造成局部组织炎性反应；③玻尿酸生产及储存问题造成产品变质。

3. 处理　①抗过敏、抗炎药物治疗；②严重者可以局部注射抗组胺药物治疗；③提高身体抵抗力，避免熬夜等；④热敷、按摩红肿部位。

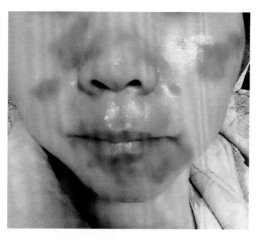

图1-8　外敷局部麻醉药物过敏

（六）利多卡因乳膏过敏

为了考虑求美者的体验感，注射前会在注射部位的皮肤外敷利多卡因乳膏以达到降低疼痛及缓解紧张感的目的，敏感性肌肤以及干性缺水性皮肤易出现利多卡因乳膏过敏的症状。另外，麻膏外敷超过30 min也易加重过敏症状，表现为局部皮肤发红、瘙痒、刺痛、风团样改变、水疱等过敏症状（图1-8）。

1. 临床表现　应用局部麻醉药物后出现局部斑块状皮肤发红、瘙痒、疼痛等症状。

2. 原因　①干性皮肤、易过敏体质；②外用局部麻醉药物时间过久（一般不建议＞30 min）；③局部麻醉药物质量问题。

3. 处理　①对症治疗，抗过敏治疗，口服氯雷他定；②局部涂抹红霉素眼膏及生肌膏治疗7 d；③避免化妆，大量使用医用补水喷雾防止色沉；④严格防晒；⑤忌口辛辣刺激以及烟酒7 d。

◦ 二、肉毒毒素注射并发症 ◦

肉毒毒素是肉毒杆菌在生长繁殖过程中产生的一种细菌外毒素，根据肉毒毒素抗原性的不同，可将其分为A、B、C1、C2、D、E、F、G八型，这些毒素的分子质量都在150 kD左右，其中A型毒素最强。目前，临床中已经开发应用的主要是A型和B型，A型肉毒毒素是由二硫键结合的重链和轻链组成的多肽链，该链可以被蛋白酶裂解。A型肉毒素是通过对乙酰胆碱释放所必需的蛋白质的裂解而阻断神经肌肉传导，并引起松弛性麻痹。正常情况下，肌肉收缩过程是神经冲动→乙酰胆碱（Ach）→终板电位→肌肉动作电位→肌肉收缩。注射后的毒素结合在胆碱能神经末梢的受体部位，毒素肽链的重链结合在神经末梢的无髓鞘区域，毒素本身进入神经膜，乙酰胆碱被轻链阻断在胞浆内，不能通过神经肌肉接点，神经不再传递介质，肌肉就会发生麻痹，从而降低肌张力，缓解肌痉挛。A型肉毒素不阻断神经兴奋的传播，神经和肌肉都没有兴奋性和传导性的损伤，这种作用叫作化学去神经作用。

肉毒毒素治疗皱纹的机制源于面部表情肌，止于皮肤，收缩时直接牵动皮肤，这些表情肌的反复收缩是动力性皮肤皱纹产生的重要原因。肉毒毒素通过阻断神经肌肉传导、抑制肌肉的收缩而达到治疗皱纹的作用。受注射的量影响，最早可在24 h后，一般在注射肉毒毒素后2～3 d出现目标肌肉的无力松弛，作用高峰通常在7～14 d后起效。这种肌松弛时间是有限的，一般维持4～6个月。

（一）注射除皱针以后的并发症

1. 表情僵硬及不对称　注射肉毒毒素以后出现轻度僵硬是正常的现象，因为肉毒毒素的机制就是通过抑制乙酰胆碱的释放达到阻止肌肉的收缩起作用，达到使皱纹变浅或者咬肌萎缩的目的，但是注射的部位不正确或者注射的量过大都会引起肉毒毒素注射以后的并发症。比如左右两侧注射量不同造成表情不对称，注射鱼尾纹时距离外眦过近造成复视，在注射鱼尾纹时应注意距离外眦部＞1 cm，下眼睑不推荐注射肉毒毒素改善细纹，极易造成轮匝肌松弛的眼袋。

（1）临床表现：表情不协调、表情活动受限及表情不对称等。

（2）原因：①注射量过多；②注射层次过深；③注射位置不够精准；④左右两侧注射的量不同。

（3）处理：①局部按摩、热敷，加快代谢；②口服甲钴胺及维生素B营养神经治疗；③新斯的明眼药水滴眼。

2. 睁眼费力及抬眉困难　额肌是上面部唯一的收缩力向上的肌肉，额肌注射肉毒毒素以后会导致肌肉向上提拉的力量减弱，通常注射的范围要求在眉毛向上2.5 cm以上的区域，但是还是会有影响抬眉毛的作用，部分甚至会影响到重睑线变窄，尤其是初次注射的求美者症状会更加明显，应在术前谈话时告知患者早期会有额头紧绷及睁眼费力等情况。

（1）临床表现：睁眼费力、抬眉困难、额头紧绷。

（2）原因：①注射范围距离眉毛过近（常规要求距离＞2.5 cm）；②眉心位置注射过深且过多造成药物下流影响到提上睑肌的收缩出现上睑下垂样外观；③注射额肌肉毒的量应＜20单位。

（3）处理：①新斯的明眼药水滴眼睛；②口服甲钴胺及维生素B营养神经治疗；③热敷、按摩加快药液吸收。

（二）注射瘦脸针以后的并发症

1. 面部凹陷和笑容不对称　由于注射时注射位点偏上，咬肌萎缩以后出现颧弓下缘过度处凹陷，出现此症状的求美者大多数在注射前就存在凹陷症状，所以在术前医师应该仔细观察询问，凹陷严重的患者不建议注射，轻微凹陷者应及时告知患者术后有加重的可能，避免不必要的纠纷。注射位点偏上超过咬肌解剖边界线，肉毒素会作用于笑肌或者其他的口周表情肌造成笑容不对称或者微笑困难。

（1）临床表现：耳前方咬肌上缘，颧弓下位置出现凹陷，咬牙时加重。

（2）原因：①注射肉毒瘦脸时注射位点偏上；②注射前就有此凹陷症状，注射后加重。

（3）处理：①安抚患者耐心等待；②多咀嚼食物使咬肌尽快恢复；③凹陷位置注射玻尿酸等缓解症状；④注射时尽量靠下，靠后选择咬肌的注射位点以避免咬肌上缘过度萎缩造成凹陷和影响笑肌的情况。

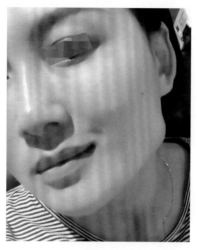

图1-9　注射完瘦脸针早期"蛙腮"畸形

2.　"蛙腮"畸形　注射完咬肌以后，在没有出现瘦脸效果之前出现的咬牙后咬肌局部鼓包样外观，因为形似青蛙鼓腮，称之为"蛙腮"，出现此情况是因为咬肌局部有血肿，或者是咬肌因为肉毒药物的作用，肌肉受力不均匀，已经受到肉毒素作用的肌肉力量薄弱，未受作用的咬肌力量代偿性增强，在咬牙时薄弱的咬肌被挤压形成鼓包突出样"蛙腮"畸形（图1-9）。

（1）临床表现：注射完瘦脸针早期，咬牙时局部皮肤和肌肉呈鼓出状，形似青蛙鼓腮。

（2）原因：①注射时损伤血管；②注射时药物分布不均匀或者注射层次偏浅，肌肉受力不均导致。

（3）处理：①术后即刻冰敷；②症状不明显可嘱患者耐心等待，通常注射后4周左右自行消失；③在"蛙腮"周围未受肉毒作用的咬肌少量补打肉毒素4～6 U。

3.　注射瘦肩针并发症　注射斜方肌以达到视觉上一字肩的效果，肩、颈部无力、抬头费劲、抬胳膊费力等症状一般会出现在注射完瘦肩针之后，也有注射斜方肌缓解颈部肌肉紧张、治疗颈椎病的作用，总量要求控制在100单位以内，在耳廓垂直连线以外斜方肌发达的区域。

（1）临床表现：肩、颈部无力，抬头费劲、抬胳膊费力。

（2）处理：①耐心等待；②局部热敷、理疗按摩、加快代谢；③尽量减轻颈部受力，可平躺缓解酸软症状。

4.　注射瘦腿针并发症　小腿肌肉酸软是肉毒毒素瘦小腿以后最易出现的现象，多是由于患者耐受差或者注射量过大引起，注射小腿腓肠肌建议单次总共不超过200单位的肉毒量，如果肌肉粗大，效果不满意，也建议1个月以后补打至多100单位。小腿肌肉对行走及运动影响很大，因此通常建议注射时以改善轮廓为主，而非减小肌肉体积。

（1）临床表现：小腿酸软、行走无力、站立不稳。

（2）原因：①注射量过多；②注射位置偏深；③适应证选择错误。

（3）处理：①耐心等待；②局部热敷、理疗按摩；③多运动、行走，加快药物代谢及肌肉恢复。

5.　肉毒毒素的过敏反应　肉毒毒素注射过敏在临床中罕见，跟肉毒的质量以及患者的体质有密切关系，一般过敏都比较严重，常伴有休克等症状，建议及时三甲医院救治，避免延误病情而造成严重的后果。

（1）临床表现：恶心、呕吐、呼吸困难、意识模糊等症状。

（2）原因：过敏体质，概率事件。

（3）处理：①对症治疗，立即给予0.1%肾上腺素1 ml皮下注射或者静脉推注，转院过程中可以每30分钟给药1次；②地塞米松5～10 mg加5%的葡萄糖100 ml静脉注射；③及时三甲医院就诊治疗纠正休克。

6. 全身中毒反应 全身中毒反应易出现在过量注射肉毒毒素以后。文献表明，肉毒毒素的致毒量在2 000 U，临床中因为肉毒毒素注射的市场混乱，经常有不明品牌的杂牌肉毒、没有资质及经验的注射人员以及非正规的注射地点，从而无法估计用量，导致中毒反应时有发生，建议每次剂量不超过200 U，能有效避免出现中毒反应。肉毒毒素抗毒素是目前唯一有效的治疗药物，但是由于是国家战略储备药物，所以并不是一种常用药。肉毒毒素抗毒素是使用肉毒毒素从免疫动物身上获得的一类可以中和肉毒素的特异性抗体，根据肉毒毒素抗原性的不同，肉毒毒素抗毒素可分为A型、B型、E型3种。每1 ml中A型不得低于1 000 U，B型和E型不得低于600 U（抗毒素的效价检定，通常是以能中和100 IU毒素的量作为1个抗毒素单位）。目前，我国兰州生产的肉毒毒素抗毒素是源于马血浆的抗血清制剂，凡是已经出现中毒症状者，都应尽快联系使用肉毒抗毒素，越早使用越好。

（1）临床表现：乏力、头晕、头疼、睁眼困难、复视、视物模糊、呼吸困难、吞咽困难、全身肌肉无力等症状。

（2）原因：①药物过量注射；②不正规药物问题；③急性过敏反应；④氨基糖苷类药物误用导致肉毒作用增大5～10倍。

（3）处理：①及时应用肉毒毒素抗毒素治疗；②全身支持对症治疗；③抗过敏、抗炎、营养神经治疗。

◦ 三、脂肪注射术的并发症 ◦

自体脂肪移植在面部年轻化和形体雕塑方面有着越来越广泛的应用。相较于人工填充材料，自体脂肪具有来源丰富、充盈效果好、生物学可靠，无免疫原性等优点，已成为目前临床中应用较为理想的填充材料。自体脂肪的面部填充可以有效改善面部轮廓，显得更年轻，对减少额纹、改善皮肤质地也有一定的效果。近年来，包括面部、胸部、手背和臀部注射在内的身体轮廓技术已被广泛应用。随着此类手术的大量开展，注射次数增多，并发症发生率也有所增加。部分并发症是轻微或暂时的，但有些可导致严重后果，包括败血症、失明、偏瘫，甚至死亡。

（一）注射脂肪局部并发症

1. 瘀血和肿胀 脂肪注射术后常造成皮肤的瘀血和软组织肿胀，可持续2周或更长时间，这取决于许多因素，可能与注射过浅损伤浅表静脉有关，还与脂肪的数量、移植的解剖位置、使用的特定技术和仪器、患者服用的药物以及患者的年龄和遗传相关。眼眶周围，尤其是下眼睑，肿胀会特别明显，而且持续时间会较长。使用钝头导管降低了血管内注射的风险，但更大的尖端反复穿过组织所造成的摩擦增加，可能会导致受区的肿胀。

术前应该告知患者，预计术后会出现局部水肿。术后应尽量减少活动和避免移植脂肪移位，保守治疗如使受区处于高位以利引流以及1个月内避免受区受压可能会有所帮助。

2. 出血和血肿　脂肪注射移植后发生出血和血肿的原因包括以下几个方面。①受术者凝血机制障碍，自身血液系统疾病或口服抗凝剂，由于手术前没有进行良好的沟通，在医师不知情的情况下进行手术；②误伤皮下小血管；③注射脂肪时操作粗暴，遇到阻力强行突破损伤血管，导致出血；④使用锐性注射针注射脂肪；⑤受区包扎不当。

在波兰综合征患者的脂肪移植隆胸过程中，需要特别小心锁骨下区域，因为锁骨下血管可能较平常低。

术者应熟练掌握局部解剖，选择钝头的注脂针进行脂肪移植注射，术中应掌握好层次，手法轻柔、细心，避免暴力操作，减少血肿的发生。血肿一经发现，应予以静脉滴注止血药、局部加压包扎对症处理，并视情况决定是否穿刺抽吸，必要时行切开引流处理。

3. 感染　脂肪移植的感染率极低，乳房手术的风险为0.6%～1.1%，臀部感染率为0.3%～2.0%等。最常见的细菌是金黄色葡萄球菌，而在臀部常为革兰阴性菌（大肠杆菌、脆弱类杆菌、需氧链球菌、铜绿假单胞菌和肠球菌）。感染的原因多为手术器械及术中消毒不严格，吸脂、处理脂肪或注入脂肪时无菌技术不严格，颗粒脂肪长时间暴露于空气，被含有细菌的微粒所污染；或受区局部原有慢性炎症，术后伤口护理不当。单点脂肪移植量过大或术后血肿也可导致感染发生率增加。

感染的预防更重于治疗，要严格选择受术者，受区局部有感染者应暂停手术。高等级层流手术室，手术器械严格灭菌消毒，术中要坚持严格的无菌操作技术，尽可能减少脂肪暴露在空气中的时间，移植量较大时尤其需要注意熟练操作，注射脂肪要均匀散开，不要聚集成团致中间区域缺血坏死而成隐患。围术期静脉注射抗生素，术后口服抗生素以及在转移前将患者的脂肪与抗生素混合，最大限度地减少伤口感染。指导患者在手术前进行洗必泰冲洗，并指导患者在手术后保持良好的卫生。即使采用最谨慎的方法，也可能发生伤口感染。由于自体脂肪注射后难以预测脂肪的吸收率或发生坏死，有时需要重复注射脂肪。因此，低温保存技术被开发和使用。但低温保存的脂肪活细胞数量减少，被污染的概率增加，导致移植部位发生脂肪坏死，炎症和感染的可能性更高。

由于移植的脂肪未血管化，一旦感染将成为细菌聚集地。因此，应积极应用抗生素进行治疗，包括局部加强换药，一般3～5 d后症状可明显消除；严重者需引流脓液，可通过延长脂肪移植切口进入脓肿，并做细菌、真菌、厌氧菌及结核分枝杆菌涂片检查、药敏试验，以指导抗生素应用。如感染继续加重应切开患处，充分清除坏死组织，留置负压引流，并加压包扎，一般经积极处理后可痊愈（图1-10）。

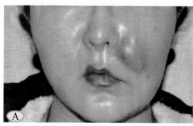 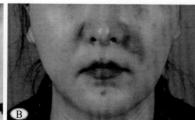 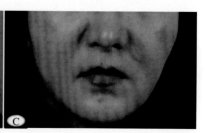

图1-10　法令纹脂肪填充术后感染

A. 脂肪填充后20天感染；B. 清创术后13天；C. 清创术后1月

非结核分枝杆菌感染是脂肪移植术后的罕见并发症，在面部可导致毁容。预防、早期识别和治疗是处理此类感染性并发症的关键。非结核分枝杆菌感染表现为轻微不适症状，红色结节和毛囊炎、肿胀、溃疡和脓肿形成，系统性症状很少见。虽临床症状明显但缺乏特异性，难以早期识别。因此，当自体脂肪注射后两周后出现新的炎症或感染加重，对常用抗生素治疗耐药，必须怀疑感染非典型分枝杆菌的可能性，特别是快速生长分枝杆菌。

非典型分枝杆菌感染的临床症状多样，且对常规培养反应阴性，诊断困难。这就导致了正确治疗的延误，从而导致症状加重。传统的组织病理学检查、抗酸染色检测和培养方法难以确认非典型分枝杆菌感染，分枝杆菌的显微镜检测因灵敏度低而受到限制。培养结果具有较高的敏感性和特异性，但需要较长的时间才能证实结果。与其他诊断方法相比，PCR检测方法对分枝杆菌感染的诊断灵敏度和准确性最高。鉴别诊断包括脂肪坏死、油囊形成或不典型感染。

由分枝杆菌引起的皮肤软组织感染的最佳治疗方法至今仍不清楚，治疗指南尚不完善。建议一旦发现感染立即根据经验使用抗生素，然后迅速进行抗生素敏感性试验，使用经验性抗生素，之后再根据药物敏感试验结果选择抗生素，同时进行附加试验诊断分枝杆菌感染。体外实验证明，对分枝杆菌敏感的抗生素包括氯红霉素、阿米卡星、妥布霉素、利奈唑胺。尽管使用抗生素的最佳治疗时间尚不清楚，但至少需要6个月或更长时间进行治疗。对于严重病例，还包括局部伤口护理、消肿、神经营养和早期血浆输入干预，抑制瘢痕增生和色素沉着等。此外，适当的外科治疗，如切开引流或摘除炎性结节有助于控制感染。但是，手术治疗可能会引起瘘管、切口瘢痕和不对称等并发症。因此，当保守治疗无效时，手术治疗可作为最后的选择。分枝杆菌感染通常是由于使用了污染的手术器械，或无菌观念不强。因此，使用清洁、消毒的器械，术中严格无菌操作是预防的最有效措施。

4. 过度吸收　脂肪移植的一个重要并发症是随着时间的推移不可预测的组织吸收，不同个体，不同部位脂肪吸收率常不相同，吸收率高时会影响手术效果。吸收率在1年内从20%到80%不等，有些研究发现3个月时体积损失高达50%。导致脂肪吸收率高的主要因素包括受区形成血肿、脂肪受挤压、局部肌肉活动等。为达到较好的手术效果，注射时可以适当超量注射。小体积脂肪再次移植可以改善手术效果，也有助于降低过度矫正的风险，并有可能避免脂肪囊肿和钙化的发展。

5. 表皮样囊肿形成　由于穿刺时将表皮带入皮下组织内，6～12个月可能长出小的圆形表皮样囊肿，如有发生，应局部麻醉下手术切除。

6. 脂肪瘤形成　因注射的颗粒脂肪聚集成块，刺激了宿主细胞转化增生成脂肪瘤。因此，注射颗粒脂肪要均匀，术后可轻度按摩。若已成瘤样增生，则只有切开组织将增生处剪平或切除。

7. 肉芽肿　脂肪肉芽肿是一种发生于网状真皮和皮下组织的肉芽肿性炎症，与脂质或油性物质的注射有关。其通常发生在注射部位，但也可以在组织平面的其他部位形成，或者通过从注射部位扩散开来的淋巴管形成。眼睑局部脂肪注射可形成脂肪肉芽肿，在前额和眉间脂肪注射后出现眼眶周围区域肉芽肿也比较常见，而形成这种移行性脂肪肉芽肿的原因可能是面部肌肉运动、重力和眼眶周围极薄的皮肤共同作用的结果。由于术中对上睑部位解剖结构造成机械损伤，填充的脂肪细胞破裂后脂滴无法被吸收，引起组织的一系列肉芽肿性炎性反应，并最终由纤维组织所替代，出现囊腔样脂质变性。另外，脂肪填充过量以及冷冻脂肪的二次填充也可能导致上睑脂肪肉芽肿的形成。冷冻保存使活的脂肪细胞减少，从而增加了炎症的风险和对注射的异物不良反应。

上睑的脂肪肉芽肿可发生于术后1个月甚至10年后，典型的临床症状为上睑肿胀、皮下结节形成、上睑下垂等，影像学检查可帮助明确诊断。组织病理检查是确诊的依据，脂肪肉芽肿通常表现为多分叶状弥漫性囊性肿块，组织学检查脂质空泡和炎症是其典型特征（图1-11）。

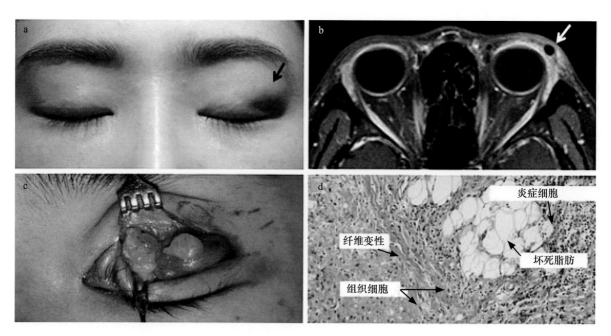

图1-11 脂肪肉芽肿

a. 27岁女性前额注射自体脂肪5个月后出现左上眼睑水肿和肿块（箭头）。b. MRI T1加权，脂肪抑制和强化显示低密度病变（箭头），周围强化不均匀；c. 术中照片显示多分叶囊性肿块，周围有炎症；d. 组织病理学检查发现多个椭圆形空泡包含脂肪坏死，周围纤维化和炎性细胞

对于眼睑肉芽肿的治疗，可口服或局部注射糖皮质激素，能对大部分上睑脂肪肉芽肿有较明显的治疗作用。仍不能缓解者可通过重睑成形术入路行手术切除。

8. 上睑下垂 手术过程中造成的创伤和移植脂肪给眼睑增加的机械负荷是导致上睑下垂的罪魁祸首。外科医师应该意识到这种并发症，一般术中很难发现。建议单侧上睑注射量不宜超过2 ml，应避免过度校正，如矫正不足可以进行补注射。宁可增加注射次数也不要冒险进行大量充填，以免过量导致并发症，后期处理较为棘手。注射部位不应重叠，避免注射部位集中，形成肿块。将脂肪移植到眼轮匝肌后层，但不要更深，因为随着植入位置的加深，潜在的损伤眼睑结构和血管的可能性增大。当脂肪被注射到较深的部位或移动到较深的位置时，会影响术者对眼睑体积的判断力，可能会进行不必要的第二次注射，从而使移植脂肪体积过大。

当患者出现上睑下垂时，应检查有无肿块和提上睑肌无力。局部按摩可以消除肿块，如无效果，则应通过开放切口去除脂肪。可通过常规的经皮眼睑成形术切口切除移植物与周围组织之间的纤维连接，并去除多余的脂肪，然后评估手术矫正上睑下垂的必要性。如果行手术矫正，则使患者遭受了更大的损伤。

9. 色素沉着 切口或注射进针点在短时间内可出现色素沉着，一般术后3~6个月色素可逐渐消退。下眼睑脂肪移植的部分患者术后皮肤可能会有轻微的染色，可能是含铁血黄素沉积或其他色素的变化，这些染色可能会持续数月之久。

10. 感觉异常、头痛 术区的暂时性麻木是由于在注射中损伤局部神经所致。一侧或两侧的前额至头顶部麻木或感觉迟钝是额部脂肪移植后较常见的并发症。在眉弓上方移植肪时应注意避免损伤滑车上神经及眶上神经，在面神经支行走路径操作应轻柔，避免损伤，如损伤可造成该侧额肌运动异常，出现眉下垂或两侧不对称。这种损伤大多是神经挫伤，而非断裂，因此症状大多是暂时性的，在3～6个月后就能自然恢复。脂肪移植造成永久性的神经损害极少见。

有研究报告脂肪移植术后患者出现了头痛症状，并且均否认有既往头痛病史。头痛的机制尚不清楚，推测是手术中刺激了颞肌及其周围组织所导致。大多数在6～12个月后用非甾体类抗炎药治愈。

11. 脂肪坏死（液化、油囊和钙化） 脂肪移植后坏死发病率从3%到17%不等，而在一项大型的前瞻性美容隆胸系列中，脂肪坏死的发生率被报道更是高达16%～19%（基于影像学检查，实际坏死率可能更高）。脂肪液化主要是由移植脂肪细胞坏死引起，脂肪液化发生率与颗粒脂肪的注射量成正比。根据脂肪移植三层成活理论，从外围到中间依次为成活层、再生层、坏死层。在同一部位，同一层次移植注射过多的脂肪颗粒，或者注入脂肪不均匀，脂肪颗粒未能与移植床广泛接触，导致中央区血供重建困难而逐渐发生坏死、液化；移植的脂肪颗粒纯化处理不当，造成组织碎块残留、大量脂肪细胞破碎；由于术者操作粗暴，移植术区受到较严重的创伤，出现血肿、感染等，影响了注入脂肪的成活，造成脂肪的坏死液化；术后过早过度按摩移植受区，影响了移植脂肪的成活。坏死的脂肪组织会引起瘢痕化、油囊和钙化。

如果纤维组织中央有微小的油滴（＜1 mm），则会持续存在慢性炎症，5年内可出现砂粒样大钙化。脂肪组织坏死早期尚未液化时，可在局部引起纤维包裹反应，当坏死灶液化时可形成具有囊壁的囊腔。油囊是永久性的问题，其既不增大，也不缩小。囊壁无休止的炎症和进行性钙化可引起硬肿等症状，更容易发生在乳房、臀部等大体积脂肪移植后，可能造成乳房和臀部局部隆凸（图1-12）。油囊壁大量分泌液体造成囊肿增大，随着时间的推移其中纤维壁钙化，不但影响乳房手感，而且影响乳房包块的诊断。

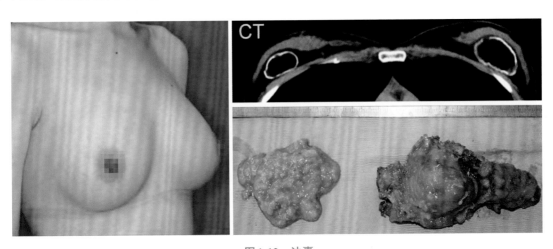

图1-12 油囊

乳房脂肪移植术后6个月乳房硬度增加，并逐渐出现压痛和异常的感觉。（左图）乳房上极的轮廓看似植入物牵缩，（右上）术前计算机断层扫描显示双侧乳腺下方大的钙化性油囊。（右下）切除油囊，内部充满脂肪坏死的浑浊物

尽管体外和体内研究表明自体脂肪移植物和其中的脂肪来源干细胞具有促进乳腺癌生长、复发和转移的肿瘤学潜力，但这种相关性尚未在临床中得到证实。虽然临床中没有发现乳腺癌发病率的

增加，但长期乳腺癌筛查和实施公开可获得的登记对证明脂肪移植的安全性至关重要。标准移植物中脂肪来源干细胞的比例较低（与实验研究中使用的相反）可能是临床中均是阴性报道的原因。临床文献报导与乳房再造相似，自体脂肪隆胸并不会增加乳腺癌的可能性，不会超过平均风险。

但当在乳房X线片中检测到大量类似于沙子和（或）蛋壳的钙化物时，会影响对乳房X线图像的详细评估和乳腺癌的准确诊断。脂肪坏死引起的每个钙化的视觉特征通常是不同的，经验丰富的影像诊断医师可以将其与乳腺癌引起的微钙化区分开来。为区别移植脂肪钙化还是新生肿瘤的钙化，有必要在术前、术后进行钼靶摄片随访，便于鉴别肿块性质和减少不必要的活检。有乳癌家族史的患者不建议使用脂肪移植的方法，否则会导致假阳性诊断和不必要的活检，严重时可能会贻误恶性肿瘤的诊断和治疗时机。脂肪移植后这种X线改变的风险与其他乳房外科手术后相似。此外，自体脂肪移植术后1年，乳房X线片的影像学表现会有所改善。整形外科医师要注意的是不要将脂肪注射到乳腺腺体内。

移植后脂肪坏死很大程度地取决于脂肪注射技术、注射体积和局部微环境。注射脂肪应严格按多隧道、多层次、多点方法进行注射，一个隧道注射的脂肪量应掌握在1 ml以下，退针注射，目标是移植物周围有健康的、血管良好的组织，允许营养和氧气扩散到所有移植的脂肪细胞。脂肪处理过程应动作轻柔，最大程度地避免过多损坏脂肪细胞，尽量去除肿胀麻醉液、血细胞、破碎组织等，以获取纯度良好的脂肪颗粒。

油囊的处理取决于囊肿的大小。小的油囊可以自行吸收，也可以用注射器抽吸加小套管引流，也可以用标准的切开引流。较大的脂肪液化容易引发感染，病灶局部可有红、肿、热、痛及波动感，需要及时处理。可在直接触诊或超声引导下引流，穿刺液细菌培养加药敏试验；用生理盐水局部冲洗并放置负压引流，局部加压包扎，根据药敏结果应用抗生素治疗。若形成脂肪囊性变，需通过手术摘除囊壁，术后局部加压包扎封闭死腔。

12. 组织损伤 上睑注射要防止损伤眼球，选择上睑外侧进针时，针的运行方向与眼球呈切线方向，避免损伤是容易做到的，上睑脂肪填充难度较高，须有足够填充经验的医师才可以操作。

泪腺损伤的原因可能是穿刺不当或受术者有泪腺下垂而误伤。刺伤泪腺后表现为患侧眼部当天出现十分明显的水肿，并逐渐累及面部甚至颈部，局部无瘀血，可以排除因出血所致的血肿，2周后水肿渐退，无任何后遗症。

腮腺区填充有时会遇到浅层脂肪室间隔致密纤维组织的制约而无法充分填出饱满形态，此时可设法在SMAS筋膜下进行脂肪注射。在腮部进针不可过深，以免刺入腮腺。

颊部凹陷注射应避免过深，尽量位于真皮下，以免注射后在口腔黏膜下形成脂肪团块影响咀嚼。注意注射方向平行于面神经走行方向，避免面神经损伤，注射时避免损伤血管，注射方向呈扇形。

13. 美学问题

（1）不对称：双侧注射充填的部位中，不对称是最常见的并发症。发生不对称的原因有以下几个方面。①术前未识别已存在的不对称；②设计不清楚、不细致，导致注射不准确；③双侧移植量不等，或体积相同但浓度不同或注射层次深浅不一致等；④两侧脂肪的存活率不同；⑤技术不熟练；⑥术后管理不合格，双侧不对称、不平衡的活动。

术前识别并与患者讨论术后可能发生的不对称相当重要，对其本身的不对称性在手术前与患者进行详细沟通。避免不对称的方法是正确标记注射范围，准确把握两侧注射量，注射完毕后仔细检查，必要时补充注射或抽出过多注入的颗粒脂肪。如果术后注意到明显的不对称，先等待3～6个月待移植脂肪稳定后再进行完整准确的评估，这一点很重要。如果此时不对称仍很明显，那么可以进行再次矫正手术。

（2）不规则：脂肪移植后的不规则现象多见于注入颗粒脂肪不均匀或手术医师经验不足，也见患者身体的特性和移植后移植物移动。此外，术后体重增加可能引起脂肪移植物的过度生长，甚至在体重稳定的人体内，脂肪移植物也可以生长。有1例报道眼睑脂肪移植术后脂肪肥大出现严重复视的病例，磁共振成像发现大量皮下脂肪通过眶隔缺损到达眼眶底。肿块切除后，症状完全消失。这种过度生长与体重增加无关，见于药物反应，但也可能无明显原因。

移植时要把握好注射量，首次应避免注射量过大，不足时可再次补充注射。由于脂肪吸收的多少很难掌握，且在皮下注射时很难准确无误地达到并固定在特定区域内，导致术后矫正不足或某些部位过多，皮肤凹凸不平，受术者对外形不满意，术毕应即刻适度按摩至皮肤平整。要注意注射部位与未注射部位的过渡，对于注射部位边缘的处理一定要细致，可手法按压、推挤，将边缘形成缓慢过渡，以避免出现明显的台阶样畸形。在发迹边缘注射时，如果没有在发际内帽状腱膜下注射，术后在发际边缘可以看到明显的台阶。避免的方法是将颗粒脂肪注射的范围扩大到发际内，从而使填充部位不会显得突兀。

（3）矫正不足和矫正过度：矫正不足通常很容易在随后注射更多的移植物材料修复（图1-13）。因为存在脂肪移植术后吸收，所以脂肪移植均存在矫枉过正，但过度矫正会影响受区外观，甚至形成局部结节，需要手术矫正。虽然过度矫正最初可以采用保守措施，如按摩、超声波和微型吸脂术，但通常需要手术去除脂肪组织。在脂肪填充矫正瘢痕时，颗粒脂肪注射不足和瘢痕分离不彻底是手术失败的两大主要原因。瘢痕区注射局部麻醉药过多，会使局部肌肉的运动能力减弱，粘连的酒窝可以不明显，错以为瘢痕已彻底分离。一旦麻药作用消失，局部肌力恢复后，就会再次出现酒窝现象。减少局部麻醉药物对局部肌肉的影响十分重要。

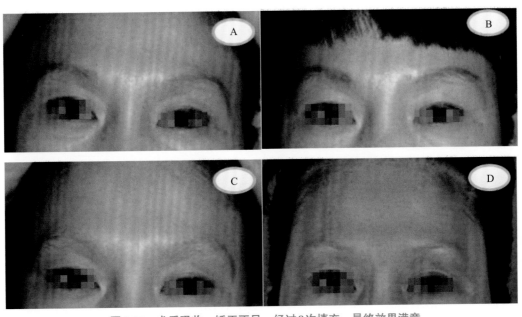

图1-13　术后吸收，矫正不足，经过8次填充，最终效果满意

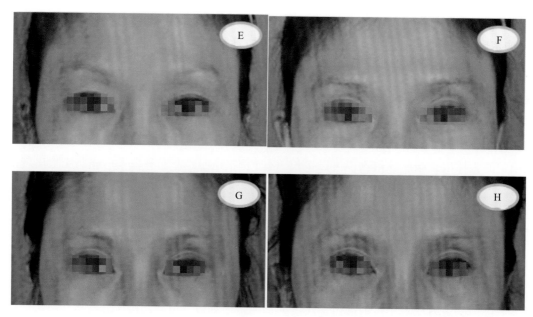

图 1-13 （续）

（4）注射部位不准确：导致颗粒脂肪充填部位不准确的原因有多方面。①注射前未标记或标记不准确，注射时仅凭感觉和经验，盲目注射。②注射前没有仔细审视注射部位的状况，对特定部位的脂肪充填未根据患者自身特点进行标记，而是采取千篇一律的方法；或审视不仔细，容易导致注射部位不符合患者状况。对于注射部位的标记应准确，以确保不会因标记错误而发生注射位置错误。此外，在错误体位进行标记也是发生注射位置不准确的重要原因，例如臀部应该在站立位进行标记，因卧位时臀部的形态和站立位有很大的不同，若在卧位标记必然发生标记错误，并导致脂肪注射位置的错误。③脂肪注射针在软组织内有相当大的可移动性，在一定距离移动的情况下，针头的实际位置可能并没有发生变化。由于对注射针头所在位置没有正确的估计，可能在同一位置过量注射；或者注射针头已经到达标志线以外的位置时没有及时停止，而将脂肪注射到不需要注射的部位。

（二）血管栓塞并发症

脂肪填充引起血管栓塞是一种罕见事件，主要原因是脂肪注射操作过程中误入血管、注射压力过大、剂量过多，或操作过于暴力导致组织损伤严重并伴有血管破裂，大量脂肪进入血管后，可能导致脂肪栓塞和脂肪栓塞综合征。轻度可导致皮肤发红、可逆性的脱发和皮肤坏死；中度可导致不可逆性的脱发和皮肤坏死；重度则可导致失明、偏瘫、昏迷、甚至死亡。随着自体脂肪填充手术的不断增加，发生这些严重并发症的病例和导报也越来越多，必须引起足够的重视。

轻度的皮肤发红、可逆性的脱发和皮肤坏死一般通过保守治疗可以缓解，主要治疗方法包括热敷和硝酸甘油涂剂应用以促进血管扩张，按摩以打破局部阻塞以及口服乙酰水杨酸防止进一步凝血。其他策略包括全身或病灶内使用类固醇减少损伤组织中的炎症以及高压氧治疗以保持组织的存活。如治疗及时，很多可以完全缓解，但如果治疗不及时或治疗措施不得力，可能发展成不可逆性损伤。

不可逆性的皮肤坏死和脱发必须及时诊断和治疗，大部分的脱发通常在6个月内可逆，但也可能会导致永久性脱发（图1-14、1-15）。永久性脱发被怀疑是由于坏死过程对位于隆凸区的毛囊干细胞造成的不可逆转损害。由于脱发的可逆性依赖于有足够的侧支血流和足够的再灌注维持活的头皮组织，因此早期识别和立即处理血管损害是保存头发的关键。透明质酸酶可通过分解受区部位内的胶原基质降低局部组织压力，可能在帮助脂肪移植物重新分布方面发挥作用。主要治疗方法包括热敷和硝酸甘油涂剂应用以促进血管扩张，按摩以打破局部阻塞以及口服乙酰水杨酸防止进一步凝血。其他策略包括全身或病灶内使用类固醇减少损伤组织中的炎症以及高压氧治疗以保持组织的存活。

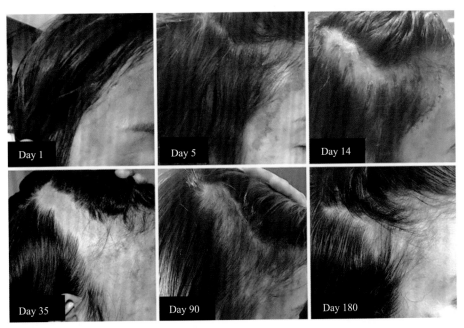

图1-14　自体脂肪移植至太阳穴后血管栓塞，导致皮肤坏死和脱发，一般6个月内可逆，但原有皮肤坏死区域除外

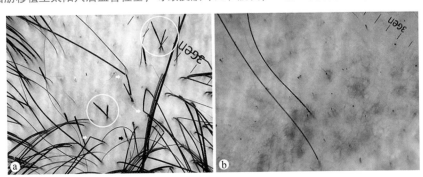

图1-15　镜检脂肪填充导致的脱发

a. 在脱发斑周边，可见黑点、断毛、感叹号毛发（黑色箭头）、成角毛发（白色箭头）和V形毛发（圆圈）；b. 在先前的皮肤坏死部位，镜检显示白色背景上的黑点和散在的分支血管

严重的重度血管栓塞可导致视力下降、失明、偏瘫、昏迷、甚至死亡等，主要是因为脂肪注射后导致了眼动脉、脑动脉及肺血管的栓塞。对以往数据进行汇总分析发现，严重的血管栓塞并发症共发生341例，包括眼动脉栓塞100例，脑动脉栓塞56例，肺静脉栓塞185例。其中面部自体脂肪移植后发生严重的123例血管栓塞并发症中，眉间占26%，是最危险的注射部位；其次是颞部19.5%，额部18.7%，鼻部7%，鼻唇沟6%，眉部3.3%，下睑和面颊1.6%，上睑、唇、下颏均为0.8%，部位不明占14%（图1-16）。

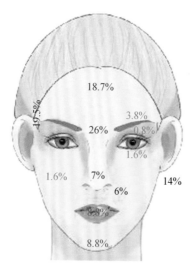

图1-16　面部自体脂肪移植后发生严重的血管栓塞并发症123例注射部位分布

1. 眼动脉栓塞　韩国一项面部填充注射后导致失明的全国性调查显示，因注射导致失明的患者达44例，其中脂肪最多，达22例。从注射部位来看，额部26例，鼻唇沟11例，鼻部10例，并且施术者主要为整形外科医师。国内相关报道较少，但随着注射量的增加，发生率也在逐渐增高。北京同仁医院眼科报道13例面部注射导致失明的患者，其中脂肪占7例。由以往报道可以看出，脂肪更容易大范围栓塞于眼部，其导致失明后几乎无恢复可能。

由于眼部及其周围颈内和颈外循环之间有丰富的广泛吻合网络，在该解剖区域进行的任何物质注射都有进入眼动脉的风险，可能是通过滑车上动脉、眶上动脉和鼻背动脉的逆行流动。任何高压注射到眼面部区域的物质都可能通过丰富的颈外-颈内动脉吻合进入视网膜中央动脉，并进入视网膜组织，导致不可逆转的严重视力丧失（图1-17、图1-18）。动物实验也表明，在注射压力

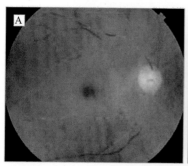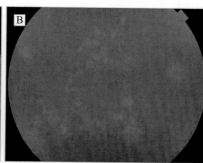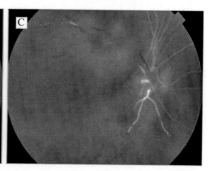

图1-17　额部脂肪填充术后视力丧失

A. 右眼眼底彩色照片显示视网膜弥漫性白化，小动脉内充满脂质；B. 早期右眼荧光血管造影显示迟发斑片状脉络膜充盈；C. 随后荧光素血管造影显示视网膜动脉不完全充盈，脉络膜充盈呈斑片状

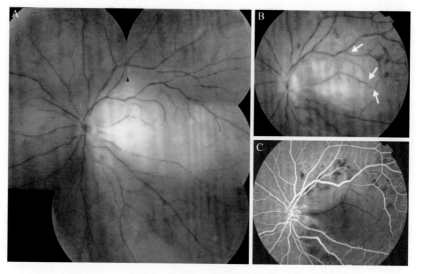

图1-18　32岁男性，额部自体脂肪注射致左眼完全失明

A. 视网膜检查视神经乳头肿胀，广泛视网膜白斑，小动脉中断；B. 后续摄影和荧光素血管造影证实视网膜多发出血，视网膜小动脉可见脂肪栓子（箭头）；C. 低荧光区组织床完全缺乏灌注

足够高时，填充剂一旦进入面动脉，可逆行进入眼动脉，但在活体内发生率（1只/20只）较在尸体中（20只/20只）要低得多。并发症的发生还与注射脂肪颗粒大小和注射剂量相关，注射脂肪颗粒越小越容易引起眼部并发症。增加脂肪组织的注射量，并发症发生率和死亡率均有所增加。

眼动脉栓塞的早期表现主要为视力急剧下降、视野缺失、眼区疼痛、眼肌麻痹、斜视、上睑下垂、角膜水肿、前房炎症、瞳孔异常等。若栓塞视网膜循环处，大多会引起永久性失明；若进入眼内肌动脉，会出现眼肌麻痹、上睑下垂、眼痛等症状；若睫状后动脉或脑膜丛的小分支等营养视神经的动脉阻塞，则可能引起缺血性视神经萎缩。视网膜中央或分支动脉阻塞的典型表现方面患者表现为极度眼痛，这是潜在视力丧失的先兆，可伴有突然失明、视网膜白化和樱桃红斑。在突发性视力丧失的情况下，必须考虑血管炎、巨细胞动脉炎（老年患者）以及颈动脉和心脏栓塞源的可能性。当实验室和心血管检查结果正常时，必须考虑注射物从颈外循环逆行流入眼动脉。单纯后循环阻塞会发生视力突然丧失，但眼底检查正常，荧光素血管造影可见脉络膜充盈缺损。

目前，对于视网膜血管脂肪栓塞没有可靠的治疗方法，因此预防至关重要。视网膜缺血造成的损害在90 min后是不可逆的，因此强调早期诊断和给予支持性治疗至关重要。应迅速发现情况，如果出现眼周疼痛，应立即停止注射。治疗方式包括类固醇、抗血小板药物，高压氧治疗，降低眼压，将栓子排入更多的外周血管。目前，唯一一例脂肪栓塞导致失明后救治成功的经验来自于波兰，患者面部脂肪注射后右眼眼痛、无光感，右侧视网膜小动脉栓塞，出现症状后20 min即实施治疗，主要的治疗方案为前列地尔和长春西汀、眼部按摩、降眼压等，90 min后视力缓慢恢复，随访2年视力保持稳定。

2. 脑动脉栓塞 当注射压力过大使得脂肪颗粒进入处于功能性关闭状态的颅内外血管的交通支时，因脂肪颗粒进入眼动脉和颈内动脉而致同侧大脑中动脉栓塞，可引发急性脑梗死。研究表明，每平方毫米的大脑区域中达到100个脂肪球将是致命的。脑白质瘀点出血是典型的脑脂肪栓塞伴脑微梗死和血管源性水肿的病理表现。因此，出现非局部性症状的患者往往会经历精神状态的变化，这种变化可能会迅速发展为昏迷，而癫痫发作的情况则很少。CT扫描显示，低密度区提示有栓塞梗死；MRI可以提供更好的颅内可视化的变化；DSA是脑脂肪栓塞的标准检查，用于确认闭塞的血管（图1-19）。

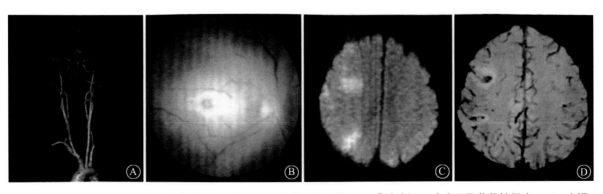

图1-19　A. 头颅CTA未见颅内大血管闭塞；B. 眼底荧光造影提示网膜动脉细，动脉可见节段性闭塞；C. 头颅MRI提示左侧额顶叶脑梗死；D. 磁敏感加权序列可见左侧额叶出血点

再灌注对提高临床疗效和降低死亡率具有重要意义。宁波市第九人民医院报告了第1例机械性脂肪栓子去除成功治疗脑脂肪栓塞的经验，该患者接受面部脂肪注射手术4 h后出现意识丧

失，并伴有左侧偏瘫。脑动脉计算机断层血管摄影显示为多发性脂肪栓塞。随机使用Solitaire支架（4 mm×20 mm）和Solumbra（持续负压吸引）去除脂肪栓子（图1-20）。术后3个月左侧肢体肌力评分4级，卒中评分0级。然而，在脑动脉脂肪栓塞中，脂肪栓子常难以清除，再灌注几乎是不可能的。脂肪栓子对溶栓药物没有反应，在大动脉阻塞的病例中，不可避免地出现大面积梗死并伴有水肿加重。由于严重的脑水肿，患者需要实施去骨瓣减压术。早期去骨瓣减压术后患者预后较好，虽然神经功能缺损不可避免，但可以提高生存率；而大多数未手术的患者在入院后1～2周内死亡。在一组病例中，5例患者出现严重脑水肿，其中3例患者行去骨瓣减压术后存活，所有患者均出现四肢运动功能减退，2例患者失语，2例患者病情进展死亡。治疗则应进行呼吸系统支持、保持有效循环、避免低血容量性体克、大剂量糖皮质激素等。

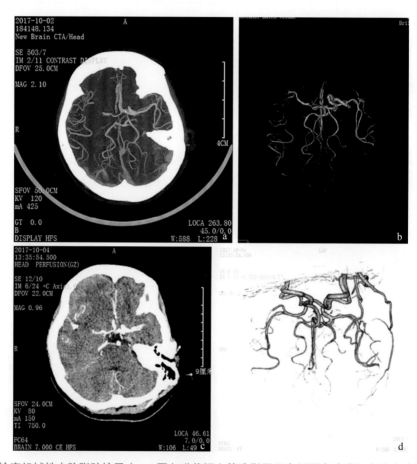

图1-20　脑脂肪栓塞机械性去除脂肪栓子（a、b图）磁共振血管造影显示右侧颈内动脉和大脑中动脉闭塞；（c、d图）治疗后计算机断层扫描图像显示了先前阻塞的动脉的通畅

3. 肺动脉栓塞　较大的脂肪组织团块进入静脉后，自右心房进入右心室，阻塞肺动脉继发心肺功能衰竭。肺栓塞是脂肪移植少见的严重并发症，且预后较差，故应引起高度重视。大量脂滴（9～20 g）短时间内进入肺循环（图1-21），使75%的肺循环受阻，可引起窒息，发生急性右心衰竭，甚至死亡。

隆臀术中肺脂肪栓塞（PFE）发生率较高。2019年，在美国美容外科教育和研究基金会特别工作组报告的198 857例脂肪隆臀患者中，有135例发生肺脂肪栓塞，最终死亡32例，手术的死亡率高达1/2 351。脂肪体积与脂肪栓塞的风险无关，脂肪移植的位置似乎与脂肪栓塞的风险有关。通过对20具尸体臀部血管注入彩色乳胶，生成血管的空间位置和管径变异性的解剖图评估所有血管的数量和血管分布，结果显示，臀部越深层和靠内侧的区域的血管更粗大，穿透这些血管可能会导致脂肪栓塞和死亡。因此，建议将脂肪移植到皮下平面，避免注射到肌肉和肌肉深层，避免插管向下倾斜。一项研究通过对10具新鲜尸体从不同位置、不同角度穿刺注射后发现，从臀间沟上内侧以－10°和0°进行穿刺注射无并发症发生，而臀沟中下部以－30°、0°和＋15°穿刺注射100%发生并发症。因此，认为在臀间沟上内侧以

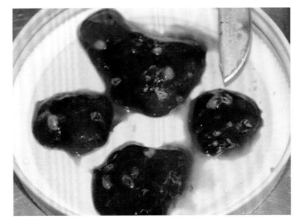

图1-21　隆臀术后死亡，尸检湿肺组织，可见大的脂肪栓子

－10°和0°以及通过臀中部的臀上切口以－30°向粗隆方向注射脂肪可以达到脂肪隆臀所需的安全平面。一项系统回顾性研究中，脂肪注射到皮下平面后报告的并发症较少（4.1%），而且根据多因素分析，深层肌肉注射致死性和非致命性脂肪栓塞的发生率显著增高。

　　臀部脂肪注射时损伤血管必须依次穿过筋膜和肌肉，才可能插入深部血管，同时还要重复多次注射，这在局部麻醉下几乎不可能发生。局部麻醉下肌肉受刺激会自主收缩，患者不太可能会忍受这样的疼痛，医师会根据这些反馈信号修改或中止手术，这与深度镇静或全身麻醉形成鲜明对比，后者没有保护性疼痛反应和反应性肌肉收缩，因此认为局部麻醉下臀部脂肪移植是一种有效、安全可靠、效果持久的手术。实时超声辅助脂肪注射技术采用7.5 MHz的高频探头，在注射过程中保持在皮下平面实时评估插管的深度和位置，准确可靠地识别脂肪的注射平面，避免损伤深部血管结构，进一步降低主要并发症的风险。

　　此外，进行臀部脂肪注射时，应明确询问患者有无坐骨神经痛症状，有可能是静脉曲张压迫坐骨神经所致，考虑进一步行MRI扫描证实。如果此时盲目穿刺，则脂肪注入血管的概率明显增加，进而引致肺栓塞。

　　目前，临床应用的溶脂配方主要是磷脂酰胆碱和其乳化剂脱氧胆酸，脱氧胆酸钠可能是脂肪细胞溶解的关键成分，而磷脂酰胆碱起到乳化脂肪的作用。磷脂酰胆碱在德国、俄罗斯等地已获得注册许可，用于静脉注射治疗脂肪栓塞、高血脂、动脉粥样硬化症。

　　体外肺膜氧合（ECMO）是治疗肺栓塞唯一有效的方法。在美国布里格姆妇女医院的1例肺移植导致的供体获得性脂肪栓塞综合征的救治过程中，ECMO作为支持措施获得了良好的临床结果。ECMO在创伤骨科中也有少数成功应用的报道。每个整形外科医师和麻醉师都应该熟悉ECMO的适应证和使用方法。目前，并不是在所有的医疗机构都可以应用ECMO，如所在医疗机构具备条件，当血流动力学不稳定初期或心肺复苏期间药物治疗无效时，应立即开始机械支持；或者预先协调，建立患者转诊机制。如果从病情开始恶化到ECMO时间超过40 min，抢救成功的概率较低。右心支持和避免过度复苏使血流动力学状况恶化，可为开始ECMO争取更多的时间。

　　脂肪栓塞综合征应以预防为主，术前应做好全面的检查，并仔细询问受术者有无血栓疾病史，以排除高血脂、血管硬化、高凝状态的凝血功能异常等问题，避免血管栓塞并发症的发生。降低血管内注射风险的步骤包括首先要了解局部的血管的解剖，使用局部血管收缩剂，采用钝针注射和退

行注射，并在注射时回抽，进行低压、低流量的注射。每一次推注时，用辅助手的指腹触摸于脂肪注射针针尖所在位置的皮肤，判断是否在推注粒脂肪时有局部同步的饱胀感。

为了预防脂肪栓塞的发生，有研究者在注射装置方面进行了研究，通过智能传感系统控制注射套管的位置，并根据组织差异确定套管尖端所处的组织类型。对脂肪的注射体积也可进行精确控制，根据需要可准确和持续提供1/60、1/90、1/120、1/150、1/180、1/240 ml的脂肪体积，避免手工操作偶尔出现的大体积移植，避免中央坏死和后续的并发症，同时也可预防血管内逆流高压注射导致失明或脑血管意外。

（三）气胸、肺炎

脂肪注射引发气胸和肺炎的可能性极小。对乳房实施脂肪注射时，从乳晕切口进入移植区，注射针刺破肋间内肌以及壁层胸膜可导致气胸，进而诱发肺炎。有研究报道了1例自体脂肪移植后出现气胸的并发症，占同样类型治疗病例的1.18%。

在移植操作中需注意肋间隙的位置，全程移植过程中需能触及皮下移植管的位置，否则有误入胸腔的风险，常于术后出现胸痛，血氧饱和度降低，可通过胸透和（或）CT扫描诊断。如果症状较轻，可以采取保守治疗，症状重时可行胸腔闭式引流，并抗感染治疗。

（易成刚　侯萌萌）

注射美容技术是指通过注射药物或者填充材料的方式对面部组织或者畸形进行修复，以达到改变面部容貌的目的，但注射美容导致的各种严重并发症时有发生。2014年，Carruthers 等检索了MEDLINE、Cochrane 数据库、Coogle、PubMed，报道注射美容导致面部血管栓塞的患者105例，其中56例失明（欧洲32例，亚洲12例，北美12例），给求美者的身体和心理造成了不同程度的伤害。因此，尽管注射美容具有诸多优点，且已成为医疗美容领域的发展趋势，但是，该项技术仍然存在一定的安全风险，在进行注射美容操作时要做好风险管控，尽可能提高其安全性。

一、常用注射填充材料及其风险管控

注射填充材料又称为皮肤填充剂、软组织填充剂，主要用于治疗先天性的缺陷及后天损伤性缺损，近年来多被用于美容治疗，如皮肤皱纹、凹陷的填充修补。注射填充材料已逐渐由传统手术的辅助治疗方法发展为独立的整形美容项目，如前所述，按作用时间长短分为非永久性和永久性皮肤填充材料。非永久性皮肤填充材料包括透明质酸、胶原蛋白、羟基磷灰石、聚-L乳酸，其中透明质酸使用最为广泛；羟基磷灰石有较好的支撑作用，使用量位居第2位；聚-L乳酸填充材料位居第三，其可以诱导局部胶原形成，持续时间长达数年。永久性皮肤填充材料包括聚甲基丙烯酸甲酯（PMMA）、液态硅胶，PMMA适用于痤疮后萎缩性瘢痕；液态硅胶用于眼科玻璃体病变，用于面部填充材料属于标签外用药，且有发生并发症的可能。

值得关注的是，富血小板血浆、富血小板纤维蛋白（platelet-rich fibrin，PRF）技术目前在皮肤衰老、瘢痕治疗、面部凹陷的填充、脂肪移植中的应用日趋广泛。拉法尼（Sclafani）和麦考密克（McCormick）在4名健康成人志愿者上臂皮肤真皮深层注射PRF，并在10周内分别取全厚皮活检，结果表明，PRF可以刺激人体真皮和皮下脂肪组织的细胞增生和胶原的沉积。尤克赛尔（Yuksel）、麦哈兰（Mehran）和帕斯卡尔（DePascale）等分别将PRP注射填充于前额、颞部、泪沟、下颌区等部位，对皮肤下垂、皱纹、面部色素沉着等都有明显改善效果。PRP的应用被认为是面部年轻化的有效方法。

目前，使用最广泛的软组织填充物是透明质酸。2003年，第1款透明质酸获得了美国FDA批准使用。透明质酸的代表产品是瑞兰（Restylane），因其具有良好的组织相容性、可酶解、可降解等优点，迅速得到了医患双方的认可。2008年12月，我国SFDA批准瑞士生产的 Restylane在我国上市。目前，获FDA批准并在美国应用的透明质酸填充剂有10种，其中 Restylane Perlane、Juvedern是美国市场最受欢迎的皮肤填充剂。

（一）透明质酸的应用

1. 皮内浅层注射　利用特制注射工具将细小颗粒的交联类透明质酸或非交联类透明质酸注射到面部真皮或真皮下的特定部位，常用的注射工具有皮肤滚针、电动微针、微电脑控制下的负压系统。将透明质酸进行皮内浅层注射，通过填充减少面部细纹和凹陷，修正面部轮廓，达到紧致提升效果；还可补水、刺激胶原增生，改善皮肤光泽度、水润度和皮肤的弹性。另外，其可修复敏感性皮肤的屏障功能，促进创伤愈合。

2. 面部年轻化治疗　BTA注射是上面部年轻化非手术治疗的标准方法，而中下面部老化主要为皮下组织减少、容量流失、面部软骨和骨性结构的退化，该部位年轻化的重点是恢复容量、重塑轮廓。首先考虑使用透明质酸恢复容量和轮廓，其次是通过注射达到提升的效果，产生年轻化的作用。

3. 其他应用　对于较深的痤疮瘢痕及其他凹陷性瘢痕激光治疗效果欠佳，可采用注射透明质酸增加容积，改善外观；饱满的耳垂被人们认为是福气的象征，透明质酸可以令单薄、过小的耳垂变得丰满圆润，也可以改善因老化、外伤等原因导致的耳垂下垂、折叠及畸形。

4. 联合应用　目前，BTA和透明质酸以及多种治疗方法的联合应用已成为临床医师操作常规与共识。BTA主要减轻动态性皱纹，透明质酸补充皮下组织容量，重塑面部轮廓，填充中、重度皱纹形成的静态褶皱，两者联合能够改善面部皱纹、塌陷及容量缺失等问题，尤其对于眶区凹陷及老化、口唇部萎缩及下垂老化（包括鼻唇沟加深、木偶纹）、颈部的老化（颈阔肌带、横向颈纹）等，需要多种方式的联合治疗，应用填充剂＋肉毒毒素＋激光光电取得了良好的效果。

（二）并发症

透明质酸类注射后常见的并发症有注射疼痛、炎性反应（红、肿）、异物反应、结节及肉芽肿等，一般情况下都较轻微及暂时性。但肉芽肿反复发作，迁延不愈，最终易形成慢性纤维包裹，这种情况多发生在注射后数年。

血管栓塞是透明质酸注射后的严重并发症，若不及时诊断及正确处理，会导致局部皮肤坏死甚至失明、偏瘫、失语、意识障碍等。

1. 导致栓塞的原因　①填充剂误入血管腔内，直接导致栓塞；②局部出血或者血肿压迫邻近组织，导致血管闭塞；③用力过大、用量过多导致填充剂注入血管腔后，压力超过动静脉本身的压力，使填充剂沿血管逆行，造成相关动脉及分支栓塞。

2. 血管堵塞和压迫的征兆及临床表现　①早期征兆为注射局部突然的疼痛、发热；②皮肤色泽改变，早期出现"地图状"的皮肤苍白或花斑样的青紫，晚期皮肤呈蓝黑色改变；③患侧眼视力模糊或即刻下降，一过性反复发作的黑蒙，瞳孔散大、对光放射消失、视力丧失；④对侧肌力下降、偏瘫、失语、意识障碍及意识丧失。

（三）风险管控

面部解剖，尤其是面部血管在每个区域的分布、走行及层次，对透明质酸注射的重要性不言而喻。面部有6个危险注射区域，分别为眉间、颞部、眶下、鼻唇沟、唇部、鼻背。这些部位一旦发生血管栓塞，无其他侧支循环代偿。因此，针对这些部位要根据其解剖特点，采取不同的注射技巧。

1. 额部下方及眉间区 浅层多点注射，不宜深层或骨膜上注射，防止损伤或注射物进入滑车及眶上动脉。

2. 颞区 颞区注射仍存在争议，就注射层次现有两种争论。有学者推荐注射应紧贴真皮层的皮下（同脂肪注射），但最好使用钝针避免损伤血管，而且效果立竿见影；另有学者推荐注射至颞中筋膜层和骨膜上，但骨膜上注射因颞深筋膜较致密，对凹陷较严重的患者效果欠佳，且注射量过大易压迫颞区血管；颞中筋膜层注射层次不好掌握，且中静脉行走在颧弓上方2 cm左右的颞浅脂肪垫内，深部注射时要在颧弓上方一横指以上进针。有学者认为，颞部脂肪注射导致的肺栓塞很可能与颞中静脉有关，且此部位有颌内动脉分支，如果出现栓塞可能会造成上颚坏死。因此，颞区要避免深部注射。

3. 鼻部及鼻唇沟区 注射隆鼻仅适用于轻度鞍鼻患者，鼻尖外形尚可，但鼻额角及鼻背较低平者。鼻背注射在骨膜及软骨膜浅层，注意避开鼻背动静脉、外鼻动脉、外鼻神经以及鼻翼沟的鼻外侧动脉。注射鼻背时捏起皮肤，保持在正中线深层，低压缓慢注射。鼻尖部组织致密且真皮下血管网丰富，填充剂注入量有限，局部张力过大易导致皮肤苍白、淤青及坏死。鼻唇沟在骨膜及皮下浅层注射，鼻唇沟区SMAS层深面有面动脉主干通过，在85%的标本上发现，面动脉在口角外上方浅出到SMAS浅面，故有学者推荐在鼻唇沟上半段皮下层注射，应选择钝针。鼻小柱注射时注意避开上唇动静脉的鼻小柱分支。

4. 眶下区 随着年龄的增长，眶下区容量减少，下睑与鼻颊部之间的轮廓线变得低平或凹陷，从下睑向下外侧延伸形成2～3 cm的凹陷，命名为泪沟、睑颊沟、鼻颊沟等。在眶下缘下1～2 mm处，骨膜及皮下浅层缓慢注射，防止注入眶隔；注意要避开眶下神经、动静脉，近内眦部避开内眦动静脉。每次注射后需按摩使填充剂均匀分布，并避免过度填充。

5. 唇部 随着年龄的增长，口周软组织容积流失，深部下颌骨骨质吸收，唇萎缩；嘴唇变长，唇红变薄，唇弓变平模糊，丘比特弓、唇珠和人中消失，口角下垂。注射填充剂时采用点状或线形注射，要注意避开口内黏膜下层的唇动、静脉。唇缘注射在红唇边缘近外侧缘处进针，针尖插入皮肤黏膜交界下方，缓慢低压线形注射；红唇部注射在上唇缘上方2 mm和下唇缘下方2 mm处进针，在肌层行低压缓慢注射；口角处从口角边缘浅部进针，在肌肉或黏膜内行少量点状注射。唇部注射时务必避免注射量过大导致上唇前凸（鸭嘴）、局部鼓包及填充物移位，注射后需按摩塑形避免不平整和结节。

鉴于透明质酸注射最严重的并发症多是眼动脉和脑血管栓塞，一旦发生，处理异常棘手，而且导致视力下降或丧失，偏瘫、失语、意识障碍等症状，难以逆转，因此预防尤其重要。应注意的是，眼动脉与面部众多动脉，包括眶上动脉、滑车上动脉、鼻背动脉、内眦动脉、颞浅动脉等相交通，其中内眦动脉是面动脉的终末支，但有26%缺如，23%来自眼动脉，故眉间、额、鼻和鼻唇沟等部位是眼动脉栓塞的危险区域，注射时需要特别谨慎；注射时压力过高、速度过快，填充材料可经分支动脉逆行进入颈内动脉大脑中动脉-大脑前动脉，栓塞血管导致脑梗死。

目前，注射填充材料的专家共识如下。①充分掌握解剖知识；②遵循注射量宁少勿多，控制好注射的压力，切忌暴力推注；应低压缓慢注射，边退针边注射，观察局部皮肤颜色的改变、血管损伤的征象，注射层次尽量选择骨膜上层、真皮深层及皮下；③使用可降解填充材料；④六大危险区域尽量使用钝针；⑤注射前需进行有效地回抽，曾经受伤的部位注射时要加倍小心；⑥准备急救箱，备好透明质酸酶、硝酸甘油软膏、阿司匹林等；⑦及时辨别并发症，并能立即处理；⑧联合光电治疗时，先行光电治疗，后行注射填充等。

但有学者认为使用锐针行骨膜层注射，即使持续顶着骨膜注射，仍有发生血管栓塞的风险；而且采用锐针行骨膜层注射，填充剂会溢入各层，使用钝针在骨膜浅层斜插注射比较精准及可靠。有研究显示，皮肤注射含有PMMA的填充材料之后再行激光光电治疗，对填充材料无影响；且同时联合应用BTA及填充材料和光电治疗（如：强脉冲光、射频及激光）对于光老化皮肤的治疗效果更好。有学者认为，减少填充材料每次注射的量、体积，使用更细的注射器缓慢注射可减少动脉栓塞的发生；但仍有学者认为，在面部行注射填充时，即便使用较小的针和注射器并不能降低并发症发生的风险。目前为止，注射填充材料仍有许多不清楚或亟待解决的问题，时有严重并发症发生的报道，这就要求施术者每次注射治疗及注射每个治疗区域都必须要缓慢、谨慎、有技巧地进行。在每一次注射前，都应明确注射部位的解剖结构，特别是动脉静脉、神经束的分布，对于减少并发症至关重要。详细询问病史，排除禁忌证，最大可能地降低风险；选择合适的注射材料，掌握正确的注射技术，做好充分的准备，可以避免大多数并发症的发生。

◦ 二、A型肉毒毒素及其风险管控 ◦

目前，在注射美容领域，BTA注射的概念已成为过去，取而代之的是"肌肉调节""肌力调整""神经调节剂"等概念。注射神经调节剂是美容领域的主流技术，近几年注射神经调节剂的治疗数量仍在迅猛增长，其应用技术也在不断发展，业界共识也需要不断的更新，强调并推崇低剂量低浓度、多点、皮内注射的方式，降低肌肉的张力及动度，减轻或延缓皱纹达到年轻化的效果；而不是"肌肉麻痹、皱纹消失"；针对不同要求的求美者，需要个性化、遵循肌肉解剖和组织特性。

1989年，美国FDA首次批准BTA上市，2002年仅批准用于眉间纹的治疗，发展至今可用于鱼尾纹、抬头纹面部提升、咬肌肥大等医学美容领域；标签外用药的应用范围就更大，比如腋臭、多汗症、瘢痕疙瘩、切口愈合、原发性头痛、流涎症、雷诺病、良性前列腺增生及泌尿系统等疾病的治疗。

（一）BTA的应用

1. BTA与非手术美容技术联合应用

（1）BTA联合富含血小板血浆治疗面部老化：将富含血小板血浆与BTA全面部真皮内多点注

射，可抑制汗腺和皮脂腺活动，有效改善毛孔粗大、细纹、红斑及痤疮。

（2）BTA与光电治疗联合应用：具有相互促进、增强效果的作用，对皮肤皱纹、光泽度、质地的改善较单一治疗效果更显著。BTA不仅对深部皱纹有效，还可减少皮下肌肉的运动，有助于光电治疗后皮肤胶原的重塑、皮肤的无皱愈合。

（3）BTA与填充材料联合应用：填充材料常被用于改善面部细小的静态皱纹，BTA用于较深的动态皱纹；BTA抑制表情肌的活动，可减少填充剂的位移、用量及吸收时间，两者联合应用能够使效果最大化。

（4）BTA联合富含血小板血浆与填充材料：有学者将BTA联合富含血小板血浆与填充材料应用于面部年轻化的治疗，目前流行的"水光针"就是这几种材料的综合应用。

2. BTA与手术方法联合应用

（1）面部美容整形术后结合BTA注射治疗：有利于切口快速恢复并阻止瘢痕的形成。有研究显示，BTA本身就可以抑制瘢痕的生长。

（2）联合应用于面部塑型手术：配合面部轮廓整形术，术中联合注射肉毒毒素，降低手术切除咬肌的风险，以达到调整改善脸型的目的。

（3）联合应用于隆胸术后假体隆胸后：包膜挛缩是其常见的并发症，易导致乳房变形、僵硬及假体扭曲等。有学者报道，隆胸术后于胸大肌注射BTA可显著降低包膜挛缩的发生率，有效缓解术后疼痛及假体移位等多种并发症。

（4）联合应用与软组织扩张术：软组织扩张术周期长、回缩率高，有学者尝试扩张术中联合应用BTA，结果证实可以缩短扩张时间、扩张皮瓣回缩率降低。

（二）并发症

总体而言，BTA注射治疗是安全的，在长期的临床应用中，罕见不可逆的严重并发症报道。在我国，目前BTA在医学美容中的应用仍属超说明书用药。因此，在术前必须签署相关医学美容知情同意书，以免发生医疗纠纷时难以应对。BTA在使用前不可剧烈震动，剧烈震动会使其活性丧失而降低效果，余液不可冷冻后复溶使用，应现配现用。常见的BTA不适症状是头痛头晕、局部水肿、淤斑、眼睑下垂或沉重以及注射初期表情僵硬等，这些副作用都是暂时性的。也有报道会出现乏力、发热、食欲减退等症状，严重者出现全身中毒情况，但这大部分是因为未选择正规合法的制品、非正规的注射方法所导致。

（三）风险管控

传统观念认为，BTA注射主要是上面部年轻化非手术治疗的标准方法，用于治疗额纹、眉间纹、鱼尾纹及面部细纹；同时可通过BTA注射调整眉型及开大睑裂。

1. 治疗额纹 额肌是上面部唯一的提肌，注射前应检查双侧是否对称、眉毛高度、额肌力量及皮肤弹性；应避免额部过量注射，导致额部外观僵硬、眉毛不对称、眉下垂、上睑下垂及压帽感，尤其对于眉毛低平、上睑提肌力量弱及年龄大的患者。注射后额肌仍有一定的动度，这样可以减少额肌完全不动带来的压迫感，避免影响抬眉及抬上睑。

2. 治疗眉间纹 眉间纹是由于皱眉肌、降眉肌、降眉间肌共同作用的结果，注射时角度或深度不得当，可能会导致上睑下垂或眉下垂，注射时位置不可过低或过深。

3. 治疗鱼尾纹 鱼尾纹注射时距离眶外侧缘 1 cm，针头指向要远离眼睛，避开该区的浅层血管，注射剂量要根据患者的种族和鱼尾纹的严重程度而定；注射鱼尾纹时，眶外侧的皱纹放松以后，内侧皱纹会一过性加重；但内眦和外眦处的皱纹都放松，卧蚕会消失，或者出现一过性的眼袋。因此，注射鱼尾纹时，需同时注射下睑内侧及鼻背的兔纹。

4. 治疗中面部细纹 BTA 在中面部区域的作用较少，可用于治疗兔纹和提升鼻尖；注射填充材料对中面部的年轻化起着重要作用，补充容量的流失并提供结构支撑。

5. 治疗下面部细纹 下面部被认为是面部美容治疗的高阶领域，进行唇、口周区域、颏部、颈部的年轻化治疗很具有挑战性。随着年龄的增大，口周容量下降，竖纹增多，上、下唇的垂直皱纹进行 BTA 注射后仍可能存在，需联合填充剂治疗。注射前后要评估对称性，强调多点、少量、浅层注射，剂量过大易造成嘴唇变平、鼓腮时漏气、发音受限；注射过深或点位不当，甚至造成口角歪斜。颏肌收缩会造成颏部砾石样突出或酒窝样凹陷，注射肉毒毒素时需保持在颏部中线深部注射，太过外侧可能麻痹降下唇肌，导致微笑时面部不对称。

6. 治疗咬肌肥大 咬肌肥大会导致下颌缘外侧隆起，注射肉毒毒素时过浅或偏高均易造成面部表情不对称，还需警惕此区易发生深部血肿。

7. 治疗颈部衰老 颈部衰老可出现颈阔肌条带，可向下牵拉下颌和口角，注射时避免过深或剂量过大而影响吞咽；注射内侧颈阔肌条带较外侧条带更具挑战性，注射剂量要更低；放松颈阔肌也可能导致颈部皮肤松弛，因此选择合适的患者很重要。此外，颈部的微滴注射可以改善颏颈角，提升下颌缘，减少横向皮纹，改善颈部皮肤的光泽和质地。

目前，根据《中国美容整形外科杂志》每年发布的医美行业数据报告，中国已经有近 2 000 万的医美消费者，市场规模已达 2 245 亿元。然而中国的整形外科医师严重紧缺，每百万人中只有不到 3 名整形外科医师。近年来，由于方便、快捷和巨大经济利益的驱使，注射美容风靡市场，与此同时也造成医学美容市场的混乱，各种无资质的非法美容机构充斥着医学美容市场。在非法美容机构里的从业人员大多属无证行医，此类非法执业者在中国约有 15 万人；2016 年，国内正规渠道销售的注射类医美产品为 400 万～500 万支，而非正规市场的销售量是正规市场的 2～3 倍。非法美容机构为了节约成本，使用非正规渠道采购的、没有经过 CFDA 审批的产品，存在极大的安全隐患，徒增了注射美容的风险。如何管控此类风险应引起政府相关部门和行业管理部门的高度重视。

综上所述，注射美容的风险管控仍存在一些亟待解决的问题，虽然注射美容技术在不断地发展与改进，但在正规医疗机构，即便是经验丰富的医师进行注射美容操作时，仍存在发生严重并发症的可能。因此，应加强风险管控力度，力争使注射美容朝着安全、有序的方向健康发展。

（姜　疆　刘　毅）

［1］ 刘毅. 自体脂肪移植新技术 [M]. 北京: 清华大学出版社, 2019.

［2］ 刘萍, 刘毅, 马萍, 等. 基于面部脂肪室解剖的美学分区在脂肪注射面部整形美容中的应用 [J]. 中华整形外科杂志, 2020, 36 (8): 841-846.

［3］ 刘毅. 自体脂肪移植研究进展中几个问题的刍议 [J]. 中华整形外科杂志, 2019, 35 (8): 721-825.

［4］ SONG M, LIU Y, LIU P, et al. A promising tool for surgical lipotransfer: a constant pressure and quantity injection device in facial fat [J]. Grafting. Burns & Trauma, 2017, 5 (1): 17-22.

［5］ LEE W, AHN TH, CHEON GW, et al. Comparative analysis of botulinum toxin injection after corrective rhinoplasty for deviated nose and alar asymmetry [J]. J Cosmet Dermatol, 2020, 1: 1-6.

［6］ YÜREKLI A. Improvement of en coup de sabre after botulinum toxin injection [J]. J Cosmet Dermatol, 2021, 20: 1403–1404.

［7］ CHEN ZY. The effect of botulinum toxin injection dose on the appearance of surgical scar [J]. Scientific reports, 2021, 11 (1): 13-16.

［8］ YI, KYU-HO. Anatomical guide for botulinum neurotoxin injection: Application to cosmetic shoulder contouring, pain syndromes, and cervical dystonia [J]. Clin Anatomy, 2021, 34 (6): 822-828.

［9］ 祁研红, 刘毅. 微粒化脱细胞真皮基质研究现状 [J]. 中国美容整形外科杂志, 2019, 30 (4): 221-223.

［10］ KIM J, LEE YI, LEE JH. Treatment of linear morphea (en Coup de Sabre) with micronized acellular dermal matrix filler: a case report [J]. Ann Dermatol, 2021, 33 (4): 373-376.

［11］ FANG Y, SHI LL, DUAN ZW, et al. Hyaluronic acid hydrogels, as a biological macromolecule-based platform for stem cells delivery and their fate control: a review [J]. International J Biological Macromolecules, 2021, 152 (1): 189-197.

［12］ NILFOROUSHZADEH MA, LOTFI E, HEIDARI-KHARAJI M. Autologous whole fat injection stimulates hair growth in resistant Androgenetic Alopecia: report of nine cases [J]. J Cosmet Dermatol, 2021, 20 (8): 2480-2485.

［13］ HWANG SH, KIM DH, NAM BM, et al. Efficacy and safety of lyophilized articular cartilage matrix as an injectable facial filler [J]. APS, 2021, 45 (3): 1266-1272.

［14］ LE X, WU W. The therapeutic effect of Interleukin-18 on hypertrophic scar through inducing Fas ligand expression [J]. Burns, 2021, 47 (2): 430-438.

［15］ KEMALOĞLU CA, ÖZYAZGAN O, GÖNEN ZB. Immediate fat and nanofat-enriched fat grafting in breast reduction for scar management [J]. J Plastsurg & Hand Surg, 2021, 55 (3): 173-180.

［16］ 易成刚, 李小静. 面部注射填充术血管栓塞致失明并发症分析 [J] 中国美容医学, 2015, 24 (1): 77-83.

［17］ WANG K, XK RONG, DANG JL, et al. Severe vascular complications caused by facial autologous fat grafting: a critical review [J]. Ann Plast Surg, 2021, 86: S208-S219.

［18］ 姜疆, 刘毅. 常用注射美容技术及风险管控 [J]. 中华整形外科杂志, 2019, 35 (7): 695-701.

［19］ ALESSANDRO M. Combination of insitu collagen injection and rehabilitative treatment in longlasting facial nerve palsy: a pilot randomized controlled trial [J]. Euro J Physical and Rehabilitation Medicine, 2021, 57 (3): 366-375.

［20］ ZHAO R. "Quantifiable clinical efficacy of injectable porcine collagen for the treatment of structural dark circles [J]. Journal of Cosmetic Dermatology, 2021, 20 (5): 1520-1528.

［21］ 刘毅. 重视注射美容技术研究进一步提高安全性和有效性 [J]. 中华医学美学美容杂志, 2021, 27 (5): 358-360.

第二章
助推器的研发与转化

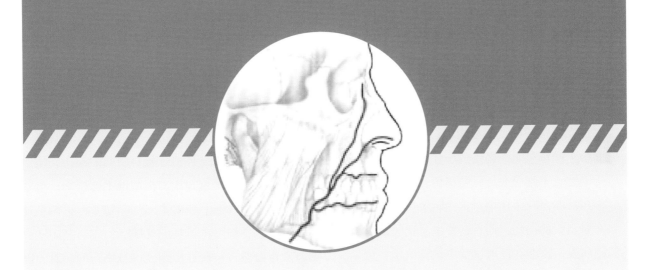

第一节 助推器的研发

　　自体脂肪作为理想的软组织填充材料，在整形美容及缺损修复领域应用已久。目前，自体脂肪移植已成为应用最为广泛的整形美容和修复重建技术之一。在应用过程中，提高移植的成活率是重点研究的问题。有研究认为，脂肪移植的方法和操作细节是影响移植后脂肪成活率的最重要的因素之一。因此，各位学者致力于脂肪移植装置的开发，试图减少脂肪注射过程对脂肪的影响，提高移植后存活率。

　　根据目前的研究，脂肪注射方法大致可分为注射器法、注射枪法、螺旋推注法、螺纹推注法、气压推注法、电动推注法，各项方法均有优缺点。传统注射器手推的注射方法操作简单，适用性广，但容易造成注射压力的急剧变化，难以掌握脂肪注射量；棘轮枪可确保注射体积的一致性和均一性，但其对注射量的控制不够精细，而且还有将移植脂肪暴露于空气中遭受污染的可能；MAFT-GUN 移植精度高，密闭性强，但其缺点在于每次 1/60 ml 甚至 1/240 ml 的连续注射容易造成人体疲劳，也易造成装置的耗损；螺纹与螺旋推注法需要两人配合完成，适应于隆胸等大体积脂肪移植，对于面部精细移植略显粗糙；气压推注法是以气压为动力的脂肪获取、离心、注射为一体的设备，缩小了操作空间，提供恒压、匀速的注射条件，通过压力保护，减少移植过程对脂肪的损伤，适用于丰臀、丰胸等大量脂肪移植，但用于面部精细移植时操作略显笨重，压力控制也不够精细；电动推注法的齿轮协调恒量推注装置可用于面部精细移植，但如果注射点需要更多的脂肪量时可能会加大对组织的损伤，而且装置本身比较笨重。所以，针对以上各种移植工具的优缺点，本研究团队设想研发一款能在注射过程中保持恒压、恒量、微创，操作简便，一次性使用，机身小巧的装置，以提高操作效率，满足临床不同部位脂肪移植需要。

○ 一、第一代恒压恒量微创颗粒脂肪注射移植装置 ○

　　该装置主要包括控制器和电机部分，控制器包括一个完整的机箱和脚踏板，内含电机驱动器和压力传感器，负责将控制器脉冲信号提供给电机并确保其正常工作，同时可以采集注射过程的实时压力，防止注射压力过大；脚踏板开关便于术中操作。机箱设有触摸显示屏，可对注射量、注射速度、注射推力进行手工设置，并实时显示在触摸显示屏。电机部分为一个手持注射器，可以装入各种型号（1 ml、2.5 ml、5 ml、10 ml、20 ml）的注射器，分为不可拆卸部分和可拆卸部分（图2-1）。

不可拆卸部分由步进电机、丝杠、压力传感器、限位开关这几个元件构成，并固定在一个机座内（图2-2）。可拆卸部分包括推缸和固定卡，推缸是一个空心的两端带有螺纹不锈钢管，用于连接机座和固定卡子；固定卡总共有五个，可以分别装入不同类型的医用注射器。推缸由壳体、隔离腔、推注腔和密封活塞组成，壳体为圆筒状，内设密封

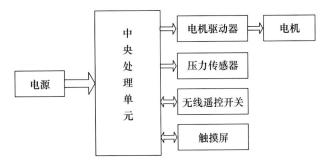

图2-1　恒压恒量微创颗粒脂肪注射移植装置原理图

活塞，将腔体分割为隔离腔和推注腔；推注腔前端设注射器固定扣，用于连接注射器；隔离腔后端设后盖，开启后用于放置机动助推装置（图2-3）。使用时先将机动助推装置置入隔离腔拧紧后盖隔离，再移至手术台通过注射器固定扣将注射器安装于推注腔内。此时，做为可能污染源的机动助推装置完全隔离在无菌罩隔离腔内，开启机动助推装置，即可推动密封活塞向推注腔移动，进而推注注射器完成无菌自动注射。

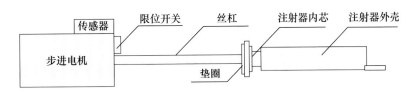

图2-2　电机整体图

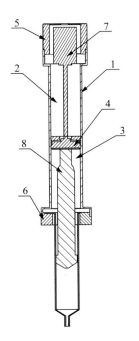

图2-3　可拆卸部分结构示意图
1. 壳体；2. 隔离腔；3. 推注腔；4. 密封活塞；5. 后盖；6. 注射器固定扣；7. 动助推装置；8. 注射器

该装置以步进电机为动力源，经PLC控制推进操作系统作直线运动。工作时，控制器发出控制脉冲，通过电机驱动部分使步进电机旋转，步进电机带动丝杆，将旋转运动转换为直线运动，推动注射器的针栓进行注射，推进速度可以通过触摸屏自行设定、调节，从而调整单位时间内拟注射的量，同时还可通过触摸屏显示的实时数据保障在速率调节范围内的输入、注射精度及可靠性（图2-4）。

二、第二代恒压恒量微创颗粒脂肪注射移植装置

如前所述，所研发的第一代恒压恒量微创颗粒脂肪注射移植装置（助推器）基本实现了注射过程中恒压、恒量、微创，操作简便，能满足临床不同部位脂肪移植需要的目标，但是其机身较大，手柄重达0.5 kg，不适用于精细操作。有鉴于此，在此基础上研发了第二代恒压恒量微创颗粒脂肪注射移植装置（图2-5、图2-6、图2-7）。

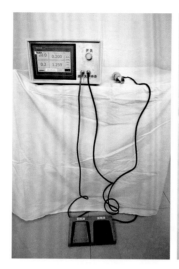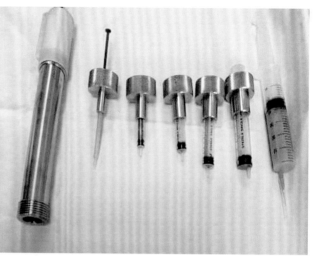

图 2-4　整体实物图

a. 控制器触摸屏及脚踏开关；b. 助推器及不同型号的注射器固定扣

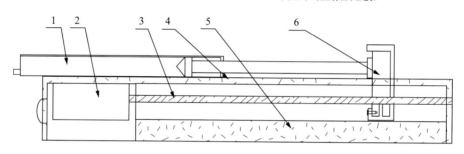

图 2-5　内部构造图

1. 注射器；2. 微型直流减速电机；3. 丝杠；4. 壳体；5. 电池；6. 推注滑块

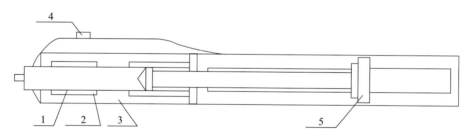

图 2-6　外部构造图

1. 注射器；2. 注射器卡扣；3. 壳体；4. 速度按钮；5. 推注滑块

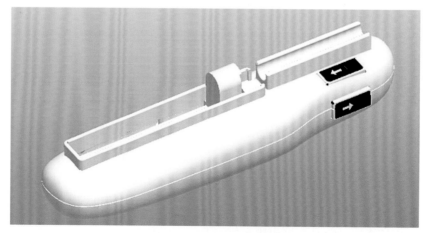

图 2-7　第二代助推器实物图

注射美容新技术

060

第二代助推器与第一代最大的改进在于体积大大缩小,重量明显减轻,其长度16.0 cm,最大宽度3.8 cm,厚度3.0 cm,重量仅仅120.0 g;从而实现了助推器的微型化,使之更便于临床推广实用。

该装置壳体外壁一侧设置有速度按钮;壳体前端安装有微型直流减速电机,通过联轴器和丝杠一端固定连接;丝杠另一端装有推注滑块,针筒夹将注射器固定于壳体上。推注滑块推动注射器针栓移动。控制电路由速度按钮及内部电路构成,通过速度按钮按压的力度控制电机的转速。电池为3.6 V充电锂电池。

使用时先将推注滑块移至丝杠末端,然后将注射器卡入针筒夹中,按压速度按钮,在控制电路的控制下,减速电机驱动减速器和丝杠旋转,推注滑块根据按压力度(位移)以不同的速度前进,从而驱动注射器推柄向前推注;注射完成后,更换针筒,用手将滑块向后推动拉,即可脱离丝杠,快速回位。

该装置外接1 ml注射器,最大推力可达16 N,脂肪颗粒推注流畅,颗粒细致均匀。1 ml脂肪颗粒可推注直线长度为17.5~18.5 cm,平均18 cm(图2-8),推注时间平均25 s,推注速度为7.2 mm/s,脂肪注射量可以精确控制到0.04 ml/s。

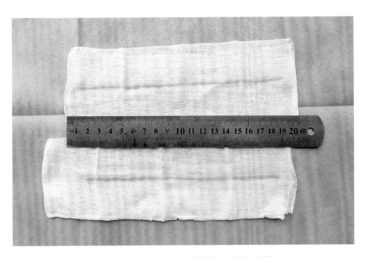

图2-8 体外脂肪颗粒推注流畅均匀

该装置外观设计符合人体工程学要求,结构简单,体积小巧,操作方便;可通过一个按钮控制运动速度;当一次注射完成时,可通过滑块快速手动复位;针筒夹可拆卸,直流减速电机推力大,可实现恒定速度运行,实现高精度的注射。

◦ 三、第三代恒压恒量微创颗粒脂肪注射移植装置 ◦

在采用第二代助推器大量实施自体脂肪移植的临床工作中,依然暴露出一些缺点。①在实施眶周精细化注射时,助推器的厚度会对操作有所妨碍,即其厚度仍略显较厚;②注射完毕,其手动复位速度较慢,影响了注射速度,延长了手术时间。鉴于此,在第二代助推器的基础上进行进一步的改进,研发了第三代助推器,使其长度由第二代的16.0 cm缩短至12.6 cm,最大宽度由3.8 cm缩窄至3.5 cm，厚度由3.0 cm减薄至2.0 cm，而且重量也由原来的120.0 g减轻到80.0 g，从而使其临床操作变得更为轻巧、精细（图2-9）。

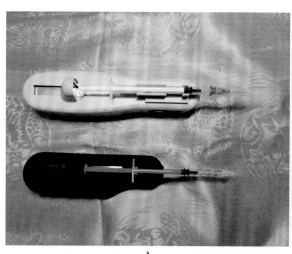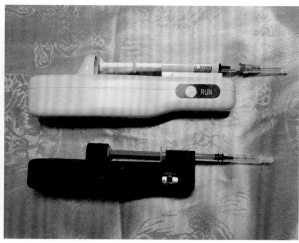

A   B

图2-9　第三代助推器
A. 第二代与第三代助推器长度与宽度比较；B. 厚度比较

　　此外，在临床实施注射美容，尤其是病理性瘢痕（增生性瘢痕和瘢痕疙瘩）注射治疗时，由于注射材料黏稠或组织致密，注射较为困难。因此，尝试采用助推器实施注射美容和病理性瘢痕注射治疗，收到了意想不到的满意效果。采用助推器注射肉毒毒素、玻尿酸、胶原等注射美容材料，注射量精准，操作方便；实施病理性瘢痕内注射，操作过程轻松，患者相对舒适。

助推器实验研究

为了明确恒压恒量微创助推器的性能，研究者测试了该装置的注射压力及压力波动程度等基本指标，并比较注射前后颗粒脂肪成活率，分析该助推器在脂肪移植中相较于传统手推注射法的具体优势。

◦ 一、助推器在大鼠体内移植脂肪时的压力变化 ◦

分别采用助推器和传统手推的方法在大鼠背部皮下和股二头肌肌肉内推注颗粒脂肪，通过压力感应器测定并记录压力变化曲线及平均压力。结果显示，恒压恒量微创助推器最大推注压力为19 N，在大鼠皮下注射时平均压力为4.84 N，肌内注射时平均压力为7.88 N（图2-10）；传统手推法皮下注射时平均压力为8.19 N，肌内注射平均压力为9.80 N（图2-11）。应用统计学分析，助推器在大鼠皮下与肌内注射时的平均压力差异有统计学意义（$P<0.05$），说明在脂肪移植的受区组织致密程度会影响推注压力；助推器在注射脂肪时的平均压力与传统手推法比较差异有统计学意义（$P<0.05$），说明使用助推器注射脂肪的压力较小，对脂肪组织的损伤较轻，因此更有利于移植后脂肪的成活；同时，助推器注射脂肪的压力波动幅度与传统手推法比较差异有统计学意义（$P<0.05$），说明在使用该装置注射脂肪时更加平稳（图2-12）。

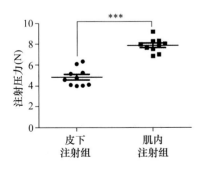

图2-10 助推器在大鼠皮下与肌内注射颗粒脂肪的平均压力对比（***$P<0.001$）

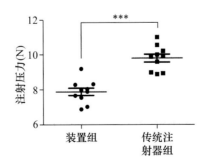

图2-11 助推器与传统注射器法在大鼠肌内注射颗粒脂肪的平均压力对比（***$P<0.001$）

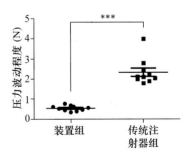

图2-12 助推器与传统注射器法在大鼠肌内注射颗粒脂肪的压力波动程度对比（***$P<0.001$）

在压力方面，脂肪移植涉及正负两种压力。负压是在脂肪获取期间通过注射器或负压机器施加到脂肪上的压力。有研究使用注射器法抽吸与机器辅助抽吸颗粒脂肪，结果发现注射器抽吸法更有利于脂肪的成活，注射器法抽吸是一个更有效的脂肪获取手段。正压是注射期间或者离心期间向脂肪施加的压力。虽然0是最小的可实现压力，但在最大压力方面没有极限值。注射脂肪时的压力可经常超过1 atm。脂肪提纯时离心也对脂肪施加正压力，并且该压力可能远远超过注射时可达到的最大压力。在典型的Coleman法脂肪提纯过程中，脂肪在1 200 g下旋转3 min相当于6大气压3 min，这是临床适用性的正压上限。Lee等的研究表明，高达6 atm和高达3分钟的正压对脂肪的成活率无明显影响。脂肪细胞对于正压力的耐受程度极高，且其耐受的极限值远远大于在注射期间施加的作用。

加于脂肪移植物的另一种重要类型的机械力是剪切应力。正压和负压是力除以垂直面积，剪切应力是力除以平行面积。剪切应力的程度是流速的函数，确实显著影响脂肪移植活力。剪切力是沿套管壁的力，并且直接取决于许多变量，例如注射压力、流速、导管尺寸和黏度。lee的实验表明，缓慢注射脂肪（0.5~1.0 ml/s）较快速注射（3~5 ml/s）能显著提高移植脂肪的成活率。

该助推器极限助推压力为19 N。以往文献报道，能对颗粒脂肪成活率产生影响的极限压强为25 atm，通过公式换算P（压强）=F（压力）/S（面积），应用常规医用1 ml进行脂肪注射移植的极限压力约为43 N，表明该助推器在脂肪移植过程中产生的正压力不足以对移植后脂肪成活率产生消极影响。剪切应力方面，该助推器在注射过程中的压力波动明显较传统注射器法更平稳，假设其他条件诸如移植物黏度、导管横截面积相同，那么注射速度显然与注射的推力呈正相关，推力大则速度快，推力小则速度慢；而速度的大小与剪切应力呈正相关，说明更稳定的推力带来的是更加均匀的速度，避免了注射过程中由于操作的失误所导致的脂肪喷注，减小了移植过程中剪切力的波动程度。

◦ 二、助推器在人面部自体脂肪移植中的压力变化 ◦

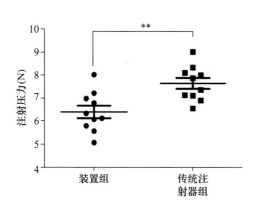

图2-13　助推器与传统注射器法在额部注射颗粒脂肪的平均压力对比（**$P<0.01$）

以额部脂肪填充患者为研究对象，分别使用助推器和传统手推的方法，通过压力感应器测定并记录在注射过程中压力的变化。结果显示，助推器在人体额部注射颗粒脂肪时的平均压力为6.39 N，传统手推法的平均压力为7.64 N（图2-13）；助推器在人体额部注射脂肪时压力波动程度为（0.77±0.21）N，传统手推法法的压力波动程度为（2.51±0.45）N（图2-14）。应用统计学分析，助推器注射脂肪时的平均压力与手推法之间有统计学意义（$P<0.05$），说明在同一部位注射脂肪时使用助推器注射脂肪的压力更小，更有利于移植后脂肪的成活；助推器注射脂肪的压力波动幅度与传统手推法比较差异有

统计学意义（$P<0.05$），说明使用该助推器注射脂肪更加平稳。

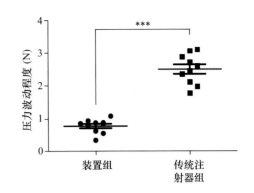

图 2-14 助推器与传统注射器法在额部注射颗粒脂肪的压力波动程度对比（***$P<0.001$）

与传统注射器法比较，恒压恒量微创助推器具有更小的注射压力，更平稳的注射速度，带来的是更小、更稳定的剪切应力，而剪切应力作为明显影响移植后脂肪成活率的因素，低而平稳的剪切应力对脂肪移植产生积极的影响。

脂肪移植回注过程非常依赖外科医师的操作技能，然而即使是很有经验的外科医师也不能指望每次注入的准确性及注射量。传统手推法中，由于注射部位的不同需要经常改变注射手法，再加上不同部位组织的致密度不同，如果人对推力的掌控不力易造成过量注射、喷注等后果，不仅使操作者更加疲劳，也对术区产生更多的组织损伤，对术后效果造成负面影响。恒压恒量微创助推器拥有更低、更稳定的推力及速度，使注射量更加精确，既方便了术者的操作、提高了患者满意度，也减少了对受区的刺激，从而缩短术后愈合时间，减轻组织水肿，对颗粒脂肪的成活率也有积极影响。

◎ 三、助推器对自体脂肪移植成活率的影响 ◎

将使用助推器注射前与注射后的颗粒脂肪分别行葡萄糖转移实验和肌酸激酶法测定脂肪颗粒活性并进行对比，结果显示，注射前后葡萄糖转移量差异无统计学意义（$P>0.05$）；肌酸激酶法测定脂肪组织活力差异无统计学意义（$P>0.05$），表明该助推器对颗粒脂肪成活率无消极影响。

第三节 助推器临床转化

◦ 一、助推器用于脂肪移植 ◦

助推器的恒压恒量设计使脂肪颗粒均匀散开，能够与移植床广泛接触，充分接受组织液浸润并尽早建立新的血供。同时，注射器的推注压强较大，明显减少了推注阻力，脂肪细胞所受创伤减小，避免了注射不均匀和大块脂肪团聚集引起液化感染的可能性，术后脂肪成活率很高，临床效果满意持久。另外，由于是匀速注射，脂肪颗粒分布均匀，注射隧道内单位长度脂肪容量小，导致局部组织张力低，从而疼痛感较轻。

使用时将注射器卡入助推器的卡槽中，回抽无回血后，遵循3L3M原则，按动助推器前进按钮边缓慢退针边匀速推注自体脂肪。每毫米隧道自体脂肪注射量最小约为5.56 μl，实现了自体脂肪精细移植（图2-15～图2-20）。

对于局部有明显的瘢痕粘连或解剖层次紊乱，可配合小针刀进行潜行铲剥松解后，再进行注射颗粒脂肪。移植前采用小针刀对受区进行多层次分离、切割，以达到局部松解的目的，使得脂肪注射移植比较容易；也为移植脂肪制备宽松的受区，避免移植后局部过大的组织压力影响移植脂肪的成活（图2-21）。

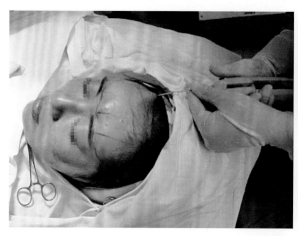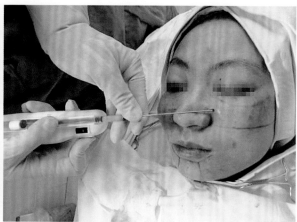

图2-15 助推器用于面部年轻化注射

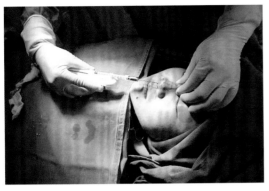
图2-16　助推器用于自体脂肪隆鼻

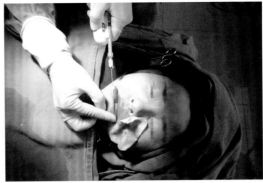
图2-17　助推器用于自体脂肪丰唇

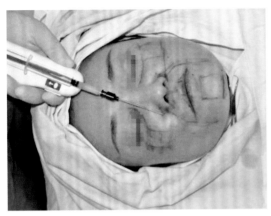
图2-18　助推器用于自体脂肪填充鼻唇沟

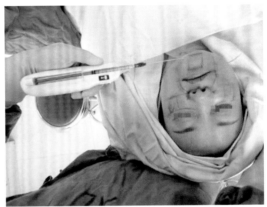
图2-19　助推器用于自体脂肪填充颏部

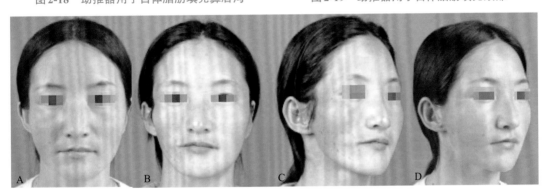
图2-20　助推器用于治疗面颊部先天性畸形
A. 术前正位；B. 术后正位；C. 术前侧位；D. 术后侧位

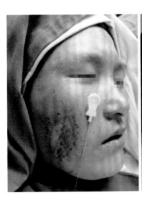
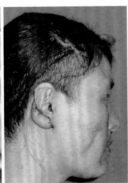
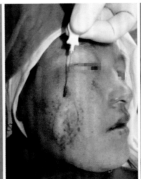
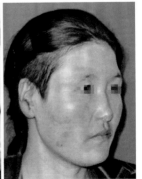
图2-21　右面颊部刀伤所致凹陷畸形
A. 术前侧位；B. 术中标记；C. 小针刀分离；D. 助推器自体脂肪注射术后1个月侧位

采用该装置进行面部脂肪雕塑治疗，并与以往的注射器手推方式进行对比，结果证明该装置的临床效果优于注射器手推方式，硬结、局部凹凸不平和瘀斑的出现明显减少，疼痛感明显降低，差异具有显著性，临床随访患者满意度较高。

◦ 二、助推器用于瘢痕注射 ◦

增生型瘢痕和瘢痕疙瘩在临床中非常多见，治疗常采用瘢痕内注射。在实践的基础上，笔者采用研制的助推器进行瘢痕内药物注射，解决了注射时费力费时的特点，在临床应用中取得了较好的效果。使用时先将推注滑块移至卡槽末端，然后将 1 ml 注射器卡入卡槽中，按压速度按钮，推注滑块根据按压力度（位移）以不同的速度前进，推动注射器推柄向前完成推注。当注射完成后，按压复位按钮，推注滑块向后滑动回位（图 2-22、视频 2-1、2-2、2-3、2-4、2-5）。

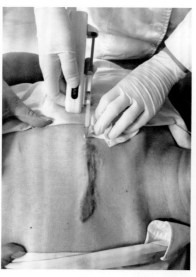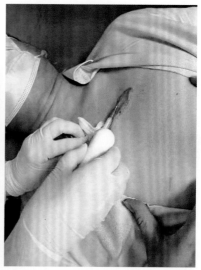

图 2-22 胸部瘢痕疙瘩助推器辅助药物注射

瘢痕组织表现为大量结缔组织过度增生和透明变性，组织致密，采用瘢痕内直接注射给药较困难，如果推注压力不均匀容易导致药物在瘢痕组织内分布不均匀，治疗后瘢痕组织萎缩量不匀，外观常高低不平。采用助推器辅助给药的方法可轻松将药物注入瘢痕实质内，由于在推注过程中能保持恒压恒量，推注不费力，故痛感轻，而且药物在瘢痕组织内的分布均匀，能够达到最佳的治疗效果。

视频 2-1　　　视频 2-2　　　视频 2-3　　　视频 2-4　　　视频 2-5

◦ 三、其　他 ◦

助推器除了可以用于自体脂肪移植、瘢痕内注射治疗外，还可以用于肉毒毒素注射（图2-23～图2-25，视频2-6～视频2-10）以及玻尿酸注射（参见第5章）。

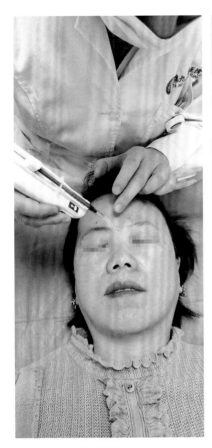 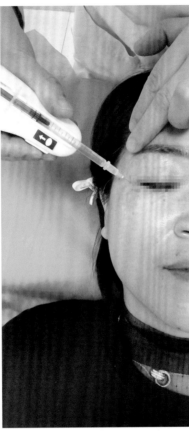 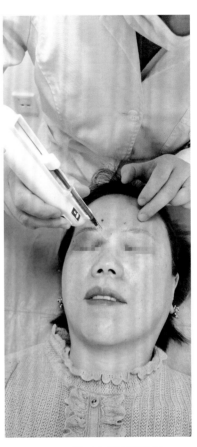

图2-23　助推器用于肉毒毒素注射1　　　图2-24　用于肉毒毒素注射2　　　图2-25　用于肉毒毒素注射3

视频2-6　　　　视频2-7　　　　视频2-8　　　　视频2-9　　　　视频2-10

（宋　玫　刘　毅）

第二章　助推器的研发与转化

［1］ PU LL. Towards more rationalized approach to autologous fat grafting [J]. Journal of Plastic, Reconstructive and Aesthetic Surgery, 2012, 65 (4): 413-419.

［2］ NEWMAN J, BURGERMEISTER H, SHAHAR Y. Facial lipotransplant surgery [J]. Facial Plastic Surgery, 1992, 8 (3): 140-148.

［3］ LIN TM, LIN TY, CHOU CK, et al. Application of microautologous fat transplantation in the correction of sunken upper eyelid [J]. Plastic and Reconstructive Surgery Global Open, 2014, 2 (11): e259.

［4］ YOSHIMURA K, SATO K, AOI N, et al. Cell-assisted lipotransfer for cosmetic breast augmentation: supportive use of adipose-derived stem/stromal cells [J]. Aesthetic Plastic Surgery, 2008, 32 (1): 48-55.

［5］ HETHERINGTON HE, BLOCK JE. Facial fat grafting with a prototype injection control device [J]. Clinical, Cosmetic and Investigational Dermatology, 2013, 6: 201-209.

［6］ 宋玫, 刘毅, 汪净, 等. 恒压恒量微创颗粒脂肪注射移植装置的研制 [J]. 中国美容整形外科杂志, 2014, 25 (7): 405-407.

［7］ 宋玫, 刘毅, 汪净, 等. 面部恒压恒量微创颗粒脂肪注射移植装置的研制及临床应用 [J]. 中华整形外科杂志, 2015, 31 (6): 432-436.

［8］ CONDE-GREEN A, DE AMORIM NF, PITANGUY I. Influence of decantation, washing and centrifugation on adipocyte and mesenchymal stem cell content of aspirated adipose tissue: a comparative study [J]. Journal of Plastic, Reconstructive and Aesthetic Surgery, 2010, 63 (8): 1375-1381.

［9］ LEE JH, KIRKHAM JC, MCCORMACK MC, et al. The effect of pressure and shear on autologous fat grafting [J]. Plastic and Reconstructive Surgery, 2013, 131 (5): 1125-1136.

［10］ SONG M, LIU Y, LIU P, et al. A promising tool for surgical lipotransfer: a costant pressure and quantity injection device in facial fat grafting [J]. Burns and Trauma, 2017, 5 (2): 121-126.

［11］ 刘萍, 刘毅, 马萍, 等. 小针刀技术在自体脂肪移植面部年轻化中的应用 [J]. 中华整形外科杂志, 2017, 33: 101-104.

第三章

面部美学分区

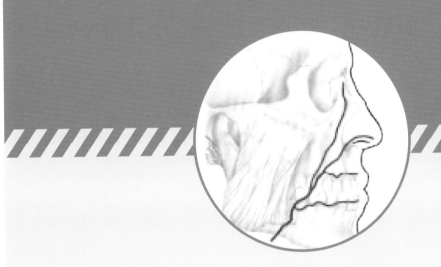

面部老化主要是软组织容量的减少、皮肤弹性的下降及骨骼结构的萎缩，其中容积流失是容貌呈现衰老的重要原因。随着年龄的变化，面部脂肪出现重新分布，表现为局部脂肪的萎缩或堆积肥厚，于是面部轮廓呈现或凹或凸，失去年轻的圆润光滑曲线。因此，面部老化真正的原因是面部容量的丢失与不均衡（图3-1）。

AGE: 35   AGE: 45   AGE: 55

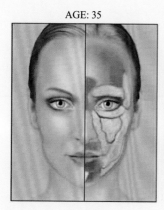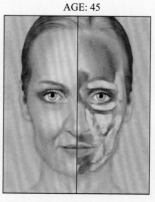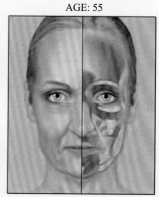

图3-1　面部老化过程示意图

自体脂肪注射移植是面部容量恢复的最直接、最佳的手术方案。脂肪移植于颜面部除了具有安全无排异性，取材简便、来源丰富，质地柔软，注射后手感真实、塑形自然、轮廓流畅饱满及具有可长期维持体积的优点外，还可以在脂肪干细胞的作用下使得皮内胶原含量增加，真皮增厚，面部皮肤光泽、弹性、柔韧度明显改善。此外，面部血运丰富，可为脂肪细胞的存活提供较好的受床，且面部的脂肪移植量相对较少，有利于脂肪的血管化和成活。总之，脂肪移植在改善面部老化及五官轮廓方面使得面部年轻化治疗的效果更加理想。

为能够最大程度地达到面部整体自然、和谐的脂肪注射年轻化治疗效果，以"全面评估、综合设计"为原则，以面部各部位美学标准为依据，对全颜面脂肪填充部位进行美学分区，划分美学单位及美学亚单位，脂肪注射移植术前将美学各单位与面部五官、面部整体轮廓进行"三合一"的综合评估后再实施颗粒脂肪注射面部年轻化手术，无疑会获得更好的临床效果。

面部解剖特征与脂肪室

面颈部软组织包括皮肤、皮下组织、浅表肌肉腱膜系统（SMAS层）、面部间隙和支持韧带、骨膜或筋膜共5层组织，骨膜层所在的部位包括额区、颧突区、面中区、鼻区和下颌骨体部；筋膜层所在的部位包括颞区、腮腺咬肌区、上下睑区和颈部。骨膜层与筋膜层之间的大致分界线为沿眶外侧缘和咬肌前缘的垂线（图3-2）。

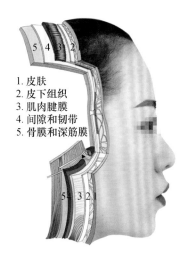

1. 皮肤
2. 皮下组织
3. 肌肉腱膜
4. 间隙和韧带
5. 骨膜和深筋膜

图3-2 面部软组织解剖层次示意

◦ 一、皮　肤 ◦

皮肤是人体最大的器官，位于人体表面，是人体的第一道防线。皮肤由表皮、真皮和皮下组织构成，含有血管、淋巴管、神经、肌肉和皮肤附属器（如毛发、皮脂腺、汗腺、甲等）。皮肤的总重量约占体重的16%，中国成人皮肤的总面积为$1.5 \sim 2.0 \ m^2$，新生儿约为$0.21 \ m^2$。皮肤的厚度为$0.3 \sim 3.8 \ mm$，平均厚度约$1.0 \ mm$。眼睑皮肤最薄，约$0.3 \ mm$；足底皮肤最厚，表皮层可达$1.5 \ mm$。皮肤的颜色因人而异，不同人种的肤色取决于皮肤的黑色素和胡萝卜素含量，同一人种个体肤色深浅的变化与遗传、生活环境、营养、职业等因素有关。皮肤表面的结构中，凹下部分叫皮沟，高出部分叫皮脊或皮丘，其间分布毛孔和汗孔。

从解剖学的角度来看：皮肤是由表皮、真皮及皮下组织构成。从胚胎学的观点来看，皮肤由两种主要组成成分，一种为上皮部分，由外胚层分化而来，称为表皮；另一种为结缔组织部分，由中胚层分化而来；通常又可分为真皮和皮下组织两层（图3-3）。

（一）皮肤的结构

1. 表皮　来源于外胚层，是皮肤中最薄的一层，厚$0.07 \sim 1.50 \ mm$，属于复层鳞状上皮。表皮内无血管分布，有自愈功能；分为五层，由外向内分别为角质层、透明层、颗粒层、棘层、基底层。

（1）角质层由角质细胞（复层扁平上皮细胞）与角层脂质组成，特点为28 d左右脱落一次，角质细胞扁平，无细胞核；该层在掌跖部位最厚，在眼睑、额部、四肢屈侧最薄；角质细胞无生物活性，含水约10%，需外部补水；细胞膜增厚，胞内充满角蛋白（保护皮肤机械、物理、化学刺激）。作用包括抗机械损伤、屏障作用、吸收一定量的紫外线、保湿作用、角质层的厚薄影响皮肤颜色。

（2）透明层由2～3层复层扁平细胞组成，无细胞核，主要成分是角母蛋白与磷脂类物质，主要分布于手掌、足跖部位，其作用为屏障作用。

（3）颗粒层由2～4层扁平或梭形细胞组成，障壁层、晶样角质结构，主要成分是透明蛋白与嗜碱性角蛋白，作用是防水屏障作用。

（4）棘层由4～8层多角形细胞组成。此外，来源于血液内的单核细胞——郎格汉斯细胞分布在棘细胞之间（身体各部位的数目不等，每平方毫米为400～1 000个），其为树突状细胞，具有处理和抗原提呈的作用，是皮肤中专职的免疫细胞。棘层是表皮中最厚的一层；棘细胞间靠桥粒连接；棘细胞间有间隙，可贮存淋巴液，可进行物质交换，供给细胞营养；棘细胞间含有免疫分子；棘层有感觉神经末梢；棘细胞底层厚，有分裂能力，向上逐渐变扁平，细胞核变小。作用是物质交流、感知作用和修复作用。

（5）基底层包含单层柱状上皮细胞（新生表皮细胞）、黑色素细胞、麦克尔细胞（感觉细胞）等。黑色素细胞起源于外胚层神经嵴，分布于基底层、毛囊和黏膜，约占基底层细胞的10%。细胞核小，树枝状突起伸向邻近的基底层细胞和棘细胞，输送黑素颗粒，形成表皮黑素单元。1个黑素细胞可通过其树枝突起向周围10～36个角质形成细胞提供黑素，形成1个表皮黑素单元，其数目与大小决定了皮肤颜色的种族差异。同一个人的面、乳晕、腋、外阴部黑素小体数目较多，具有遮挡和反射紫外线，保护真皮及深部组织免受辐射损伤的作用。基底层位于表皮最深处，又称生发层。位于表皮的最下一层立方形或圆柱状细胞，嗜碱性，核偏下方含有黑素颗粒，分布于细胞核上方。基底层细胞每天约有10%进行核分裂并有序地逐渐地向表面移行。由基底层移行至颗粒层最上层约需14 d，再移行至角质层表面脱落又需14 d，共约28 d，称为表皮通过时间或更替时间。

2. 真皮　真皮来源于中胚层，属于不规则致密结缔组织。不同部位厚薄不一，眼睑最薄为0.3 mm。其上部为乳头层下部为网状层，其间含有胶原纤维、弹力纤维、网状纤维、基质（黏多糖）细胞（成纤维细胞、肥大细胞）。真皮中有血管、淋巴管、神经和皮肤附属器。

（1）乳头层。与表皮突呈犬牙交错样相接，含有毛细血管、毛细淋巴管、游离神经末梢和囊状神经小体。

（2）网状层。较厚，有较大的血管、淋巴管、神经、肌肉、皮肤附属器及较粗的纤维。

（3）纤维组织。

①胶原纤维：最丰富、交织成网、弹性大，主要成分是胶原蛋白，胶原纤维耐拉力，赋予皮肤张力和韧性，对外界机械性损伤有防护作用。胶原蛋白由18种氨基酸构成，为三螺旋结构，含量占皮肤干重的70%，是真皮纤维中的主要成分，约占95%。②网状纤维：为嗜银、幼稚的胶元纤维。③弹力纤维：较细，缠绕在胶原纤维之间，主要成分是弹性蛋白，有较强的弹性，可使胶原纤维束经牵拉后恢复原状，赋予皮肤弹性，对外界机械性损伤有防护作用。④弹性基质：蛋白糖为主要成分，形成分子筛立体结构，可进行物质交换并有利于吞噬。⑤细胞：含成纤维细胞、肥大细胞、巨噬细胞、真皮树枝状细胞、朗格汉斯细胞、噬色细胞、淋巴细胞、白细胞。

3. 皮下组织　来源于中胚层，主要组成成分为脂肪细胞、纤维间隔和血管。浅层与真皮相连接（无明显界限），深部与肌膜等组织相连接。此外，皮下组织内尚分布有淋巴管、神经、汗腺体

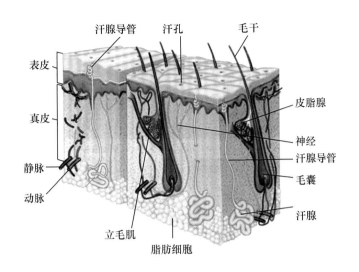

图 3-3　皮肤的结构与组成示意

以及毛囊（乳头部）。脂肪细胞为圆形或卵圆形，平均直径约为 94 μm，大者可达 120 μm。胞质内充满脂质、少数线粒体和较多游离核糖体，胞核挤向边缘变扁平。脂肪细胞聚集，形成大小不一的脂肪小叶，其间以纤维性膜结构所分隔为界，这些隔膜都携带有供给皮肤血供的穿支血管及纤维条索，并且交错纵横，形成脂肪室。

皮下组织内富有血管，由小叶间隔小动脉分支形成毛细血管，伸入脂肪小叶并围绕着每个脂肪细胞。毛细血管基底膜与脂肪细胞胞膜紧密接触，有助于血液循环和脂质的输送，皮下组织的厚度随性别、年龄、营养及所在部位而异，并受内分泌调节。

（二）皮肤的生理功能

1. 保护作用　防止机械性损伤、物理性损伤、化学性损伤；微生物的防御作用；防止体液过度丢失。

2. 吸收作用　通过角质细胞及其间隙、毛囊、皮脂腺或汗管吸收外界物质，角质层越薄处吸收作用越强；角质细胞含水多，吸收量就大；外界物的性质可影响吸收，如有些与脂肪酸结合成脂溶性的物质易被吸收。

（1）感觉作用：触、压、痛、温、干、湿、光滑、粗糙、软、硬等感觉。

（2）分泌和排泄作用：汗腺、顶泌汗腺、皮脂腺的分泌排泄。

（3）调节体温的作用：汗液蒸发、血管舒张、皮表辐射蒸发、皮下脂肪隔热等。

（4）代谢作用：糖、蛋白质、脂类（7-脱氢胆固醇＋紫外线→VD）、水与电解、黑素代谢（被强酸性水解酶降解）。

◦ 二、脂 肪 室 ◦

2007年，罗里希（Rohrich）首次证实了面部脂肪是以"脂肪室"的形式存在，其在进一步的研究中发现皮下脂肪室彼此间被隔膜分隔，该隔膜起自浅筋膜的致密纤维结缔组织，并向上延伸至皮肤真皮层，从而形成了面部的"支持系统"，对脂肪室起到支撑、悬吊的作用。吉尔洛夫（Gierloff）等通过CT扫描12例不同年龄的尸头，发现随着年龄的增长，中面部脂肪室整体向下移动，且形态也变化为头端变小而尾端变大；同时发现深层脂肪室的容积逐渐变少，而浅层脂肪室的容积逐渐变大。以上脂肪室的解剖研究明确了面部脂肪组织具有两层的立体隔室结构，底层的基底面是骨骼，上下两层中间由SMAS层隔开，而两层中间隔室里充填着脂肪组织。

（一）面部各部位脂肪室

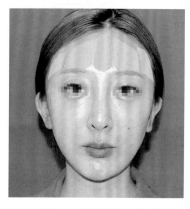

图3-4　额部脂肪室示意

1. 额部脂肪室　2017年，塞巴斯蒂安·科托法纳（Sebastian Cotofana）等通过计算机断层扫描联合染料染色的方法发现位于额肌与骨膜之间存在三个脂肪室，分别是位于中间的深层额正中脂肪室和位于两侧深层额外侧脂肪室。深层额正中脂肪室外侧边界由包绕眶上神经血管的纤维包膜形成，上、下界分别为额上隔和额中隔，外侧为深层额外侧脂肪室。深层额外侧脂肪室的外侧边界位于颞韧带附着的部位，两边的深层额外侧脂肪室的下界由从外侧颞韧带附着点横跨到对侧的隔膜组成（即额中隔）（图3-4）。

2. 颞部脂肪室　3个垂直的韧带结构将2个水平层分为4个分离的脂肪室。LTFC为颞颊后侧脂肪室，LOFC为眶外侧脂肪室，UTC为颞上筋膜室，LTC为颞下筋膜室，STS为颞上筋膜隔，ITS为颞下筋膜隔，ORL为眶周支持韧带，ZCL为颧皮肤韧带（图3-5）。

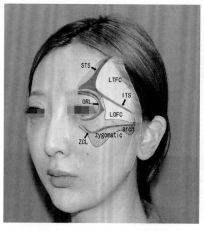 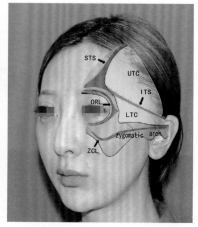

图3-5A　颞部浅层脂肪室示意　　　　图3-5B　颞部深层脂肪室示意

3. 眶周脂肪室 眶周浅层脂肪室主要包括眶上脂肪室、眶外侧脂肪室以及眶下脂肪室，眶上脂肪室的上界为眼轮匝肌支持韧带，两侧分别延伸到内、外眦；眶外侧脂肪室位于眼眶外侧，上界为颞下隔，下界为颊上隔，颧大肌附着于这个脂肪室；眶下脂肪室的上界为眶隔插入下眼睑睑板的隔膜，下界为眼轮匝肌支持韧带，并与鼻唇区脂肪室、颊内侧脂肪室、颊中部脂肪室及眼轮匝肌下脂肪组织以及相邻。眼轮匝肌后脂肪组织（retroorbicularis oculi fat，ROOF）是上眼睑和眉区的深层脂肪室，与上睑皱襞上方的眼睑以及眉区的外形息息相关，其内容物的丢失不仅可导致眉尾的下垂，还可能导致上睑凹陷（图3-6）。

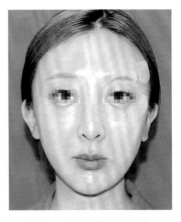

图 3-6　眶周脂肪室示意

4. 面中部脂肪室 可以分为深、浅两层，脂肪室以隔膜、筋膜、韧带或肌肉为边界；而筋膜组织起源于其深面的组织，穿过面部脂肪到达真皮，不仅携带穿支血管供应皮肤，而且为面部组织提供稳定性。

浅层脂肪室主要位于SMAS筋膜与皮肤之间，包括额正中脂肪室、额中部脂肪室、颞额外侧脂肪室、眶上脂肪室、眶下脂肪室、眶外侧脂肪室、鼻唇沟外侧脂肪室、内侧颊脂肪室、中间颊脂肪室、前下颌脂肪室、后下颌脂肪室、颏脂肪室、鼻部脂肪室（图3-7）。深层脂肪室主要位于表情肌深面，部分紧密附着于骨膜，包括深层额中央脂肪室、深层额外侧脂肪室、内侧眼轮匝肌下脂肪室、外侧眼轮匝肌下脂肪室、深层颊内侧脂肪室（内侧部与外侧部）、颊脂肪垫（图3-8）。

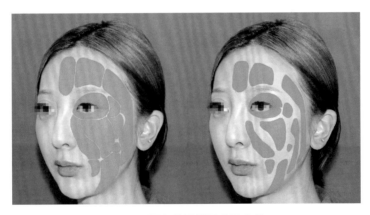

图 3-7　面部浅层脂肪室及老化

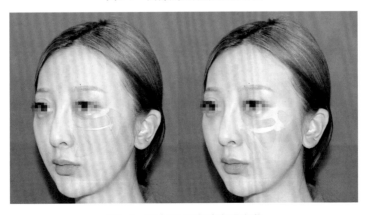

图 3-8　面部深层脂肪室及老化

（二）脂肪室在面部老化中的表现

近年来，有学者通过影像学的方法探讨面部脂肪室在面部老化过程中的变化。吉尔洛夫（Gierloff）等通过CT扫描12例不同年龄层的尸头，发现随着年龄的增长，中面部脂肪室整体往下移动，且形态也发生了变化，主要为头端变小而尾端变大；并发现深层脂肪室的容积逐渐变少，而浅层脂肪室的容积逐渐变大。福萨克（Foissac）通过MRI扫描100例女性患者的额中部脂肪室及表浅颞部脂肪室，分析发现表浅颞部脂肪室的整体容积及下三分之一宽度随着年龄增大而增大；但对于额中部脂肪室则并非如此，年轻女性（18～30岁）与中年女性（30～60岁）比较，额中部脂肪室上三分之一宽度、下三分之一宽度及容积均逐渐增大；但从中年女性（30～60岁）到老年女性（＞60岁），上三分之一宽度继续增大，而下三分之一宽度及容积却变小；因此，Foissac从数据及临床中猜测，因肌肉在面部老化中发挥着重要作用，而肌肉萎缩在额肌中表现不明显，但在颞肌中却尤为突出，从而导致颞部与额部脂肪室的不同变化，同时还提到了骨骼吸收的差异性也发挥着重要作用。因此，脂肪室的容积和形态受肌肉和骨骼影响。更有学者在老年患者的尸体研究中发现浅层脂肪室的脂肪细胞体积明显大于深层脂肪室的脂肪细胞，因此对深层脂肪室的填充可以达到提升效果，而对浅层脂肪室的填充可能会加重重力下垂。

早期的衰老理论"重力理论"认为软组织持续受重力影响，挤压韧带，引起韧带松弛，从而使软组织下垂，出现面部老化。但仅靠重力理论无法解释面部老化过程中的不连续性，即某些区域出现皱褶、皱纹，而另一些区域出些局部突起。直到2000年，多诺弗里奥（Donofrio）提出面部区室化理论，即面部脂肪是被分隔成多个独立的区域，而相邻区域的脂肪发生不同步的肥厚与萎缩，最终导致了面部皱褶的形成。兰布罗斯（Lambros）通过对比个体前后不同时间段（10～50年）的照片，发现面部纤维网络实际上是相对静止不变的，即主要是区室内的容积发生着变化，从而提出了"容积理论"，重申了多诺弗里奥的观点，即导致中面部老化的因素并非只有重力，还包括独立区域内脂肪的相对容量变化。罗里希（Rohrich）等通过解剖证实了面部脂肪是以多个独立的脂肪室存在，并认为相邻脂肪室间的剪切作用是造成软组织错位（面部沟槽）的一个重要因素。

虽然面部脂肪室的发现为实施面部年轻化提供了理论基础，使整形医师可进行精准的面部填充或面部提升，有效解决面部老化或面部轮廓问题。但目前对于脂肪室的解剖研究仅局限于老年尸体，并未对年轻尸体进行解剖研究，无法从解剖学角度纵观脂肪室在年龄增长过程中的变化，因此难以明确韧带、肌肉、骨骼对脂肪室形态的影响，更加难以阐述生命老化过程中各因素的相互关系。因此，对年轻女性脂肪室的解剖研究及临床应用尚需进一步开展。

◦ 三、浅表肌腱膜系统 ◦

浅表肌腱膜系统（superficial musculoaponeurotic sys-tem，SMAS）概念在1974年由瑞典整形外科医师斯科格（Skoog）提出，并由米茨（Mitz）和佩罗尼（Peyronie）定义。SMAS的解剖学研究成果是整形美容领域里程碑式的标志。

　　SMAS位于面颈部软组织的第三层，由腱（筋）膜连结着表情肌构成，所以称之为"浅表肌肉"和"腱膜"系统。其组织学特征是筋膜，是由运动耳郭、鼻下段的表情肌退化而成，主要位于耳周和鼻中下段，内含有退化不全的肌束。"筋膜"连着额区、眉眼区、口周和颈部的浅层表情肌，形成一个连续的整体结构。筋膜实际上被覆着上述浅层表情肌，虽然很薄，但却致密强韧。

　　SMAS中的"M"是眼轮匝肌、口轮匝肌2个环形肌肉和到达此2个环形肌肉的长程表情肌和短程表情肌的总和；其中的"A"是耳周和鼻区退化的浅层表情肌成为了"筋膜"，其连接并包覆着上述表情肌，形成了互联互通、动态的、相互协调、相互制约拮抗的"表情运动系统"，在面神经分支的支配下，传达了"喜怒哀乐悲恐惊"等复杂的人类表情。

◦ 四、面部肌肉、间隙与支持韧带 ◦

（一）面部间隙与支持韧带

　　面部韧带起始于骨膜，是致密的结缔组织，作为SMAS层（浅表肌腱膜系统）和真皮与深筋膜和骨膜的锚定点，起支持、固定其相应区域面部的皮肤和皮下软组织，维持正常的解剖位置的作用。其纵向贯穿于几层结构，形状类似树杈，韧带初端粗壮，末端细而密集。随着年龄衰老，韧带松弛对组织的支撑力下降，因而出现面部下垂。真性支持韧带连接皮肤与骨膜，起固定面部皮肤的作用，包括眶韧带、颧弓韧带、颊上颌韧带（真假性）、下颌韧带。在深浅筋膜之间或者是皮肤和筋膜之间，有一些相对致密的一些结构，叫作假性支持韧带，包括颈阔肌—耳韧带、咬肌皮肤韧带、颊上颌韧带（真假性）（图3-9）。

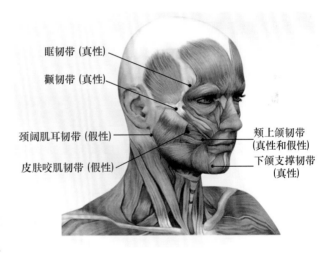

眶韧带（真性）
颧韧带（真性）
颈阔肌耳韧带（假性）
皮肤咬肌韧带（假性）
颊上颌韧带（真性和假性）
下颌支撑韧带（真性）

图3-9　面部韧带解剖示意图

　　1. 颧弓韧带　颧弓韧带（zygomaticligaments，ZL）是2～3束腱性致密结缔组织束带，位于耳屏间切迹游离缘前方（4.29±0.39）cm处，起始于颧弓前端下缘或颧骨颊面，穿过各层软组织抵止到表面真皮。神经血管和ZL比邻关系：①神经颞支主要是颧支通过ZL的上方、下方甚至中间；②面横动脉多数经过ZL下方，少数穿过韧带中部；③细小的感觉神经支和面横动脉分支伴随ZL斜向浅面的皮下、皮肤和神经血管走行于ZL附近时位于SMAS的深面。

　　2. 下颌骨韧带　下颌骨韧带（mandibularligaments，ML）位于下颌体前1/3的条状区域，在下颌体下缘之上（0.59+0.14）cm，ML距下颌角点（5.27±0.61）cm，起始于下颌体骨面，穿过肌层和皮下脂肪抵止于真皮。其是由平均12（8～15）束的结缔组织小带组成，呈双排平行并列。ML

由骨膜起始后绕过肌束、脂肪团抵止到真皮。

3. 颈阔肌-悬韧带 颈阔肌悬韧带（suspensory platysma ligaments，SPL）上段位于腮腺与胸锁乳突肌之间，下段位于下颌角及颌下腺与胸锁乳突肌之间。①形态结构特点：SPL由双层纤维性筋膜构成，深面从上到下分别起始于茎突下颌韧带表面，茎突舌骨肌、二腹肌后腹表面；浅面附着在SMAS（上段）和颈阔肌（下段）的深面。由深层起始到浅层附着部是SPL的长度，由耳垂点至颌下腺后上缘是其宽度，两层筋膜间距离是其厚度。②SPL和附近的神经血管比邻关系：①神经颈支出腮腺叶下极，紧贴韧带前面下降一段距离后分支入颈阔肌；②颈外静脉于韧带后方的胸锁乳突肌浅面下降；③耳大神经在其后方前上行，距耳垂点2.00～3.60 cm范围内斜SPL上段，分支入腮腺。

4. 颈阔肌-耳韧带 颈阔肌-耳韧带（platysma-auricular ligaments，P-AL）是指将颈阔肌后上缘连于耳附近的结构，颈阔肌后缘、上缘均与SMAS相接。耳垂附近特别是下方、下后方是少脂肪区，真皮、极少量皮下组织、SMAS及腮腺包膜等组织结构紧密融接，在耳垂下后方形成一略呈尖向下的三角形"致密区"。将联结于颈阔肌后上缘与致密区的那部分SMAS特称为颈阔肌一耳韧带。耳大神经在P-AL后方SMAS的深面，由后下行向前上，分支到耳周皮肤和腮腺。耳下区的组织切片显示SMAS很薄，与少量皮下和腮腺筋膜之间无明显界线。在致密区处，SMAS消失在皮下组织中。

5. SMAS-颧颊部韧带 SMAS-颧颊部韧带（SMAS-malarligaments. SMAS-M L）纵行排列于咬肌前缘附近，最上一组偏后，在耳下基点前（4.16＋0.39）cm的咬肌起始部表面，其余均位于下颌角点前（3.91±0.33）cm的垂线上。其大部分位于咬肌和颊脂肪垫之间，形态结构特点是多条致密结缔组织束带，（6.8±1.8）束。最上一组多为1束，起于近咬肌起始部的咬肌筋膜表面，止于SMAS。最下一组多为2束，起自下颌体近上缘骨面，斜向上、浅方向，止于颈阔肌。中间的数束起于咬肌筋膜前缘或（和）颊咽筋膜，分别在颊脂肪垫的上缘、后缘和下缘走向浅面的SMAS，颈阔肌像栅栏样挟持在脂垫的后方及上下方。比邻关系：最上一组的上方紧邻面神经颧支和面横动、静脉的分支，腮腺管也横行于最上一组的附近。最下一组的上方有面动脉、面前静脉经过，下方有面神经下颌缘支经过。面神经颊支由后向前通过中间的几束这种栅栏样结构到达前方的颊脂肪垫浅面。

6. 颈阔肌-皮肤前韧带 该韧带出现仅4/20侧，起于颈阔肌前上缘斜向前止于浅层的真皮。颈阔肌深面大部区域和其他组织结构疏松联结。推测颈阔肌悬韧带（SPL和SMAS-颧颈部韧带从后、前两个部位纵向牵拉、联结颈阔肌，使肌较牢固地附着于深面组织结构。在下颌角上下的颈、面移行处，正常人特别是年轻人具有从低到高的圆滑美感曲线，皮肤和颈阔肌的松垂会破坏此区域的曲线美。SMAS、颈阔肌与其深面组织结构联结最疏松的部位，即颊脂肪垫区，而颊脂肪垫本身也相对位置不稳定。因此，SMAS-颧颊部韧带恰在此区域纵向朝深面拉紧SMAS-颈阔肌；也从后方，上、下方挟持着颊脂肪垫以保持位置稳定。如此推想该韧带松弛会加重颊区皮肤、SMAS-颈阔肌以及颊脂肪垫等结构的松垂，需要紧缩韧带矫正上述改变。从观察结果看，多数韧带与神经血管束比邻关系密切，其部分伴神经、血管走行，部分在径路中挟持着神经、血管。这很容易理解为对神经、血管的引导、固定作用。另外，韧带也使神经、血管在面部肌肉高频率、复杂的运动中免受过度牵拉，维持着神经传导、血流输送功能的正常进行。面部韧带的第二个生理作用是对神经血管束有引导、固定和保护功能。问题的另一方面，神经、血管束的密切比邻增加了手术时处理韧带的技术难度甚至危险性。

（二）面部肌肉

头面部肌肉主要分为颅面肌群和咀嚼肌群，颅面肌群通常又被认为是面部肌肉，主要位于眶周、眼睑、外鼻、鼻孔、唇、颊、口、耳廓、头皮和颈部皮肤等部位；贯穿于皮下的结缔组织内并止于皮肤，属于皮肌。肌肉的收缩会引起皮肤的伸缩、眉毛的上扬、抬头纹的生成、嘴角的上扬和下落等各种面部表情，因此，被称为面部表情肌（图3-10）。

1. 咀嚼肌 就是颌关节的运动，是与咀嚼有关的肌肉，包括颞肌、咬肌、翼内肌和翼外肌等4种，均止于下颌骨，其中颞肌、咬肌、翼内肌又被称为闭口肌。肌肉收缩时下颌上扬，嘴巴闭合，面部能看到两条，即颞肌和咬肌。

2. 帽状腱膜 包绕在头颅上方的一层纤维膜，与覆盖的皮肤紧密结合为一层，可在骨面上滑动。其是头颅多个皮肌的起点。

3. 皱眉肌 一块细小纤薄的面肌，位于眼轮匝肌和额肌深面，从眼眶内区到眉内侧部皮肤。该肌收缩形成皱眉，受面神经支配。

4. 降眉间肌 从眉间到鼻软骨和鼻骨沿鼻背垂直延伸的一块面肌，该肌收缩使眉间出现皮褶，受面神经分支支配。

5. 眼轮匝肌 环绕在眼裂周围的环形面肌，分布于眼内眦和外眦之间，并附着于眼睑皮肤。该肌可开启、闭合眼睑，完成瞬目、眨眼等动作，受面神经支配。

6. 鼻肌 也称鼻横肌，从鼻软骨中线到鼻翼部皮肤。该肌收缩能够缩小鼻孔，形成纵行的皮褶，受面神经支配。

7. 提上唇鼻翼肌 提上唇鼻翼肌起自上颌骨额突的上部，向下外斜行，分为中间部和外侧部。中间部附着于大鼻翼软骨及其上的皮肤；外侧部延伸入上唇的外侧部，并在此与提上唇肌、口轮匝肌融合，外侧部的浅层纤维还向外弯曲，越过提上唇肌前面，附着于上部鼻唇沟和鼻唇嵴真皮下。作用：外侧可使上唇上提并外翻，使鼻唇沟顶部上升、加深、并增加其弧度；中间部能使鼻孔扩大，使环状沟外移，改变曲度。

8. 提上唇肌 起自上颌骨眶下方处，止于上唇皮肤的一块面肌，该肌与鼻翼及上唇提肌走向平行。其收缩能够上提上唇中部，受面神经支配。

9. 颊肌 附着于口角周围皮下的面肌，起自下颌骨上缘、上颌骨下缘，并延伸到面颊的深面，部分肌束起自下颌骨和颅底翼突之间的翼突下颌韧带。该肌的主要功能是外拉口角，并与其他肌肉协作完成吹口哨、吮吸等动作。尽管主要是作为面部表情肌，其还具有帮助咀嚼、进食等功能，由上颌动脉的下行降支颊动脉供血，受面神经分支支配。

10. 咬肌 止于下颌支外侧面的一块强健有力的肌肉，起自

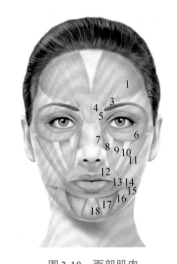

图3-10 面部肌肉

1. 额肌；2. 颞肌；3. 皱眉肌；4. 降眉间肌；5. 降眉肌；6. 眼轮匝肌；7. 鼻肌；8. 提上唇鼻翼肌；9. 提上唇肌；10. 颧小肌；11. 颧大肌；12. 口轮匝肌；13. 口角轴；14. 笑肌；15. 颈阔肌；16. 降口角肌；17. 降下唇肌；18. 颏肌

颧弓下缘，有深浅两股肌束。该肌的收缩、舒张分别使下颌骨上升、下降，完成咀嚼的基本动作。咬肌由面动脉和上颌动脉的分支咬肌动脉供血，受三叉神经之下颌神经的分支支配。

◦ 五、骨膜与深筋膜 ◦

　　骨膜、深筋膜是很薄的膜性结构，有1条大致的界线，即沿眶外缘的垂线（stuzin 界线）区分了面部第5层究竟是骨膜还是深筋膜。该垂线的内侧是表情区，位于此区的第5层结构是骨膜，如额骨骨膜、眶缘骨膜、颧骨骨膜、上颌骨骨膜、颏突处骨膜；该垂线的外侧是咀嚼区，位于此区的第5层结构是深筋膜。咀嚼区以颧弓为界，上方的深筋膜是颞深筋膜（传统称其为颞肌肌膜）；下方的深筋膜是咬肌筋膜。颞深筋膜是面颈部筋膜中最厚、韧性最强的深筋膜，修复重建外科常将其作为深筋膜移植材料的供区。在面部年轻化中，颞深筋膜是优良的"固定点"。因为颞深筋膜既强韧面积又大，用于固定是较好的选择。所以，颞深筋膜已经成为位于面部下方任何悬吊点的固定结构。

　　颧弓下方的咬肌筋膜很薄，来源于腮腺包膜，统称为腮腺咬肌筋膜。咬肌筋膜上半部分较下半部分略薄，所以，隔着上半部分半透明的咬肌筋膜其深面的咬肌、面神经分支等结构隐约可见。咬肌筋膜具有重要的"颜值意义"，即其能够抵抗咬肌较强大的张力和动作形态的"外化"，保证面部传达喜怒哀乐悲恐惊等表情，但不传达非表情的咀嚼动作。此外，具有生理意义，即保护面神经分支。除了面神经的颞支和颈支以外，其余的颧支、颊支、下颌缘支均走行于咬肌筋膜内横跨咬肌。面神经的颧支、颊支和下颌缘支均属于"二级"分支，一级分支是颞面干和颈面干，位于腮腺浅、深叶之间；"二级"分支从腮腺前缘潜出，进入薄薄的咬肌筋膜内走行到达咬肌前缘，相当于前述的 stuzin 界线，形成"三级"分支相互吻合再分支后，陆续进入表情区的表情肌。

　　这一层软组织的解剖学特性具有重要的临床意义，面部年轻化的各种悬吊方法均需要有稳定可靠及有选择余地的固定点，颞深筋膜是其最佳的选择。

◦ 六、颅面骨解剖 ◦

　　脑颅由8块骨组成，包括成对的颞骨和顶骨，不成对的额骨、筛骨、蝶骨和枕骨。其围成颅腔，颅腔的顶是穹隆形的颅盖，由额骨、枕骨和顶骨构成；颅腔的底由蝶骨、枕骨、颞骨、额骨和筛骨构成。筛骨只有一小部分参与脑颅，其余构成面颅。

　　面颅由15块骨组成，包括成对的上颌骨、颧骨、泪骨、鼻骨、腭骨和下鼻甲骨，单块的犁骨、下颌骨和舌骨。面颅诸骨连接构成眼眶、鼻腔和口腔的骨性支架，而脑颅的颞骨和面颅的下颌骨相关部分组成了颅骨连接中唯一可以活动的关节，即颞下颌关节。

◦ 七、面部血管、淋巴及神经 ◦

（一）血管

分布于面部浅层的主要动脉为面动脉，有同名静脉伴行。

1. 面动脉　于颈动脉三角内起自颈外动脉，穿经下颌下三角，在咬肌止点前缘处，出现于面部。斜向前上行，经口角和鼻翼外侧至内眦，改称内眦动脉。面动脉的搏动在下颌骨下缘与咬肌前缘相交处可以触及。面动脉供血区出血时，压迫此点可有一定的止血作用。面动脉的后方有同名静脉伴行，浅面有部分面肌覆盖，并有面神经的下颌缘支和颈支越过。面动脉的分支有下唇动脉、上唇动脉和鼻外侧动脉（图3-11、图3-12）。

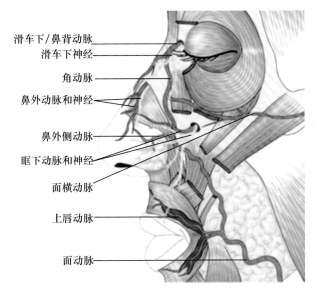

滑车下/鼻背动脉
滑车下神经
角动脉
鼻外动脉和神经
鼻外侧动脉
眶下动脉和神经
面横动脉
上唇动脉
面动脉

图 3-11　面部动脉分布图

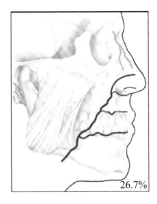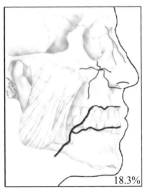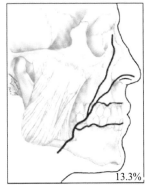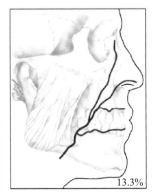

26.7%　　　18.3%　　　13.3%　　　13.3%

图 3-12　面动脉变异图

2. 面静脉　起自内眦静脉，伴行于面动脉的后方，位置较浅，迂曲亦不太明显，至下颌角下方，与下颌后静脉的前交汇合，穿深筋膜，注入颈内静脉。面静脉经眼静脉与海绵窦交通。口角平面以上的一段面静脉通常无瓣膜，面肌的收缩可促使血液逆流。因此，在两侧口角至鼻根连线所形成的三角区内，若发生化脓性感染时，易循上述途径逆行至海绵窦，导致颅内感染，故此区有面部"危险三角"之称（图3-13）。

3. 淋巴　面部浅层的淋巴管丰富，吻合成网，通常注入下颌下淋巴结和颏下淋巴结。此外，面部还有一些不恒定的淋巴结，如位于眶下孔附近的颧淋巴结、颊肌表面的颊淋巴结和位于咬肌前缘处的下颌淋巴结。以上三群淋巴结的输出管均注入下颌下淋巴结。

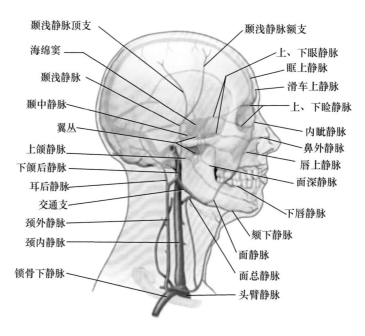

图 3-13　面部与头皮静脉

图中标注：
颞浅静脉顶支
海绵窦
颞浅静脉
颞中静脉
翼丛
上颌静脉
下颌后静脉
耳后静脉
交通支
颈外静脉
颈内静脉
锁骨下静脉

颞浅静脉额支
上、下眼静脉
眶上静脉
滑车上静脉
上、下睑静脉
内眦静脉
鼻外静脉
唇上静脉
面深静脉
下唇静脉
颏下静脉
面静脉
面总静脉
头臂静脉

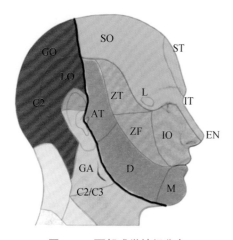

图 3-14　面部感觉神经分布

4. 神经　面部的感觉神经来自三叉神经，支配面肌活动的是面神经的分支。三叉神经为混合神经，发出眼神经、上颌神经和下颌神经三大分支，其感觉支除分布于面深部外，终末支穿面颅各孔，分布于相应区域的皮肤。以下只叙述三个较大的分支。①眶上神经：为眼神经的分支，与同名血管伴行。由眶上切迹或孔穿出至次下，分布于额部皮肤。②眶下神经：为上颌神经的分支，与同名血管伴行，穿出眶下孔，在提上唇肌的深面下行，分为数支，分布于下睑、鼻背外侧及上唇的皮肤。③颏神经：为下颌神经的分支，与同名血管伴行，出颏孔，在降口角肌深面分为数支，分布于下唇及颏区的皮肤（图 3-14）。

面神经由茎乳孔出颅，向前穿入腮腺，先分为上、下两干，再各分为数支并相互交织成丛，最后呈扇形分为 5 组分支，支配面肌。①颞支：离腮腺上缘，斜越颧弓，支配额肌和眼轮匝肌上部。②颧支：由腮腺前端穿出，支配眼轮匝肌下部及上唇诸肌。③颊支：出腮腺前缘，支配颊肌和口裂周围诸肌。④下颌缘支：从腮腺下端穿出后，行于颈阔肌深面，越过面动、静脉的浅面，沿下颌骨下缘前行，支配下唇诸肌及颏肌。⑤颈支：由腮腺下端穿出，在下颌角附近至颈部，行于颈阔肌深面，并支配该肌（图 3-15）。

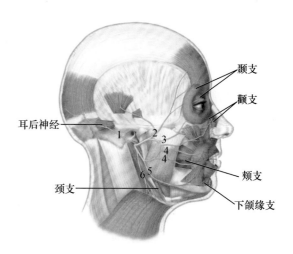

图 3-15　面神经分支

图中标注：
颞支
颧支
耳后神经
颊支
下颌缘支
颈支

基于面部脂肪室的面部美学分区

◦ 一、面部脂肪室的再认识 ◦

自体颗粒脂肪注射移植不仅能够使得面部年轻化，同时也能够美化面部轮廓，如今已被广泛应用。随着面部精细解剖学的不断深入研究，面部深浅脂肪室的存在及其在面部衰老中的重要性已逐渐被重视。在"整体设计、综合美容"的面部年轻化理念下，为使脂肪移植取得良好的美学效果，将颜面部分成了10个美学单位、49个美学亚单位，开展了在美学评估下的颗粒脂肪注射移植技术。近年来，随着脂肪室的深入研究以及面部美学的新认识，经过6年的临床实践，重新修正了面部的美学分区（10个美学单位与39个美学亚单位），该分区方法可以指导术者在脂肪移植术前参考美学标准进行面部美学评估与标记，利于明确深浅脂肪室的位置指引手术操作，术前参照分区图还可以仔细分析受术者的具体基础条件，为顺利实施精细化脂肪移植达到对称、和谐、自然、年轻的治疗效果提供关键的指导作用。

吉尔洛夫（Gierloff）等通过CT扫描12例不同年龄的尸头，发现随着年龄的增长，中面部脂肪室整体往下移动，且形态也变化为头端变小而尾端变大；同时发现深层脂肪室的容积逐渐变少，而浅层脂肪室的容积逐渐变大。以上脂肪室的解剖研究明确了面部脂肪组织具有两层的立体隔室结构，底层的基底面是骨骼，上下两层中间由SMAS层隔开，而两层中间隔室里充填着脂肪组织。因此，在实施脂肪注射移植面部年轻化操作时，不应还是遵照哪里凹陷填哪里，哪里多出就去除哪里的矫正方法，而是要明确面部老化是一个三维的变化过程，各脂肪室在位置、容量及相邻脂肪室之间的关系都发生着变化，术者应该掌握深浅两层脂肪室的解剖位置、大小、分布边界及结构功能，做到有的放矢地选择进针点进行脂肪室内脂肪移植，还要明确深部脂肪室注射主要起到支撑与提升的作用，浅部脂肪室注射起到面部平滑过渡与改善肤质的作用。否则，在没有立体思维的单一平面下注射，解剖层次出现错误，就会出现脂肪移位、外形不自然等适得其反的结果。如罗里希所述，面部脂肪室的发现相当于给临床医师提供了一个面部脂肪填充的 GPS 系统，可以更好地进行脂肪填充以及减少过度填充等并发症的发生。

面部脂肪室的相关解剖学研究及其功能性结构研究共识有面部脂肪室可以分为 深、浅两层，浅层脂肪室主要位于SMAS筋膜与皮肤之间，包括额正中脂肪室、中部脂肪室、颞额外侧脂肪室、眶上脂肪室、眶下脂肪室、眶外侧脂肪室、鼻唇沟外侧脂肪室、内侧颊脂肪室、中间颊脂肪室、前下颌脂肪室、后下颌脂肪室、颏脂肪室、鼻部脂肪室。深层脂肪室主要位于表情肌深面，部分紧密附着于骨膜，包括深层额中央脂肪室、深层额外侧脂肪室、内侧眼轮匝肌下脂肪室、外侧眼轮匝肌下脂肪室、深层颊内侧脂肪室（内侧部与外侧部）、颊脂肪垫。影响面部老化的4个主要的脂肪室包括浅层鼻唇区脂肪室、中间面颊区脂肪室、外侧面颊区脂肪室及深层内侧面颊区脂肪室（图3-16）。

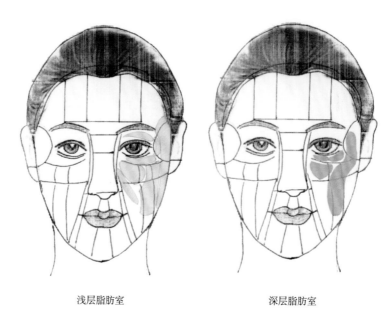

浅层脂肪室   深层脂肪室

图3-16 面部浅层、深层脂肪室

二、面部美学分区

　　根据面部正面、侧面、面弓曲线、Ogee曲线的美学标准以及三庭五眼、面部对称性等美学基本要求，面部分为10个美学单位（图3-17A）分别为额部、鼻部、唇部、颏部、鼻唇沟部、眉部、眼眶部、颊部、颞部、耳部。再根据各个美学单位的结构特点、脂肪室的解剖学定位及脂肪填充的常见部位细分为39个美学亚单位（图3-17B），其中额部5个，眼眶部5个，颊部6个，颏部4个，鼻部7个，唇部5个，鼻唇沟部3个，眉部1个，颞部1个，耳部2个。具体分区如下。

（一）额部

1. 额部分界 额部发际内1 cm以下，双眉上缘连线，双眉尾至鬓角连线以上，左右发际内1 cm处之间的部位。

2. 美学亚单位 ①额正中区；②额侧区；③额颞区；④发际区；⑤额眉区。

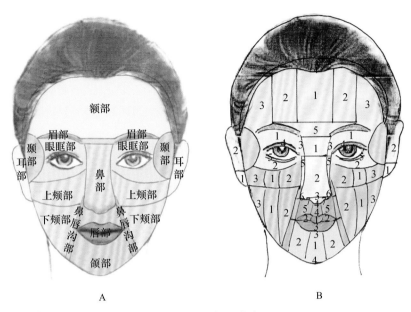

图 3-17　面部美学分区

A. 10 个美学单位；B. 39 个美学亚单位

（二）鼻部

1. 鼻部分界　双眉头连线以下，鼻基底部以上，双鼻侧壁、双鼻翼之间的区域。

2. 美学亚单位　①鼻根区；②鼻背区；③鼻尖区；④鼻小柱区；⑤两鼻侧区；⑥两鼻翼区；⑦两软三角区。

（三）唇部

1. 唇部分界　上唇：鼻部以下，口裂以上，左右鼻唇沟之间的全部软组织。下唇：口裂与颏唇沟之间的全部软组织。

2. 美学亚单位　①上红唇正中区（唇珠）；②上红唇两侧区；③下红唇区；④人中区；⑤唇鼻侧区。

（四）颏部

1. 颏部分界　颏唇沟以下，下颌缘以上，两口角向下至下颌缘之间的部位。

2. 美学亚单位　①颏正中部；②颏左右部；③颏唇沟；④颏底部。

（五）鼻唇沟

1. 鼻唇沟部分界　双侧鼻翼沟上端至下唇旁。

2. 美学亚单位 ①鼻翼区；②上唇区；③下唇区。

（六）眉部

1. 眉部分界 上下界为双眉上下缘，左右界为双眉尾之间区域。
2. 美学亚单位 眉部整体分为1个美学亚单位。

（七）眼眶部

1. 眼眶部分界 双眉下缘以下，双下睑泪沟以上，左右眶外侧壁至双内眦部之间的区域。
2. 美学亚单位 ①眉睑区；②睑颊区（泪沟区）；③鼻睑区（内眦区）；④睑板区；⑤下睑缘区（眼台区）。

（八）颊部

1. 颊部分界 颊部分为上颊部与下颊部，上颊部分界为泪沟以下，颧骨底以上，鼻唇沟至耳垂之间的部位；下颊部分界为颧骨底以下，下颌缘以上，两侧口角之间的部位。
2. 美学亚单位 上颊区美学亚单位有上颊正中区和上颊内外侧区，下颊区美学亚单位有下颊正中区、下颊内外侧区和左右口角区。

（九）颞部

1. 颞部分界 额颞部连线以下，双颧弓以上，双侧眶外侧壁至双侧发际内1 cm之间的部位。
2. 美学亚单位 颞部整体分为1个美学亚单位。

（十）耳部

1. 耳部分界 耳轮顶部以下，耳垂以上，耳屏至耳后乳突区之间区域。
2. 美学亚单位 ①软骨区；②非软骨区（耳垂区）。

（刘 萍）

参考文献

［1］ 刘萍, 刘毅, 李霞, 等. 全颜面美学分区及其在脂肪注射面部年轻化中的应用 [J]. 中华医学美学美容杂志, 2015, 21 (5): 273-276.

［2］ 王炜. 整形外科学 [M]. 杭州: 浙江科学技术出版社, 1999.

［3］ 盛志勇, 郭恩覃, 鲁开化. 整形与烧伤外科手术学 [M]. 2 版. 北京: 人民军医出版社, 2004.

［4］ 刘萍, 刘毅等. 恒压恒量微创匀速助推器辅助下面部精细脂肪移植术的疗效评价 [J]. 中国修复重建外科杂志, 2016, 30 (11): 1421-1424.

［5］ RAMANADHAM SR, ROHRICH RJ. Newer understanding of specific anatomic targets in the aging face as applied to iIljectables: superficial and deep facial fat compartments an evolving target for site-specific facial augmentation [J]. Plastic Reconstructive surgery, 2015, 136 (5 SuppI): 49S-55S.

［6］ WAN D, AMIRLAK B, GIESSLER P, et a1. The differing adipocyte morphoIogies of deep versus superficial midfacial fat compartments: a cadaveric study [J]. Plastic Reconstructive Surgery, 2014, 133 (5): 615e-622e.

［7］ 秦晓, 鲁树荣, 艾玉峰. 自体脂肪颗粒填充在面部容量缺失性老化治疗中的应用 [J]. 中华医学美学美容杂志, 2019, 25 (2): 117-121.

［8］ ROHRICH RJ, PESSA JE. The fat compartments of the face: anatomy and clinical implications for cosmetic surgery [J]. Plastic Reconstructive Surgery, 2007, 119 (7): 2219-2227.

［9］ GIERLOFF M, STOHRING C, BUDER T, et al. Aging changes of the midfacial fat compartments: a computed tomographic study [J]. Plastic Reconstructive Surgery, 2012, 129 (1): 263-273.

［12］ COTOFANA S, MIAN A, SYKES JM, et al. An update on the anatomy of the forehead compartments [J]. Plastic Reconstructive Surgery, 2017, 139 (4): 864e-872e.

［13］ Ozturk CN, Larson JD, Ozturk C, et al. The SMAS and fat compartments of the nose: an anatomical study [J]. Aesthe Plastic Surgery, 2013, 37 (1): 11-15.

第四章

自体脂肪组织注射

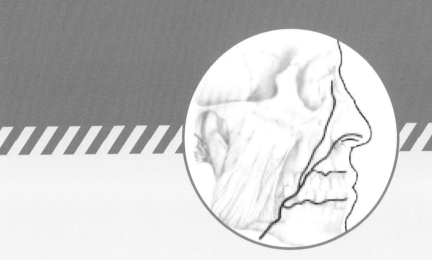

　　1893年，纽伯（Neuber）的首次报道开创了自体脂移植临床应用的新纪元。在早期，自体脂肪组织的填充效果欠佳，脂肪吸收率高，且填充部位易出现感染、液化、钙化以及囊肿等不良反应，临床应用受到限制。20世纪80年代，脂肪抽吸技术的问世让自体颗粒脂肪移植进入了快速发展期。作为良好的软组织填充材料，自体颗粒脂肪来源丰富、无免疫原性、操作技术相对简单、存活后形态自然且手感良好，被广泛应用于软组织缺损的修复和面部年轻化治疗。但移植后的脂肪细胞因缺血乏氧存留不良，且移植脂肪还受到个体差异、受区部位、操作技术等多因素的影响，大部分患者需要接受多次脂肪移植手术才能达到较为理想的效果。因此，有效提高移植脂肪的存活率成为此项技术推广的关键。随着医学及相关专业的飞速发展，整形美容外科的临床和科研工作者正在进入"精准化"脂肪移植的新时代，包含了临床操作技术、供区注射层次及相应脂肪助推设备开发、辅助添加成分、评估方式及移植中的"精准化技术"。将面部按照美学单位进行美学分区，评估后再实施颗粒脂肪移植有助于最大程度地达到面部自然、和谐的年轻化效果。刘毅教授历经十年研究发明的脂肪移植助推器辅助下的自体脂肪移植颠覆了传统的注射方式，大大提高了脂肪移植面部年轻化的有效性与安全性。

脂肪移植助推器及其应用

● 一、脂肪移植助推器 ●

（一）脂肪移植助推器的特点

脂肪移植助推器是用于自体脂肪精细化注射移植的装置，同传统手工推注脂肪相比，特点如下。①微量恒压控制，特制微型发动机装置可精细到0.057 ml/s的脂肪推注量，匀速的注入使得受区十分均匀与平整，弧度自然美观；②微量的注射、均匀力度的推注使得组织受力均匀，几乎无痛感，提高了受术者的耐受力；③电机的助推省力省时，缩短了手术时间。因此，在脂肪助推器辅助下的自体脂肪移植疗效更佳。

脂肪移植助推器的临床优势在于：①该装置的恒压、恒量设计可将脂肪注射量精确控制到0.001 ml/s，如此微量的脂肪注射量可使脂肪颗粒均匀散开，能够与移植床广泛接触，并及早建立新的血供；②脂肪细胞所受创伤小，避免了注射不均匀和大块脂肪团聚集引起液化感染的可能性，因而移植脂肪成活率较高；③由于是匀速注射，脂肪颗粒分布均匀，注射隧道内单位长度脂肪容量小，导致局部组织张力低，使得疼痛感减轻；④临床注射过程中较易发生"卡壳"现象，克服这种现象的唯一措施是增加注射的力量，而高压注射极易造成脂肪细胞的损伤，进而影响移植脂肪的存活率。因此，助推器避免了高压推注的细胞损伤（图4-1）。

（二）利用脂肪移植助推器辅助注射与传统注射方法的比较

（1）恒量恒压微创匀速的脂肪助推器辅助下的精细化脂肪移植便于初学者快速掌握脂肪移植面部年轻化技术。

（2）恒量恒压微量注射使得多层次注入面部的颗粒脂肪分布更均匀，增加了脂肪细胞血管化，有效提高了移植成活率。

（3）助推器辅助下的均匀注射会使脂肪移植后的外观更平整，衔接流畅、过渡自然；手感匀称致密，无空虚感，易达到改变曲线、美化轮廓的面部年轻化效果。与传统注射相比，助推器注射后的面部外形更易塑形。

（4）注射过程中，推入脂肪时组织受压均匀，疼痛感明显减轻，降低了受术者对手术的恐惧心理，提高了手术耐受性。同时，术者操作轻松省力。

（5）恒量恒压匀速的点式微量注射移植有助于上睑凹陷、泪沟等精细部位的填充，避免了出现高低不平、硬节等不良反应。

（6）恒量恒压微量的注射大大减少了因粗暴注射引起的脂肪栓塞、失明等严重并发症的发生风险。

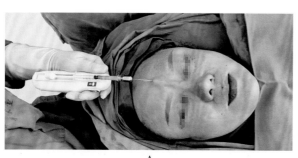 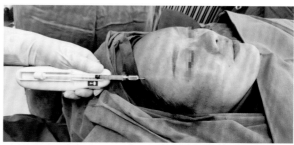

图4-1　助推器辅助下脂肪注射

A. 鼻背充填；B. 颞部充填

◦ 二、脂肪移植助推器的应用 ◦

（一）术前美学评估与标记

首先，对受术者进行整体的美学评估，参考年龄、性格、职业、文化修养、气质、脸型、皮肤质地、五官比例等条件。其次，仔细观察受术者于站立位、平卧位及面部在动作与静止时的不同表现形态，分析具体的五官位置、整体轮廓形态、老化程度及面部对称性等美学标准，对受区进行美学评估，通过评估10个美学单位中各个美学亚单位的具体形态，结合美学标准中的点、面、线、角度四维立体的美学评估结果与受术者仔细沟通，充分考虑到其主观愿望，标记出面部需要移植的部位、深浅脂肪室的位置和术中的操作要点，决定需填充部位，并用美蓝画出需填充的范围，对于重点部位用"十字"符号标记，最后根据估计需要的总脂肪量选择供区（图4-2）。

图4-2　术前评估

（二）供区选择

临床中一般采取脂肪分布较多且抽吸后对形体美观无显著影响的腹部、大腿等部位。值得注意的是，不同部位的脂肪代谢和血供不同。通过镜下观察，可见大腿内外侧脂肪细胞较腹部脂肪细胞数量多、体积小、排列致密，大腿内外侧脂肪抽吸后填充受体区域，较腹部脂肪颗粒能使填充部位获得更好的外观形态。脂肪生成能力与脂肪细胞活性和血供有关，大腿内外侧与臀部脂肪细胞活性最好，因此具有较好的成脂能力。且大腿内外侧无粗大血管，抽脂出血少，因此常为首选部位。

（三）麻醉

采用面部神经阻滞麻醉与局部浸润麻醉或全身麻醉（图4-3）。

（四）取材与纯化

供区行局部肿胀麻醉后，以20 ml注射器连接1.5 mm吸脂针负压抽取脂肪。将吸出的脂肪推入倒置的50 ml注射器内，以4℃冷盐水轻柔冲洗后挑出纤维条索组织，再将颗粒脂肪以1 000转3 min美容专用匀速离心机离心后，抽入1 ml注射器连接1.0或1.2 mm注脂针卡入脂肪助推器中进行面部注射移植（图4-4）。

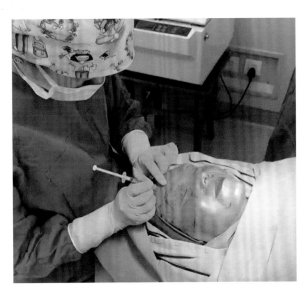

图4-3　眶上神经阻滞麻醉

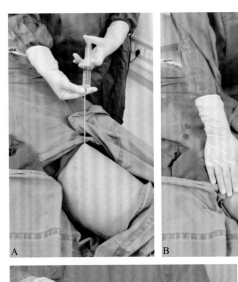
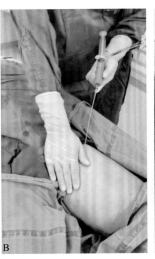
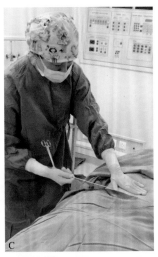
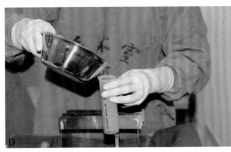
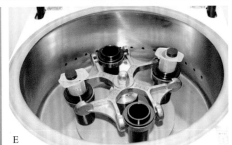

图4-4　自体颗粒脂肪取材与纯化

A. 局部麻醉；B、C. 脂肪抽吸；D. 冷盐水清洗；E. 离心

（五）脂肪移植助推器应用方法

1. 颗粒脂肪注射 注射部位以2%盐酸利多卡因注射液行局部浸润麻醉或神经阻滞麻醉后，16号针头（直径1.5 mm）穿刺进针点破皮，再用1 ml注射器连接直径1.0 mm或1.2 mm的注射针自穿刺点进针至最远端，回抽无回血后，缓慢边退针边均匀注射。一般先做深层脂肪室的支撑注射，再行浅层脂肪室的均匀过渡注射。同一部位深浅脂肪室注脂比例为60%～80%与40%～20%。术毕，进针点外涂红霉素眼药膏，无需缝合。术后术区间断冰敷48 h，口服抗菌药物3 d，5 d内创口勿沾水。

（1）注射进针点：各部位多选择在面弓曲线上的隐蔽处，额部在两眉正中至额部发际的延长线上，发际内0.3 cm处，左右各1个；颞部在颞部鬓角处发际内0.3 cm；上颊部在颧突外侧；下颊部在耳垂前；颏部在两侧颏底部；鼻唇沟部在两鼻翼沟上方；眼眶部，上睑区在眶外侧壁内缘；下睑区在下睑外眦部；鼻部在鼻孔缘内侧；唇部在口角处；眉部在眉尾处；耳区在耳垂内侧。

（2）典型病例

病例1：38岁，因"中面部凹陷、颏部形态不佳"就诊。在局部浸润麻醉下行面部4个美学单位（颊部、鼻唇沟部、颏部、眼眶部）9个美学亚单位的深浅脂肪室的自体颗粒脂肪移植术，填充总量为21 ml，其中双侧颊部12 ml，鼻唇沟部4 ml，泪沟2 ml，颏部3 ml。术后随访8个月，面部年轻化效果良好，患者满意（图4-5）。

病例2：27岁，因"颊部凹陷、鼻部低平、颏部后缩"就诊，要求行自体脂肪移植术。在局部浸润麻醉下行面部4个美学单位（颊部、鼻部、颏部、）10个美学亚单位的深浅脂肪室的自体颗粒脂肪移植术与"一字法"内眦开大术。填充总量为14 ml，其中双侧颊部6 ml，鼻部3 ml，颏部4 ml。术后随访1年，鼻部挺拔、颏部饱满、颊部形态良好，患者满意（图4-6）。

病例3：26岁，因"颜面部凹陷欠饱满或形态不佳"，要求行自体脂肪移植术。在局部浸润麻醉下行面部5个美学单位（额、颞、颊、颏、鼻唇沟）14个美学亚单位的深浅脂肪室的自体颗粒脂肪移植术。填充总量为48 ml，其中额部12 ml，颞部18 ml，双侧颊部10 ml，颏部4 ml，双侧鼻唇沟4 ml。术后随访6个月，额、颞、颊、颏部饱满，外形良好，鼻唇沟变浅，患者满意（图4-7）。

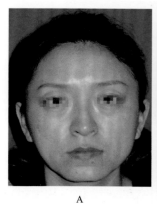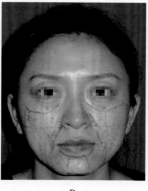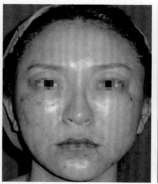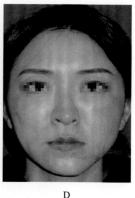

A   B   C   D

图4-5　面部脂肪注射

A. 中面部凹陷、颏部形态不佳术前；B. 标记面部4个美学单位的填充范围；C. 自体颗粒脂肪填充术后即刻；D. 自体颗粒脂肪填充术后8个月

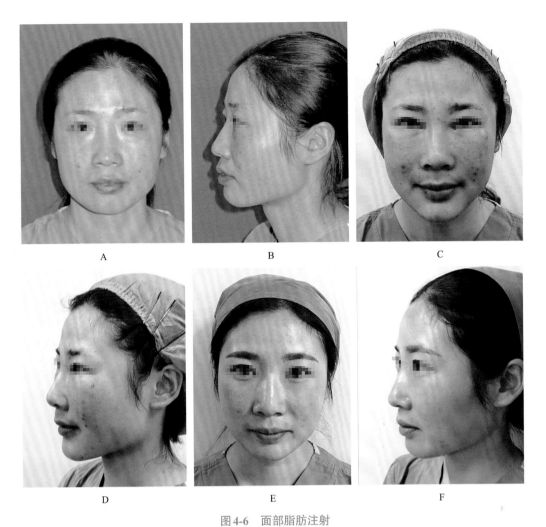

图4-6　面部脂肪注射

A. 颊部凹陷、鼻部、下颌；B. 术前侧位形态不佳、内眦间距过宽术前正位；C. 内眦开大术、脂肪填充颊部；D. 术后即刻侧位鼻部、颏部美学单位术后即刻正位；E. 自体颗粒脂肪填充术后6个月正位；F. 术后6个月侧位

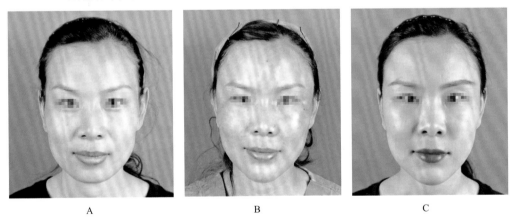

图4-7　面部美学分区下助推器辅助自体脂肪注射移植

A. 术前；B. 术后即刻；C. 术后6个月

2. 纳米脂肪注射　纳米脂肪（Nanofat）是由帕特里克·托纳德（Patrick tonnard）于2014年发明的脂肪移植技术。Nanofat的中文解释是颗粒细小的纳米级脂肪，纳米脂肪的形态并未微小到纳米级别，其微小颗粒的脂肪团直径通常为0.4 mm左右，因与颗粒脂肪大小相比微小许多，因此被

称为"纳米脂肪"。如今，纳米脂肪被广泛的应用到脂肪移植注射。

2013年，托纳德等将吸脂收集的脂肪颗粒进行机械乳化、细胞筛过滤后得到一种悬浮液，并研

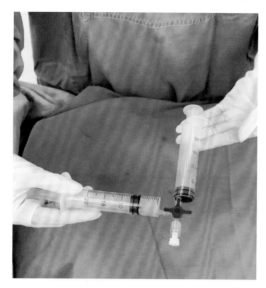

图4-8　纳米脂肪制备

究了Nanofat的成分及生长特性，发现在Nanofat中，虽然未观察到活的脂肪细胞，但Nanofat样本经体外培养后发现有大量脂肪来源间充质干细胞的增殖，与常规酶消化法处理后得到的脂肪来源间充质干细胞相似；同时还发现，Nanofat移植术后6个月，皮肤质地有明显改善，且未发现有任何不良反应。

（1）制备方法：用小剂量低浓度（0.05%利多卡因＋1∶100万肾上腺素）行供区局部肿胀麻醉；将从患者大腿内、外侧或下腹部抽吸出的脂肪用冷盐水冲洗静置后挑出粗大的纤维条索，离心机离心（1 000转或3 000转，3 min离心）后，用1个20 ml注射器与1个5 ml注射器吸入离心后脂肪用三通管连接，来回往复推注30次，就会获得乳糜样的纳米脂肪（图4-8）。

（2）注射方法：将提取的纳米脂肪用27号针头进行真皮深层注射，直到皮肤颜色发白为止（图4-9）。（这种变色通常会在注射后数小时消失。）

（3）临床应用：抽吸出的脂肪组织中包括脂肪细胞和血管基质（SVF）两部分。SVF中包括了脂肪干细胞、脂肪前体细胞等多种细胞以及细胞外基质。脂肪组织是具有多向分化潜能的多功能细胞的来源之一，而这种多功能细胞就存在于脂肪组织的血管基质中。SVF易于从脂肪组织中提取并含有丰富的、可塑性极强的脂肪组织来源的间充质干细胞（adipose tissue-derived mesenchymal stem cells，ADSCs）。脂肪来源干细胞在体内可以分化为上皮细胞或真皮成纤维细胞，因此脂肪干细胞参与了皮肤组织的修复与再生。干细胞分泌的表皮生长因子、内皮细胞生长因子、成纤维细胞生长因子等直接作用局部皮肤，使得真皮胶原再生，达到面部年轻化的治疗效果。

由此可见，对于皱纹的治疗效果，除了脂肪移植本身的充填增加容量作用之外，脂肪来源干细胞还可以更好地发挥皮肤年轻化的治疗目的。因此，"纳米脂肪"即将大颗粒的脂肪细胞选择性地破坏，保留组织中微小的脂肪干细胞进行眼周皱纹、上下睑凹陷、黑眼圈、颊部皱纹及颈纹等注射（图4-10、图4-11）。

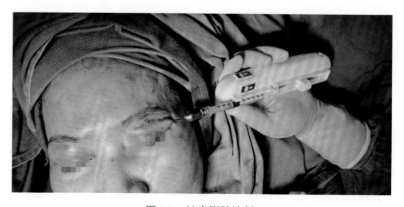

图4-9　纳米脂肪注射

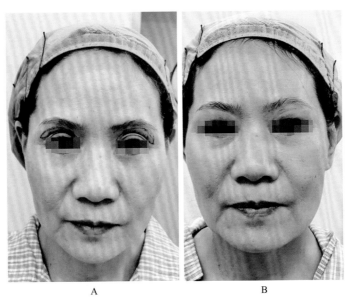

图 4-10 纳米脂肪注射矫正上睑凹陷
A. 术前标记；B 术后即刻

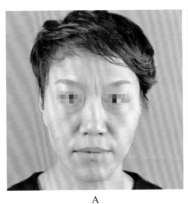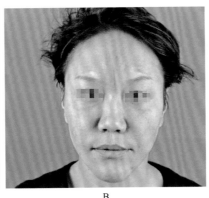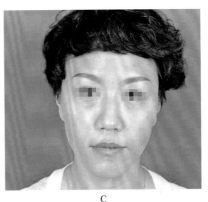

图 4-11 纳米脂肪注射矫正川字纹
A. 术前；B. 术后即刻；C. 术后 3 年

3. 脂肪胶注射　纳米脂肪的注射开创了脂肪移植细针注射的先河，拓宽了脂肪移植应用的范围，能更加精确地进行脂肪移植。为了达到干细胞"越多越好"的良好治疗效果目标，高浓度干细胞脂肪胶（SVF-gel）应运而生。在处理纳米脂肪进行加工纯化过程中，无意间发现可以将其中所含有的大量油滴去除，去了油的脂肪组织的性状由液态变为凝胶样，体积大大缩小，干细胞浓度得到了大幅提高，不仅实现了"越多越好"，甚至达到了"越浓越好"的更高标准。相对于纳米脂肪而言，高密度脂肪胶不仅浓缩了干细胞，而且去除了脂肪组织中最易引起炎性反应的油滴，因此在精确脂肪移植领域，SVF-gel 无疑是目前最好的选择。

但是，因脂肪胶的浓缩率更高，需要获取大量的脂肪组织才能完成制备。目前，SVF-gel 已经被广泛应用于整形外科的临床手术中，在面部精细填充的术后反馈看来取得了明显的成效。

（1）脂肪胶制备：选用 3 mm 多孔吸脂针于患者大腿或腹部行吸脂术，吸出脂肪倒入倒置的50 ml 注射器中静置 5，10 min；收集顶层脂肪 120～150 ml，室温下以 3 000 r/min 离心 3 min，获取上层脂肪 70～90 ml；将管中上部 2/3 低密度脂肪置于 20 ml 注射器中，剩余下部 1/3 高密度脂肪置于另一个 20 ml 注射器中，将 2 支 20 ml 注射器通过三通管连接，将脂肪在注射器中互相推注 10 次后将混合物再 5 000 r/min 离心 3 min；去除上层脂滴，获得中间层的黏性物质即 SVF-gel。

　　总结：脂肪胶制备过程主要分为三步，第一步为离心过滤，去除沉淀脂肪中的肿胀液；第二步为反复推注，破坏成熟脂肪细胞；第三步为离心过滤，去除成熟脂肪破裂所产生的油滴。所获得的脂肪干细胞胶外观呈胶冻样。与纳米脂肪制备方法相比，Nanofat 更注重破坏的过程，所制得的产物中含有大量的肿胀液及油脂，而其中的有形物质少，移植后不产生体积，应用常需配合颗粒脂肪组织一同注射。相比之下，SVF-gel 更注重浓缩的过程，有效富集脂肪组织中的脂肪干细胞以及细胞外基质成分，这有效提高了术后脂肪移植的存活率。

　　（2）临床应用：临床可适用于皮肤细胞衰老、胶原流失所带来的一系列问题，例如眼周细纹、黑眼圈、口周细纹、颈纹等。通过细针注射脂肪胶，医师能够轻松实现精细化真皮内填充，显著增加注射区干细胞浓度，并且凝胶样的性状也使得干细胞在局部定植更加稳固，其分泌各种生长因子更加持久，面部皮肤年轻化作用自然显著。

　　不论是颞区、太阳穴的容量填充，还是眶周的精细填充，亦或是鼻背、下颌这种脂肪存活率极低的区域，甚至在颈纹的真皮内注射、内注射以及皮肤色沉及肤质的改善，SVF-gel 目前在临床应用中都取得了良好的效果。

○ 一、额 部 注 射 ○

额部的美学标准宽度为面长的1/3。女性额头以圆润饱满为美，曲凸形的额部看起来甜美动人。在"四高三低"的美学标志中，额骨突起与鼻尖、唇珠、下颏尖同在面部的中轴线上，令面部"凹凸有致"颇显生动；而额部塌陷、扁平、皱纹常给人衰老、憔悴及压抑之感，额部发际低、额头短小，严重影响着面部轮廓的整体美感。西方将面部颧脂肪垫与眉弓的形态作为面部年轻健康的重要标志，而根据东方人的面型特点，额部与苹果肌的饱满应该作为面部年轻健康的重要标志。

额部由浅至深分为皮肤、浅筋膜、肌肉（部分走行于浅筋膜内）、骨膜和骨。浅筋膜是连续的脂肪-纤维结缔组织结构，亦是额部皮肤的固位结构，遍布于整个额区皮肤深面。因此，脂肪填充应在浅筋膜层，即肌肉的浅面不仅可以最大程度延缓额部的松弛下垂，也有利于颗粒脂肪的成活。

额肌向上的长期收缩形成了额部横纹，频繁蹙眉是皱眉肌和降眉肌的反复作用，导致了眉间纵纹和鼻根横纹。眉下垂和额部较深皱褶是额部皮肤老化的主要改变。

自体颗粒脂肪填充额部，具有无排斥性、手感柔软、外观自然、保持长久的优点，同时在脂肪干细胞的作用下，脂肪移植后的额部皮肤会呈现毛孔缩小、肤色皙白、光泽度、弹性增加的皮肤年轻化表现。因此，颗粒脂肪可以作为额部填充的首选治疗方式。

（一）额部美学单位分区

分界：额部发际内1 cm以下，双眉上缘连线，双眉尾至鬓角连线以上，左右发际内1 cm处之间的部位。美学亚单位有额正中区、额侧区、额颞区、发际区、额眉区（图4-12）。

（二）脂肪注射技术要点

（1）额部皮下组织含量少，常需大量脂肪注射才能取得良好的治疗效果，常规超量注射20%。额部正中区（两眉头连线垂直向上至发际间的区

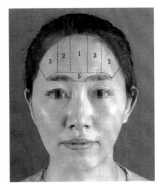

图4-12 额部美学分区

域）与两侧额侧区（两眉头至眉峰间垂直向上至发际间的区域）是额部的曲凸形美感的主要体现点，并且额正中区也是面部老化最易松弛、塌陷的部位，因此注射时脂肪填充量应足够多，恢复额部容量的丢失，才能达到饱满、圆润的年轻化效果。两侧额侧区有骨性标志额结节，注射时要注意两侧对称。

（2）脂肪移植时应使用钝针轻柔操作，采用线状注射法边退针边注射，防止损伤眶上血管神经束、止脂肪刺入血管引起失明等不良后果。

（3）对于年龄较大、皱纹明显的受术者；注射脂肪时应将皮肤绷紧，可先用注脂针将皮下组织松解后再注射；同时选用带有弧度的注脂针，便于操作。

（4）额部上界在注射时由发际内1 cm处开始注射，可以保证形态弧度自然，发际缘处无台阶感、断层感。

（5）注射时各个美学亚单位之间应注意达到衔接良好、平缓过渡，术后双手指平铺仔细触摸术区，避免局部出现高低不平及空虚感。

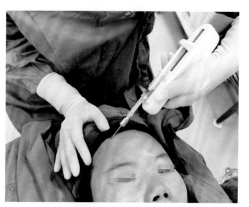

（6）随年龄增加，额肌上提眉部的力量减少，使得眉部皮肤松弛，脂肪亦减少，引起眉下垂，额部脂肪填充可以矫正眉下垂，但双眉上区脂肪注射时应防止衔接处过于饱满，有凹凸的体现才能突显出眉部的立体美感。

（7）需要填充2次的受术者多为年龄偏大、体形消瘦者，因此，术前注意与此类患者讲明再次注射的可能性，并规划好每次取脂的部位（图4-13、4-14、4-15，视频4-1）。

图4-13　额部助推器辅助额部脂肪注射

视频4-1

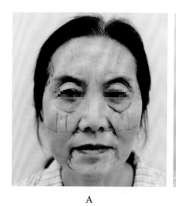

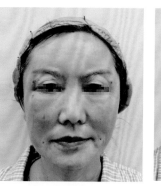

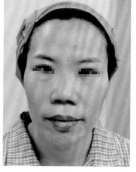

A　　　　　　　　B

图4-14　额部脂肪注射
A. 术前；B. 术后即刻

A　　　　　　　　B

图4-15　额部脂肪注射
A. 术前；B. 术后即刻

∘ 二、眉 部 注 射 ∘

眉是位于额和上睑之间的横行突起，表面有毛。眉区呈一定程度的凸出而呈现轮廓感，眉区

102

的凸起是由眉骨的凸出、眉区脂肪垫的存在、眉区SMAS筋膜的增厚及皮肤和皮下脂肪增厚共同构成。

眉部组织由外向内可分为5层，具体如下。①皮肤层：较厚，移动范围很大，其上分布有丰富的皮脂腺，与头皮一样，和浅筋膜紧密粘连。②皮下组织：含有少许脂肪和许多纤维组织，又称眉脂肪垫；眉的内侧2/3部分有致密结缔组织紧密的附着在额骨上，在外侧则无此种附着；所以随年龄增长外侧1/3的眉毛首先出现下垂，导致上眼睑出现皮肤堆积形成三角眼。③肌肉层：由纵行的额肌纤维、横弧形的眼轮匝肌纤维和斜形的皱眉肌纤维组成。④肌下蜂窝组织：向上与头皮的危险区相连，向下连接于上睑眶隔与眼轮匝肌之间。⑤颅骨膜：血管-眉部动脉为眶上动脉和颞浅动脉；静脉内侧入眶上静脉或内眦静脉，外侧入颞静脉；淋巴管-内侧沿面静脉引入颌下淋巴结，外侧引入腮腺淋巴结。

（一）眉部美学与分区

1. 眉部美学 眉毛位于眼睑与上额之间的眶上缘，自内向外呈弧形。眉毛内侧称眉头，尾部称眉梢，眉高点称眉峰。眉的美学位置方面，眉头在内眦角的上方，稍偏内；眉尾在鼻翼外侧与眼外眦角的连线上；眉峰在眉长中外1/3处。眉毛与眼睛之间的距离是在睁眼状态下一个上睑的高度，两眉间距离约为一眼的长度。眉形对于眼部的美化十分重要，眉毛与眼睛的协调、与脸形的和谐以及眉毛颜色与头发颜色的一致，均有助于眼部美化，即"眉清目秀"。不同面型应选择不同的眉形和眼形，三者的和谐不但会起到扬长避短的作用，而且会使面部显得或曲线柔和，或生动活泼。

2. 眉部美学单位分区

分界：上下界为双眉上下缘，左右界为双眉尾之间区域。眉部整体分为1个美学亚单位（图4-16）。

（二）脂肪注射技术要点

（1）东方蒙古人种上睑特有的臃肿外形不仅与颅骨低平，眶腔浅，眶脂肪向前方脱垂，眼轮匝肌纤维在睑外侧的下斜角度有关，亦与眉区皮肤的滑动度及外侧额肌发育不良或额肌松弛有关。眉部脂肪填充改善低平外观，可以使得眉部具有立体美感。

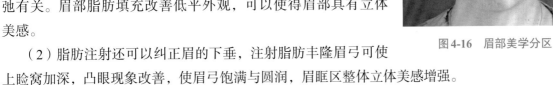

图4-16 眉部美学分区

（2）脂肪注射还可以纠正眉的下垂，注射脂肪丰隆眉弓可使上睑窝加深，凸眼现象改善，使眉弓饱满与圆润，眉眶区整体立体美感增强。

（3）注射时缓慢边退针边注射，左手拇食指抵住眉上下缘，利于塑性的同时避免损伤深部的血管与神经。

（4）随着文眉绣眉术的普及，大多数女性进行过眉部修饰，但因技术效果良莠不齐，眉部不对称现象较多，脂肪注射时要注意两侧对称性的把握，并在术前与患者仔细沟通。

•三、鼻 部 注 射•

鼻位于面部中央，对构成容貌美起到重要作用。作为面中部最立体最突出的器官，挺拔光洁的鼻部会给面部带来精致、深刻的印象，鼻部的美学标准如下。①鼻的位置：以鼻根为中心，以鼻根至外眦的距离为半径画圆，可以显示鼻在面部的位置；儿童此圆的弧经过口角，成人此圆的弧则经过鼻小柱、鼻翼缘；鼻的正面观及侧面观呈黄金三角形。②鼻的长度与宽度：鼻的长度为额面长度的1/3，成人一般为60～75 mm，鼻的宽度（两鼻孔外侧缘的距离）一般是鼻长度的70%，为面宽的1/4。鼻根部宽度大约为10 mm，鼻尖部约12 mm。③鼻的高度：一般不低于9 mm，男性一般为12 mm，女性为11 mm。④鼻面角（前额至切牙线与前额至鼻背线的夹角）：理想者为30°～33°，鼻唇角（鼻小柱与上唇人中相交的角）一般为90°～120°，鼻额角（鼻背与额骨鼻突的交角）正常应为120°左右。

（一）鼻部美学单位分区

分界：双眉头连线以下，鼻基底部以上，双鼻侧壁、双鼻翼之间的区域。美学亚单位有鼻根区、鼻背区、鼻尖区、鼻小柱区、两鼻侧区、两鼻翼区、两软三角区（图4-17）。

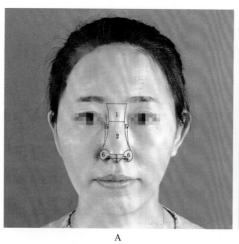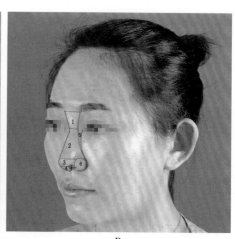

图4-17　鼻部美学分区
A. 正位；B. 左侧4°位

（二）鼻部血供解剖要点

（1）鼻下动脉自鼻翼外侧水平起自面动脉，冠状面经鼻小柱基底再向前终于鼻尖，交汇鼻翼缘动脉。

（2）鼻翼缘动脉起自面动脉或鼻下动脉，沿鼻翼软骨上缘向前终于鼻尖，交汇鼻下动脉和鼻背动脉。

（3）角动脉为面动脉终末支，鼻背动脉是眼动脉终末支，两者构成鼻部纵行血运，其间有鼻根动脉等交通支。此交通结构的存在是相关部位注射致盲乃至卒中的重要因素。

（4）绝大多数情况下，鼻部血管都在SMAS层次内。

（5）面动脉损伤时，颈内系统代偿，因此皮肤坏死主要位于鼻翼等近面动脉系统的区域（图4-18）。

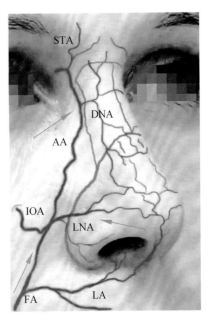

图4-18 鼻部血供

（三）脂肪注射技术要点

（1）脂肪移植隆鼻常分两层注射，即鼻背骨膜上与皮下层，分层次点状注射可使脂肪均匀分布，既安全又利于脂肪存活。注射时一只手边退针边推注脂肪，另一只手的拇指、食指放置于鼻背两侧便于感知注射范围，并压迫角动脉及鼻背动脉，降低栓子流动风险；同时鼻部血管有面动脉分支并与视网膜动脉相交通，若发生栓塞会导致失明等严重并发症，因此注射时注意回抽、切勿暴力注射、过量注射，一旦发生栓塞，立即停止注射，积极采取治疗措施（图4-19）。

（2）鼻骨骨膜上注射时应缓慢均匀注射，使脂肪颗粒在骨性组织产生的压实感、坚挺感，利于塑造挺拔的外形。鼻基底部的适量脂肪填充有助于抬高鼻尖，增加鼻部的高度，达到鼻部及面部外形立体的美学效果。

（3）鼻小柱、鼻翼区组织致密，血管交通支丰富，注射时注意尽量轻柔操作且严格控制脂肪注射量。

（4）软三角区为鼻部美学重点区域，注射时注意不能破坏此区美感。

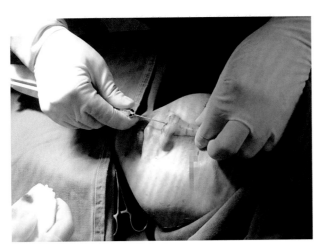

图4-19 鼻背部自体脂肪移植

（5）对于鼻部有瘢痕及有外伤史者，填充脂肪前可先用钝针或小针刀进行剥离粘连，松解腔隙后再进行脂肪填充，同时应更加注意保守注射剂量及推注压力。

（6）脂肪颗粒质地较柔软，对比假体与软骨对鼻尖的成形效果较差。对于重度鼻尖塌陷的患者，可以联合自体软骨移植鼻尖成形则效果更佳。

（7）脂肪颗粒具有易吸收的缺点，尤其严重低鼻者行颗粒脂肪移植常需多次填充，一般间隔为3～6个月，术前需与患者认真沟通并告知。

◦ 四、唇部脂肪移植 ◦

唇是构成面部美的重要因素。唇部分为上唇和下唇，闭在一起时形成一条横缝，即口裂。口裂的两头为口角。在上唇中部有一纵沟，称为人中（构成上唇美的必要因素），两边突起的嵴为人中嵴。唇的美学标准为上下唇缘的中点位于鼻尖至前额正中的连线上，上下唇厚度的比例为1∶1.5；唇珠位于上唇正中是两侧唇弓的最高点，又称"丘比特之弓"，其大小、形态应与唇型和谐自然，两侧的唇峰对称并等高，距两口角的距离等长；唇弓曲线起伏流畅，下唇唇缘曲线弧度则应平缓略成平舟底状。

唇的结构由外向内分为五层，具体如下。①皮肤：富于毛囊、皮脂腺和汗腺；②浅筋膜：比较疏松；③肌层：主要为口轮匝肌；④黏膜下层：有黏液腺和上、下唇动脉；⑤黏膜：有黏液腺开口。

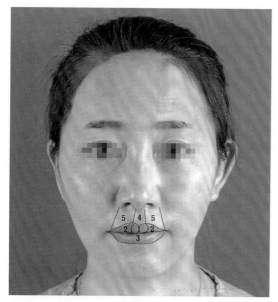

图4-20　唇部美学分区

（一）唇部美学分区

分界方面，上唇为鼻部以下，口裂以上，左右鼻唇沟之间的全部软组织。下唇为口裂与颏唇沟之间的全部软组织。美学亚单位有上红唇正中区（唇珠）、上红唇两侧区、下红唇区、人中区、唇鼻侧区（图4-20）。

（二）自体脂肪注射技术要点

（1）唇部薄扁缺乏立体感，可以注射脂肪进行美感重塑。唇色苍白显衰老，注射脂肪丰唇不仅会使唇部饱满、柔美，唇色也会变的红润有光泽。

（2）注射时可沿红唇边缘线形注射，也可点状注射至唇珠、唇红部塑造丰满的唇型，同时也可注射在口角下的木偶纹处（图4-21）。

（3）唇区活动度大且血运丰富，注射时尽量避免反复穿刺，防止出血、血肿而影响注射量的控制与对称性的塑造。

（4）外观理想的唇型，其位置形态、大小、色形应与鼻、眼、脸型相匹配才和谐。

（5）唇部注射后加强冰敷，3 d内避免进食烫热辛辣食物。

（6）避免一次注射量过大，告知患者可能需多次注射。

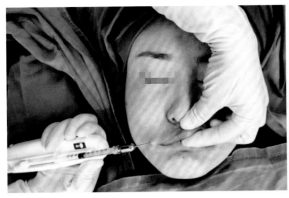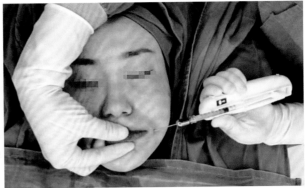

图 4-21　唇部脂肪移植

○ 五、颏部脂肪移植 ○

颏部位于面部下 1/3 处，自古就有"天庭饱满，地阁方圆"的美学论据。颏部略圆润挺拔，适度前翘为其美学特征。据 Ricketts 面部侧面审美平面标准，鼻尖、下唇唇红中点与颏前点应连成一条直线，颏前点与鼻尖在视觉方面也应和谐一致。颏部的后缩、短小常给人以懦弱、愚钝及老态的感觉，且随年龄增长，颏部软组织体积逐渐减少，颏肌的长期收缩运动会产生类似"核桃皮"样皱纹，影响美观。

自体脂肪组织来源丰富、安全，无排异性，且效果较持久，可重复注射，因此被公认为是目前相对比较理想的填充材料。颏部的局部解剖显示，该部位没有重要的血管神经，自体脂肪组织多层注射相对面部其他部位更安全。

（一）美学单位分区

分界：颏唇沟以下，下颌缘以上，两口角向下至下颌缘之间的部位。美学亚单位有颏正中部、颏左右部、颏唇沟、颏底部（图 4-22）。

（二）脂肪注射技术要点

（1）必须进行多层次均匀注射，使移植组织尽可能均匀分布。颏部组织较致密，应在皮下组织层、肌肉层和骨膜浅层分层均匀注射，可以避免脂肪组织的局部堆积，也有利于局部塑形，扩大移植组织与受区的接触面，提高成活率。

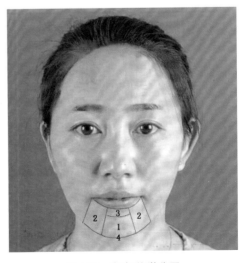

图 4-22　颏部美学分区

（2）防止损伤面动脉。面动脉于咬肌止点的前缘绕下颌骨下缘至面部，沿口角及鼻翼的外侧迂曲至内眦。在双侧下颌缘均匀过渡注射脂肪组织时一定要注意回抽，尽量紧贴真皮下注射，防止损伤血管或将脂肪组织注入血管而发生血管栓塞等不良事件。

（3）注射量要适度。一般情况下，颏部需要多次注射才能达到理想的整复效果，因此术前应告知受术者。若一次注射量太大，受区空间有限，过大的组织张力会降低移植脂肪组织的成活率。术中应注意观察，若颏部皮肤出现灰白色表明张力已过大，应停止注射。

（4）可结合"纳米脂肪"进行肤质的改善。若颏部皮肤老化、皱缩明显，在小针刀剥离后可以在真皮下补充注射"纳米脂肪"，即可使自体脂肪紧实地移植到受区，并可防止因表情肌活动再次发生粘连形成皱纹与皱褶。

（5）脂肪注射可以使扁平、后缩、短小的颏部变得饱满充实，也可使面型长度更加符合美学标准。但对于严重小颌畸形和重度下颌后缩的求美者，下颌假体的植入塑形效果更好（图4-23，视频4-2、视频4-3）。

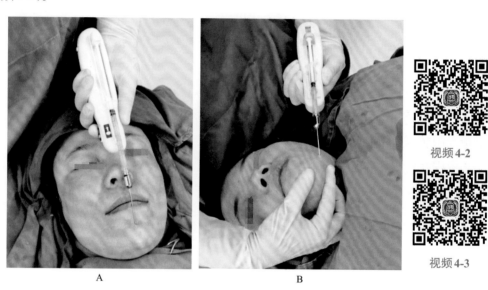

视频 4-2

视频 4-3

A   B

图 4-23   颏部脂肪注射   AB 显示不同穿刺点

◦ 六、鼻唇沟部脂肪移植 ◦

鼻唇沟加深是面中部老化的重要标志。鼻唇沟的解剖结构复杂，其形成与面部肌肉、脂肪、韧带及其周围骨骼发育、组织结构和形态的老化改变有关。主要形成机制有动态与静态学说，即面部表情肌长期持续的活动产生鼻唇沟及鼻唇沟处上下方的脂肪分布的差异导致鼻唇沟加深的机制。鼻唇沟位于口轮匝肌外侧与提上唇肌和颧大肌融合处的外侧，这些肌肉的反复运动使鼻唇沟逐渐明显。随着年龄增长，包括骨骼肌和脂肪在内的软组织萎缩，使得局部皮肤相对多余而且下陷，加深了鼻唇沟；其次，真皮胶原弹性的逐渐减弱也导致鼻唇部光老化；再次，随着年龄的增长，从鼻唇沟到下颌缘的面下部皮肤逐渐松弛，受重力的作用越来越明显。

鼻唇沟的矫正方法有软组织填充、悬吊提升（中面部除皱术）、表情肌麻痹（注射肉毒毒素）或手术切断以及鼻唇沟上方脂肪堆积时行脂肪抽吸等方法。自体颗粒脂肪填充具有创伤小、恢复快、外形自然、远期效果佳等优点，因此也是常用的矫正鼻唇沟的方法。

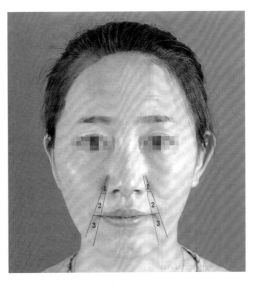

（一）美学单位分区

分界：双侧鼻翼沟上端至下唇旁。美学亚单位有鼻翼区、上唇区、下唇区（图4-24）。

图4-24　鼻唇沟美学分区

（二）脂肪移植技术要点

（1）按照鼻唇沟分区可由深层至浅层多层次多隧道注射，深层打填充，浅层做修饰，将脂肪均匀分布，利于成活。（2）注射时，鼻棘水平以上应主要选择在骨膜上注射，鼻棘水平以下应在皮下浅层，以避开面动脉（图4-25）。（3）填充鼻唇沟时应将鼻基底与鼻翼沟周围区域同时填充起来，不仅可以提升面颊部位置还可使面中部立体感增强，年轻化效果更好。（4）注意两侧口角木偶纹处即Ⅲ区的部位，脂肪不易注射太多，防止牵拉口角下垂，加重衰老感。（5）对于年龄较大、颊部下垂严重的患者，脂肪填充结合面中部提升手术效果更佳。（6）鼻唇沟部位结构复杂，每个求美者的具体情况不尽相同，因此应循证地选择合理的治疗方案（图4-26、图4-27，视频4-4～视频4-6）。

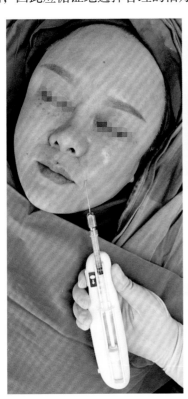
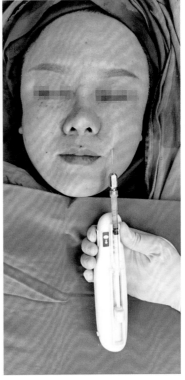

图4-25　助推器辅助鼻唇沟脂肪注射

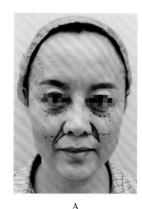 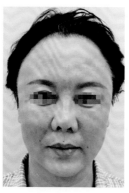 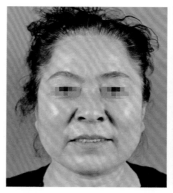 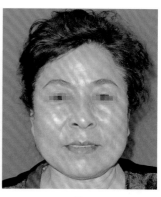

A B	A B
图4-26 鼻唇沟注射	图4-27 鼻唇沟脂肪注射
A. 术前；B. 术后即刻	A. 术前；B. 术后3年

视频4-4　　视频4-5　　视频4-6

◦ 七、眶周脂肪移植 ◦

眼眶部包括上下睑、内外眦和眼球部，其是面部老化最早出现的部位。眼睑是最早出现皮肤老化的部位，其主要原因是皮肤松弛、眶脂肪疝出和眼轮匝肌萎缩，尤其是上睑凹陷会给人以疲倦、憔悴和衰老的感觉。按照眼眶部的美学分区，上睑凹陷的发生部位位于眉睑区，也即上睑部眶下缘处。饱满的下眼睑眼轮匝肌在微笑时呈现出"卧蚕"样形态，放大双眼，让眼神变得可爱，因此眼眶部脂肪注射的主要部位在上睑部、泪沟区及下睑缘区。

东方人上睑饱满，其饱满度主要取决于皮下脂肪、眼轮匝肌下眶隔前脂肪、睑板前脂肪和眶隔内脂肪。随着年龄增长，这4组脂肪逐渐老化、萎缩，导致上睑区组织容量减少，失去饱满状态。除了上睑皮肤与皮下组织变薄、弹性下降，眶睑沟逐渐加深，成为引发上睑凹陷的因素外，眶内软组织的弹性下降、松弛下垂、位置异常也是上睑凹陷形成的因素。

上睑凹陷分为先天性上睑凹陷、老化性上睑凹陷、手术性上睑凹陷、外伤性上睑凹陷。先天性上睑凹陷与老化性上睑凹陷主要是遗传因素与生理老化因素导致相关脂肪组织的容量不足所引发；手术性上睑凹陷则是在实施上睑整形美容术中，过分追求欧式眼或操作不当，过多去除上睑组织、眶隔脂肪等所导致；外伤性上睑凹陷或由于外伤导致上睑组织损伤、缺损、移位，或由于瘢痕挛缩所致。

借助自体脂肪移植恢复上睑凹陷处的组织容量已经成为国内外治疗上睑凹陷最常用的手术方式之一。脂肪移植助推器是刘毅教授研发的用于实现自体脂肪精细移植的电动助推装置，该装置在脂

注射美容新技术

肪移植应用中具有恒压、恒量、匀速、微创等特点，使用助推器辅助进行脂肪移植效果十分理想。

（一）眼眶部美学单位分区

分界：双眉下缘以下，双下睑泪沟以上，左右眶外侧壁至双内眦部之间的区域。美学亚单位有眉睑区、睑颊区（泪沟区）、鼻睑区（内眦区）、睑板区、下睑缘区（眼台区）（图4-28）。

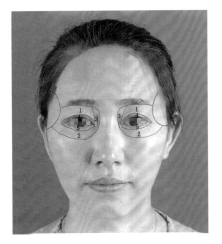

图4-28　眼眶部美学单位分区

（二）脂肪移植注射技术要点

（1）眼眶部脂肪填充总量为2～10 ml，平均3 ml。

（2）进针点选择：上睑部在眶外侧壁内缘，下睑部在下睑外眦部（图4-29）。

（3）采用直径为1.0 mm的注脂针连接1 ml注射器卡入脂肪移植助推器进行脂肪注射，其较手工推注更均匀，使得移植的脂肪颗粒更为均匀地分布，有利于血管化，也使得外形更自然，同时匀速、微量注射还可以减轻组织刺激，减少疼痛。

（4）对于上睑凹陷伴皮肤衰老、微小皱纹者，制备"纳米脂肪"，通过与颗粒脂肪注射同一进针点，同法均匀注射0.5～1.0 ml于上睑皮下，以去除皱纹、改善肤质。

（5）注射层次采用皮下和眶隔内分层注射。

（6）由于上睑区血供丰富，移植脂肪组织的成活率相对较高，一般超量注射应控制在20%以内为宜，以免矫枉过正，出现上睑臃肿、眼睛变小等不良现象。

（7）对于重睑术后及外伤后上睑凹陷者，若上睑区有明显的瘢痕粘连或解剖层次紊乱，可采用针刃为0.4 mm的小针刀进行潜行铲剥松解后，再注射颗粒脂肪和纳米脂肪。利用小针刀扩大受区腔隙有利于脂肪的成活，同时真皮内切割刺激局部胶原合成与分泌，亦有助于改善上睑皮肤质地。

（8）双下睑缘紧靠睫毛下缘的眼台使双眼笑时显得更加动人。长椭圆形的形态是眼台的最佳美感，注射时边推注边用棉签抵住睑缘塑形，注意防止注射过量形成肥厚、臃肿的不良外形。

（9）眼部注射时应熟练掌握解剖结构，避开血管轻柔、少量、钝针注射，防止发生血栓等严重不良后果（图4-30、4-31、4-32，视频4-7、4-8、4-9）。

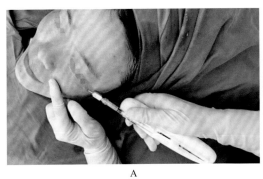

A

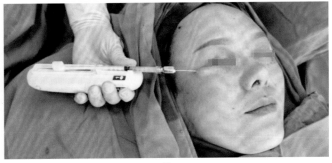

B

图4-29　眼眶部脂肪移植进针点

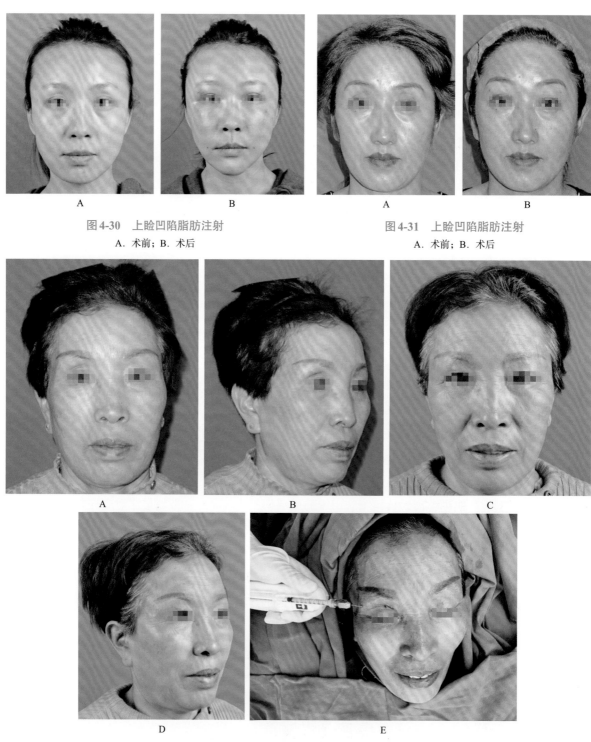

A   B   A   B

图 4-30 上睑凹陷脂肪注射   图 4-31 上睑凹陷脂肪注射
A. 术前；B. 术后   A. 术前；B. 术后

A   B   C

D   E

图 4-32 上睑凹陷脂肪注射
A、B. 为术前；C、D. 为术后；E. 为注射中

视频 4-7   视频 4-8   视频 4-9

○ 八、颊 部 注 射 ○

颊部与额头的饱满是面部年轻化的主要标志，椭圆形脸是东西方公认的标准美学轮廓。"椭圆形脸"的3个明显的美学特征是圆润饱满的苹果肌、下颌缘轮廓清晰流畅、下巴小巧微上翘，其中颊部的饱满不意味着单纯的"婴儿肥"和脂肪型圆脸，而是指苹果肌（即上颊内侧区与上颊正中区）区域突出的、圆润的美感。颊部解剖层次分为5层，分别为皮肤、皮下组织、SMAS层（肌肉腱膜层）、随着年龄的增长，尤其是35岁以后的女性，颊部逐渐出现了消瘦、凹陷与松弛下垂，显得面部憔悴、衰老，失去了青春活力。

颊部凹陷的主要解剖学变化为颧骨、上颌骨的萎缩，面中部脂肪室的下垂萎缩，皮肤、韧带的松垂。

在面颊区浅层脂肪室分为内侧面颊区脂肪室、中间面颊区脂肪室、外侧颞顶部脂肪室三部分，深层脂肪则由眼轮匝肌下脂肪室（SOOF）分为中央和外侧两部分，颊脂肪垫和内侧深部面颊区脂肪由内侧部分和外侧部分组成。影响面中部老化的4个主要的脂肪室包括浅层鼻唇区脂肪室、中间面颊区脂肪室、外侧面颊区脂肪室及深层内侧面颊区脂肪室。

颊部的美学在面部年轻化中的作用举足轻重，若不以美学为基础、不注重整体与局部关系的单纯填充可能会导致"圆饼脸、包子脸"等不良外形。

（一）颊部美学分区

颊部分为上颊部与下颊部，上颊部分界为泪沟以下，颧骨底以上，鼻唇沟至耳垂之间的部位；下颊部分界为颧骨底以下，下颌缘以上，两侧口角之间的部位。上颊区美学亚单位有上颊正中区、上颊内侧区、上颊外侧区，下颊区美学亚单位有下颊正中区、下颊内侧区、下颊外侧区（图4-33）。

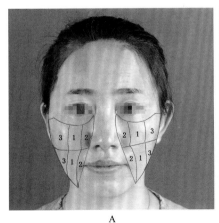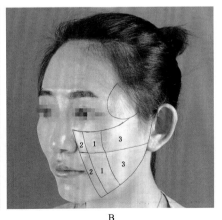

图4-33　颊部美学分区
A. 正位；B. 左侧45°位

113

（二）脂肪注射技术要点

（1）在自体脂肪移植术中，需小心通过此区的面神经颧支、下颌缘支及眶下神经血管束与面动脉等。因此，脂肪注射应注意掌握层次，按照"深层打支撑，浅层做修饰"的原则，颊部注射分为深浅两层，深层注射在骨膜上，浅层注射在皮下脂肪层。清晰掌握解剖层次、轻柔操作可最大程度地避免损伤该区的重要血管与神经，防止栓塞等并发症的发生。

（2）颊部作为面部的最大区域，脂肪注射的美学塑造十分重要。若填充不当就会出现"饼状脸、包子脸"的不良外观。因此，颊部注射时应注意与相邻部位的过渡衔接及注意颊部整体外形及立体感的塑造。在上颊区与鼻泪沟交界处填充时应有自上而下流畅的弧形感，不应出现台阶感。"苹果肌"上颊内侧区又称"笑肌"，若该处填充过量会显笨拙甚至凸显了颧骨宽大反倒失去美感。在与鼻唇沟同时填充脂肪时，应先填鼻唇沟再填"苹果肌"，这样可以防止加深鼻唇沟，也利于鼻基底填充后可以托起上颊区内侧达到面部提升的效果。下颊部内侧近口角区即"木偶纹"处注射脂肪时应注意交叉式点状注射，塑造口角微笑向上形态的同时，防止填充过量引起口轮匝肌收缩时出现不自然的表情。

（3）深层脂肪室-颊内侧脂肪室呈倒三角形态，外附着于颧弓，内侧达角动脉处，上界与SOOF脂肪相邻，下界止于口角涡轴，是泪沟发生、苹果肌塌陷的主要形成原因。因此，熟知该部位解剖、掌握好注射技巧十分重要。注射进针点常选择在口角旁0.5～1.0 cm，由下向上进针注射脂肪，由于深层脂肪室的作用以支撑为主，注射层次在骨膜上，行点状堆积注射，与此部位浅层脂肪室（注射层次为皮下）注射量之比为4：1。

（4）深层脂肪室SOOF脂肪的分布范围是下睑睑颊沟内侧至下睑外侧呈椭圆形结构，SOOF缺失、萎缩会引起泪沟及下睑塌陷的衰老征。注射进针点常选择在外眦角下方1 cm处，由外向内进针注射至眶骨膜上，与此处浅层脂肪室注射量之比为7：3，注意缓慢轻柔推注，防止不平整及过量注射形成眼袋样变。

（5）颊部外侧深层脂肪室内有腮腺及面神经分布，因此不能注射脂肪；而浅层脂肪室的筋膜间隔与皮肤连接致密，需钝针剥离松解后再注射。

（6）下颊部脂肪室在面部老化后因重力作用体积会变大，此处脂肪室一般不建议注射脂肪。45岁以后的患者大多随着衰老的加重皮肤变薄、皮下组织萎缩加剧，常会在下颊区的3个美学亚单位中出现大量皱纹甚至折痕，在该部位注射脂肪前先用小针刀在皱纹、折痕处真皮内、真皮下、皮下脂肪层铲离腔隙，松解肌肉与表皮的纤维牵拉后，再用1.2 mm注脂针注射颗粒脂肪填充凹陷恢复容积饱满，最后再将制备好的"纳米脂肪"用1.0 mm注脂针均匀平铺注射于皱纹折痕处以达到祛除皱纹的效果。笔者在脂肪注射前先行小针刀的处理后大大提高了脂肪成活率及皮肤质地和弹性的改善。因为小针刀在真皮层的剥离刺激了胶原纤维的再生，也利于脂肪移植后加速血管化的重建（图4-34、4-35，视频4-10）。

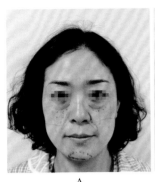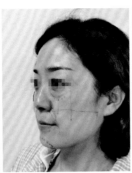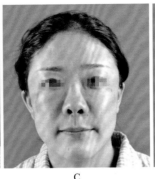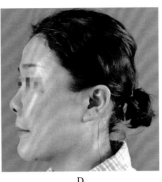

图 4-34 颊部脂肪注射

A、B. 为术前评估划线；C、D. 为术后

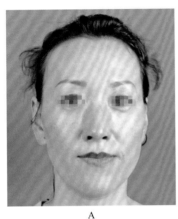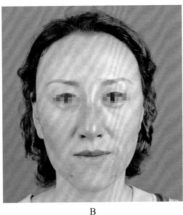

视频 4-10

图 4-35 颊部脂肪注射

A. 术前；B. 术后即刻

◦ 九、颞部脂肪移植 ◦

上宽下窄的椭圆形面型被公认为是最理想面型，颞部凹陷时使人憔悴衰老，并显得颧骨高耸，面型呈上窄下宽，外形不美观。消瘦的面庞颞部多有凹陷，有部分颞部凹陷者为遗传的缘故。另外，随着年龄增长，面部脂肪组织逐渐萎缩，也会出现颞部凹陷。

颞部的解剖层次分为皮肤、皮下组织、颞浅筋膜、颞深筋膜、颞肌和骨膜层。头皮下组织富于神经供应，多与血管伴行。颞部填充最安全层次为皮下组织层及骨膜上层。

（一）颞部美学单位分区

分界：额颞部连线以下，双颧弓以上，双侧眶外侧壁至双侧发际内 1 cm 之间的部位。颞部整体分为 1 个美学亚单位（图 4-36）。

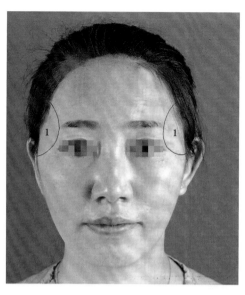

图4-36 颞部美学分区

（二）颞部解剖特点

（1）颞区的动脉血供来自颞浅动脉、上颌动脉的分支颞中动脉、颞深前动脉、颞深后动脉，且静脉与动脉相伴随，相互交织成网，并与眼动脉及颅内动脉有丰富的吻合支；静脉回流由同名颞区静脉收集于翼丛或下颌后静脉，最终注入上颌静脉；运动神经为穿过颧弓的颞支、额支。

（2）两个重要层次中，其一为颞浅筋膜层（TPF），内有颞浅动静脉；其二为颞深筋膜层（DTF），颧弓上2 cm左右分为浅深双层，在其内存在脂肪间隙（颞脂肪垫，TFP），颞中静脉（MTV）穿行于该间隙内（图4-37）。

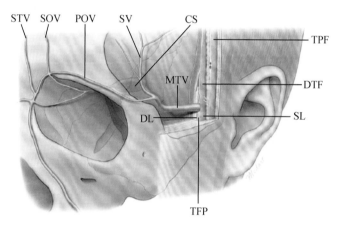

图4-37 颞部重要解剖及其关系

（3）三个可注射间隙，即皮下层/颞浅筋膜的浅面、紧贴颞深筋膜的浅面、与颞肌深面/骨膜上层。

（三）脂肪注射技术要点

（1）颧弓上一横指及眉尾是颞窝注射理想区，该部位一方面避开了颞浅动脉额支和颞中静脉，另一方面部位靠前，对改善凹陷（正面观）效果好。

（2）颞部凹陷区域同解剖学中的"颞窝"是两个不同的概念，颞部凹陷部位由颞线、眶外侧缘、颧弓和颞部发际线围成；颞部4个脂肪室的饱满与否对于外观年轻或衰老有重要影响，是脂肪移植的理想受区。

（3）注射深度首选骨膜上深层，注射剂量和速度应避免过大、过快。

（4）颞部凹陷填充方面，自体脂肪注射为最佳治疗方式，其创伤小，痛苦少，恢复快，无瘢痕残留，不发生排异反应。

（5）为取得自然过渡的治疗效果，注射时至少从发际内1 cm开始注射填充，防止出现两侧颞部过于饱满凸起的"孤岛样"外形。

（6）为塑造流畅的额颞颊面部曲线，颞部上下界填充时应从多角度多方位观察，注意与额部、颊部的衔接自然又和谐。

（7）每次超量注射20%为宜，二次注射间隔半年以上（图4-38）。

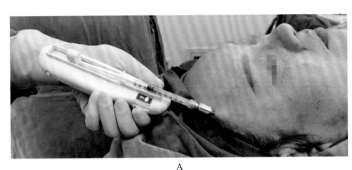
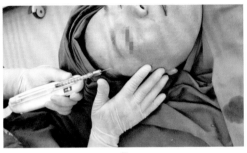

图4-38　颞部脂肪注射

○十、耳部美学分区及脂肪移植○

外耳是面部特征性的三维立体结构，包括外耳道和耳廓。耳郭位于头颅的两侧，其上端齐于眉上端的水平线，下端齐于经过鼻底的水平线。耳郭长轴与鼻背基本平行。影响美观的主要是耳郭，其长约6.5 cm，宽（从耳屏至耳轮结节的距离）约3.5 cm。耳郭外缘丰润圆滑，线条优美为佳。耳垂位于耳郭下端，约占耳郭全高的1/5，柔软，无软骨，以丰满的圆形或卵圆形为最美。丰厚的耳垂更被称为"有福"的象征。

自体脂肪作为最好的软组织材料，注射填充改善耳垂形态为最佳术式。

（一）耳部美学亚单位分区

分界：耳轮顶部以下，耳垂以上，耳屏至耳后乳突区之间区域。美学亚单位有软骨区与非软骨区（耳垂区）（图4-39）。

（二）自体脂肪移植技术要点

1. 移植方法　耳区脂肪注射的重点是耳垂部。耳垂脂肪填充总量为2～4 ml，平均2 ml。取材部位为大腿内外侧或下腹部，脂肪注射进针点多选择在耳垂背侧。以1 ml、2%利

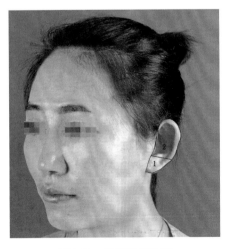

图4-39　耳部美学分区

多卡因局部行浸润麻醉，用1 ml注射器连接直径1.0 mm注射针自穿刺点进针，回抽无回血后，边缓慢退针边均匀注射至耳垂的前后端及下端，注射层次为皮下层；注射毕轻柔按压塑形。进针点外涂红霉素眼药膏术后受区间断冰敷72 h，口服抗菌药物3 d，5 d内创口勿沾水。

2. 耳部注射要点

（1）耳垂部位无骨与软骨组织，只有软组织，自体脂肪填充可以改善耳垂的形态。

（2）脂肪颗粒取材容易，组织来源丰富。

（3）脂肪填充耳垂，无排异性，无瘢痕遗留，手感柔美，形态真实。

（4）一次勿注射过多，防止皮肤坏死，可能需多次注射。

脂肪注射隆乳

如今人们除了追求颜面美容外，也注重追求形体美。先天性小乳症或者哺乳后乳房萎缩变小、形态不佳者，隆胸的愿望和需求日益增多。假体隆胸已有数十年的历史，由于其具有良好的术后效果而颇受广大医师和患者的青睐。但是对于不接受假体植入、形体消瘦、胸壁过度扁平者，假体隆胸的实施就受到限制。此外，部分假体隆胸者术后因局部皮肤张力大，外形僵硬，假体轮廓明显，使得外形不自然。为解决假体隆胸术前、术后出现的这些临床问题，采用自体脂肪进行隆胸术还可以为假体隆胸术后形态不良者行自体颗粒脂肪移植矫正以及对胸壁过度扁平不适宜直接行假体隆胸者先行自体颗粒脂肪移植以增加胸壁厚度，再行假体隆胸，均取得了良好的术后效果。

○ 一、手 术 方 法 ○

1. 术前准备 术前常规行血常规、生化全项、出凝血时间，肝炎系列、艾滋抗体、心电图等检查，避开月经期，排除高血压、糖尿病等慢性疾病。术前均行乳腺全景自动超声检查或乳腺磁共振检查。嘱受术者行站立位，评估胸部基础条件并设计画线，标记出需填充脂肪范围、脂肪抽吸部位、假体植入位置等。所有受术者均选择静脉复合麻醉加局部浸润麻醉。

2. 脂肪抽吸与纯化 选取大腿内外侧或下腹部脂肪，肿胀麻醉后，以20 ml注射器连接2.0 mm吸脂针负压抽取脂肪；将抽取的脂肪转移至倒置的50 ml注射器中，4℃冷盐水反复清洗至纯黄色，轻柔挑出条索状纤维结缔组织，静置沉淀后，选用2.5 ml注射器抽吸颗粒脂肪连接直径1.5 mm的注脂针备用。

3. 颗粒脂肪移植

（1）自体脂肪隆胸及假体隆胸术前脂肪注射：进针点选在乳房下皱壁正中及乳晕两侧正中。先用16号针头刺破表皮，再将加工纯化好的自体颗粒脂肪沿乳腺后间隙和皮下层缓慢、扇形、多点、多隧道注射至整个乳房标记范围，其中乳腺后间隙注脂量占总量的40%，皮下注脂量占60%。注射完毕后，轻柔按摩塑形，避免脂肪堆积呈团块或形成硬结。因为假体隆胸均选用双平面技术，这两个层面的注射不会影响假体植入时分离腔隙（图4-40）。

（2）假体隆胸术后脂肪注射：术前认真评估假体隆胸术后乳房现有形态、位置，重点标记需要矫正的不良部位。例如两侧乳房高低不等，应画出对称的等高线将颗粒脂肪均匀注射到需要调整的部

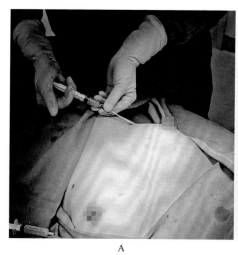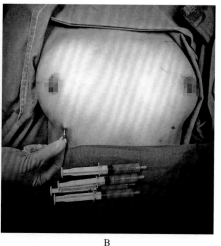

图 4-40　颗粒脂肪注射
A. 腺体后间隙脂肪注射；B. 下皱襞中点穿刺

位；胸部软组织菲薄，假体轮廓显露，外形僵硬者，可将颗粒脂肪沿假体周围注射，注意弧度的衔接，使乳房形态变得流畅、柔和。为预防刺破假体，注射脂肪时助手需轻轻推开并保护好硅胶假体。

◦ 二、典 型 病 例 ◦

病例1：患者，25岁，假体隆胸术（曼托圆形200 ml假体）后2年。自感乳房仍偏小，乳房下极空虚，外形生硬不自然，要求行自体颗粒脂肪填充以矫正形态。常规检查无异常后，抽取双侧大腿脂肪，纯化后行双侧乳房注射，每侧160 ml；颗粒脂肪注射部位主要为外下象限和内下象限以及假体周围。术后半年随访，乳房外形得到明显改善，效果满意（图4-41）。

病例2：患者，32岁，哺乳期后乳房严重萎缩，胸壁扁平，极其自卑要求行隆胸术。患者因胸壁过薄不宜直接行假体隆胸，故分别于2015年11月和2016年5月先后2次行自体颗粒脂肪移植，每次每侧移植100 ml；第2次移植术后1年，行曼托水滴形225 ml假体隆胸术。术后1年随访乳房饱满，外形良好（图4-42）。

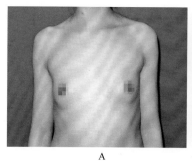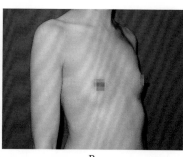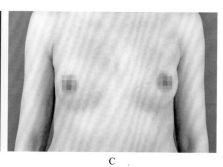

图 4-41　小乳症，假体隆胸术后脂肪移植
A. 假体隆乳术前正位；B. 假体隆乳术前斜位；C. 假体隆乳术后2年自体脂肪移植术前正位；D. 假体隆乳术后2年自体脂肪移植术前斜位；E. 自体脂肪移植1次术后6个月正位；F. 自体脂肪移植1次术后6个月斜位

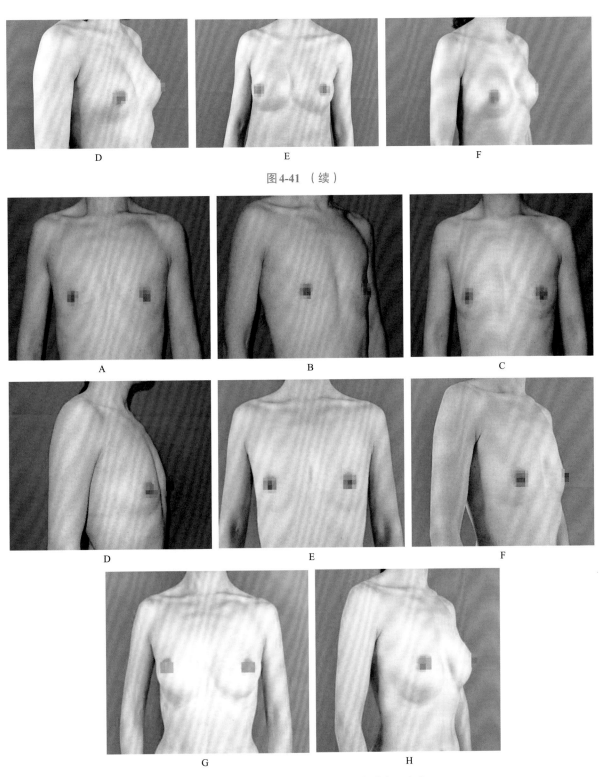

D   E   F

图 4-41 （续）

A   B   C

D   E   F

G   H

图 4-42　32 岁，哺乳后乳房萎缩，胸壁扁平患者

A. 自体脂肪移植第 1 次术前正位；B. 自体脂肪移植第 1 次术前斜位；C. 自体脂肪移植第 2 次术前正位；D. 自体脂肪移植第 2 次术前斜位；E. 自体脂肪移植第 2 次术后 1 年假体隆乳术前正位；F. 自体脂肪移植第 2 次术后 1 年假体隆乳术前斜位；G. 假体隆乳术后 1 年正位；H. 假体隆乳术后 1 年斜位

硅胶假体具有各种大小、凸度、形态规格，可根据患者的自身条件和实际要求进行选择。因此，假体隆胸术适应证广，且具有立竿见影的手术效果，可避免多次手术。但是，假体异位和形态不佳是最常见的假体隆胸术后并发症，表现为双侧假体高低不一、两乳间距过宽、两侧乳房轮廓线不流畅或过于明显、乳房下皱襞不对称及乳房上极过于饱满或空虚等。对于以上问题，在不更换假体的情况下，可以利用颗粒脂肪移植进行矫正或修复改形。颗粒脂肪移植可避免再次手术，患者易于接受，调整后不仅能提高假体隆胸术的患者满意度，且能够明显改善患者因假体隆胸术后的缺陷造成的心理问题。

乳房是女性形态美的重要特征，符合美学标准的乳房应该具有圆润、流畅、优美的曲线。过于消瘦的求美者，由于胸壁过扁平，皮肤软组织少，若直接行假体隆胸会因局部张力大，致假体轮廓显露，外形僵硬。鉴于此，可先采用颗粒脂肪移植使得胸部的软组织量增加后再择期进行假体隆胸，这样可使患者获得理想的乳房美学形态，也因术前自体颗粒脂肪移植可减少植入乳房假体的容积。此外，也会因皮肤张力减少而降低包膜囊挛缩等并发症的发生风险。有研究显示，将假体丰胸与颗粒脂肪移植一次完成，同样可取得良好的手术效果。

注射器法是目前获取自体颗粒脂肪的常用方法之一。研究表明，使用较小容量的注射器取材损伤小，且更能保持脂肪细胞的活性与代谢功能。笔者采用 20 ml 注射器连接 2.0 mm 吸脂针抽吸脂肪是为了最大程度地保持脂肪的活性，纯化时仅采用静置沉淀法，而未使用离心法，均有利于减少对脂肪细胞的刺激，从而提高颗粒脂肪移植成活率。

颗粒脂肪移植到受区后的血运建立是移植脂肪成活的关键，因此，强调要遵循多平面、多点、多隧道的注射原则，这样不仅有助于移植自体颗粒脂肪的成活，也可以减少术后并发症的发生。在注射层次的选择方面，应该常规以扇形、均匀注射在胸部皮下与乳腺后间隙，同时肌肉层也可注射。肌肉层血运丰富，注入后有利于移植颗粒脂肪的血管化。笔者曾随访到 1 例颗粒脂肪移植隆胸 18 年后的患者，在为其实施假体隆胸术中发现注射至胸大肌内的脂肪成活良好，呈鲜黄色嵌在肌肉层中。但安全地注射到肌肉层对操作者的技术要求较高，且若为局部麻醉施术，注射至肌肉内痛感会明显。

总之，假体隆胸术前、术后实施自体颗粒脂肪移植其作用和意义不同，术前注射是为了增加胸壁厚度，为假体隆胸提供较好的受区条件；术后注射是为了改善和调整不良形态，增加美感，两者结合相得益彰，有利于改善假体隆胸的手术效果，提高受术者的满意度。

脂肪注射隆臀

○ 一、臀部美学与解剖特点 ○

（一）臀部美学

臀部边界和体表标志：后面观臀部呈左右两侧类半球形外观；单侧臀部上界为经髂嵴水平线，外界为经大转子垂线，内界为骶骨正中垂线，亦即体表的臀中皱襞；下界为经臀下皱襞水平线。理想的女性臀部呈圆润、饱满的半球形；与纤细的腰部形成鲜明对比，其间由平滑曲线过度，似"沙漏"形；从后面及侧面观看，理想的腰-臀比近似0.7，这要求腰骶及侧腰曲线平滑内收；臀中、上部表现出较大突度和饱满度，侧面观臀后最凸点到大转子垂直距离为大转子与阴阜垂直距离的2倍；横切面方面，臀后最凸点应在中内侧1/3范围内；臀下皱襞尽量短，不伴臀部下垂。

（二）臀部解剖特点

1. 皮肤和皮下脂肪 臀部浅层脂肪较为丰满，与皮肤结合紧密，形态、厚度较均匀，在内侧臀间沟处逐渐变薄。浅、深层脂肪由浅筋膜系统相隔，深层脂肪的量和结构受体脂含量影响，存在较大个体差异。肥胖者深层脂肪增多，呈连续层状结构；消瘦者深层脂肪相应减少，呈不连续片状分布。两侧坐骨结节区域的浅、深层脂肪均极少。与臀部相邻的腰部脂肪分布对臀部形态有重要影响，腰部深层脂肪蓄积位置存在明显的性别差异。皮下脂肪厚度随年龄增长而增加，特别是在躯干下部，如腰部和臀下区域。

2. 浅筋膜系统 臀部浅筋膜发达而致密，呈明显层状结构，纤维包裹脂肪组织，充满弹性。其向上与腰部浅筋膜相延续，向内在臀间沟处与深筋膜结合，将臀部皮下组织分为2个独立单位。

（1）浅层支持韧带：浅筋膜发出致密坚韧的浅层支持韧带，短而垂直，形成"蜂巢"状结构；包裹浅层脂肪，形成较为致密的脂肪垫，有良好的抗压能力，坐位及仰卧位时起支撑及缓冲作用。

（2）深层支持韧带：臀部深层支持韧带较发达，自臀上部起，由上至下强度逐渐增强，至臀中部几乎与浅层支持韧带同等坚韧致密。深层支持韧带呈垂直走行，与浅、深筋膜紧密结合，使臀部皮下组织滑动性变小。

臀部外侧凹陷处，深层支持韧带与深筋膜紧密结合。臀部浅筋膜系统在坐骨结节区域变得坚韧富有弹性，无完整连续的浅筋膜层，脂肪含量低，大多为纤维结缔组织，形成圆锥状皮肤支持韧带。该韧带起自坐骨结节骨膜，斜向下方呈扇形放射状走行，止于臀部内下区域的真皮，联结皮肤范围上至坐骨结节平面，下至臀下皱襞，内至臀间沟，外至臀部中外1/3交界处。其横断面呈三角形，顶点为坐骨结节，底边为臀部内下区域皮肤。该韧带是臀下部弧形形状的解剖基础。在肛门周围，浅筋膜包含一些肌纤维，构成肛门外括约肌。臀下皱襞下方大腿后内侧浅筋膜系统最为致密，皮肤支持韧带强劲，垂直止于皮肤，紧密包裹皮下脂肪。该区域皮下组织形成柱状支撑，对维持臀部下方形态起到重要作用。

3. 深筋膜

（1）臀肌筋膜：臀肌筋膜包裹臀大肌和阔筋膜张肌，其中臀大肌筋膜是典型的肌外膜性筋膜，而非腱膜性筋膜，呈菲薄透明状附着于肌内隔，并与深层脂肪结合紧密。深面的臀大肌筋膜在臀大肌和臀中肌之间形成滑动平面，该处存在脂肪组织，使两者可自主活动。臀肌筋膜浅层近端与胸腰筋膜浅层相连，深层联结髂嵴骨膜，远端与阔筋膜和髂胫束相连，内侧附着在骶骨和尾骨的骨膜周围。

（2）臀中肌筋膜：臀中肌筋膜为菲薄结缔组织层，近端附着于髂骨及骶骨，其一部分与臀大肌筋膜融合共同组成髂胫束，一部分止于股骨骨膜；未覆盖臀大肌的臀中肌筋膜增厚，纤维增多。

（3）梨状肌和闭孔内肌筋膜：梨状肌、闭孔内肌筋膜亦由菲薄纤维层组成，并牢固附着于下面肌肉表面，梨状肌筋膜包裹坐骨神经。

4. 臀部肌肉及其筋膜室

（1）臀部肌肉浅层：臀部肌肉浅层有臀大肌和阔筋膜张肌，臀大肌起自臀中肌、髂外肌、竖棘肌筋膜以及骶骨下背侧、尾骨外侧和骶结节韧带，止于髂胫束和股骨近端。臀大肌为强有力的股骨伸肌，并横向稳定臀部，是决定臀部围度和形状最重要的肌肉，其运动主要受臀下神经支配（图4-43）。

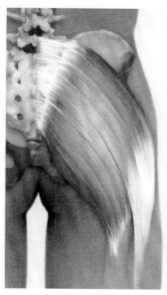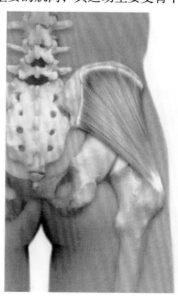

图4-43　臀大肌（A）和臀中肌（B）

（2）臀部肌肉中层：臀部肌肉中层为臀中肌、梨状肌、闭孔内肌和股方肌，臀中肌起于髂骨外侧，止于外侧大转子，受臀上神经支配；梨状肌起于骶骨前，止于大转子上内侧缘，由腰5（L_5）、骶1、2（S_1、S_2）分支支配。梨状肌是臀肌神经血管结构和坐骨神经的标志位置。

（3）臀部肌肉深层：臀部肌肉深层有臀小肌和闭孔外肌。臀小肌起于髂骨外表面，止于大转子前外侧，和闭孔外肌均受臀上神经支配。臀上动脉和神经穿梨状肌上孔，走行于臀中肌和臀小肌之间的平面。

（4）臀部筋膜室：臀部有 3 个具有明确间隔的肌筋膜室，分别是臀大肌筋膜室、臀中肌-小肌筋膜室及阔筋膜张肌筋膜室。臀大肌筋膜室的边界上至髂嵴，外至髂胫束，内侧为骶骨、尾骨和骶结节韧带深筋膜。臀中肌-小肌筋膜室上界为臀深筋膜和阔筋膜张肌筋膜室，外至髂胫束，深面为髂骨，大多数重要的神经血管结构位于此室。阔筋膜张肌筋膜室由阔筋膜和髂胫束组成。当臀中肌-小肌筋膜室内容物增加，如出血、血肿形成使筋膜室内压增高，超过安全压力范围时，即可能出现罕见的筋膜室综合征，导致肌肉坏死、神经变性。

5. 血管神经 臀部血管神经主要有走行通过梨状肌上孔的臀上动静脉和臀上神经，通过梨状肌下孔的坐骨神经、股后皮神经、臀下动静脉、臀下神经、阴部内动静脉和阴部神经。坐骨神经是人体最大的神经，起自腰 4（L_4）至骶 3（S_3）神经根的骶丛。其在臀部仅发出 1 条至髋关节的分支，主干通过梨状肌下方的坐骨大孔离开臀部，进入大腿后侧，在腘间隙上方分为腓总神经和胫神经。

∘ 二、臀部脂肪注射移植技术要点 ∘

臀部脂肪注射移植存在较高风险，临床表现为脂肪栓塞或脂肪栓塞综合征，共性原因为脂肪栓子入血。可能的机制为注射针直接损伤臀下静脉，大量脂肪被直接注射入血；抽吸造成小静脉壁损伤，脂肪注射使局部压力增高，脂肪颗粒受压进入受损静脉；臀肌内脂肪注射时，因肌肉组织高度血管化，脂肪颗粒入血风险增高。Rosique 近期总结了臀部脂肪注射的危险三角，本解剖研究结果与其认识一致，即除臀上动、静脉外，臀部主要血管及坐骨神经均位于以骶骨上端为顶点、两侧臀下皱襞内侧 2/3 为底点相连的三角形区域的深层肌肉中。Del Vecchio 等的研究亦显示，臀大肌筋膜呈菲薄透明的肌外膜性筋膜，与深层脂肪紧密结合，其余臀部深筋膜亦显示出肌外膜性筋膜特性，提示臀部深层肌筋膜在脂肪注射时易被穿透，抗压能力弱，缺乏屏障作用，技术要点如下。

（1）为了更好地显现隆臀的良好效果，一般首先考虑选择臀部附近区域，如腰背部、髂部、大腿外侧和腹部。强调骶部三角的脂肪抽吸，不仅仅是为了颗粒脂肪供区的需要，而且是为了恢复重要的臀部美学特征。

（2）使用内径 3 mm 及以上钝头针管，边退针边注射，轻柔操作以免损伤血管。

（3）脂肪注射增加臀突度时，进针点建议在臀间沟上缘（最高点最表浅处），向远离臀部中央方向走行，边退针边注射。注射平面在皮下脂肪层，首先在深层脂肪平行于臀大肌纤维走向呈放射状扇形均匀注射，浅层脂肪适量注射小颗粒脂肪。

（4）脂肪移植常见区域是臀部外侧凹陷区域，该区为黏着区域，注射层次为深层脂肪。

（5）熟悉臀部解剖，臀部危险区域禁忌在深层注射脂肪，避免损伤与压迫臀部血管神经。

（刘 萍 刘 毅）

第五节 女性会阴部自体脂肪注射

正常的女性会阴部丰满有弹性，视觉上的具有美感（图4-44），会阴部衰老后，其主要表现为大阴唇干瘪塌陷，从而使阴蒂、小阴唇、阴道口裸露，给人一种不美的外观（图4-45）。女性会阴部衰老是人体衰老的重要标志之一，和身体其他部位的衰老一样，女性在30岁以后，体内雌激素水平开始下降，会逐渐出现阴道松弛、大阴唇萎缩等，这是女性随着年龄增长而出现衰老的生理现象。另一方面，妊娠经阴道分娩也可导致阴道损伤，引起阴道松弛，阴道口扩大。

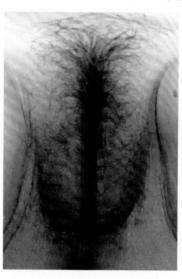 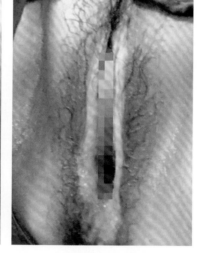

图4-44　丰满有弹性的女性外阴　　　　图4-45　干瘪萎缩的女性外阴

女性会阴部衰老会造成诸多生理问题，包括以下几个方面。①频繁感染妇科炎症；②阴道干涩，有异味；③尿急尿频，压力性尿失禁；④阴道黏膜敏感度缺失；⑤大小阴唇干瘪褶皱；⑥阴唇颜色发黑，黯淡无光等。此外，还会引发女性的一系列心理问题，如心情烦躁，精力难以集中；夫妻性生活不和谐；自卑、生活暗淡等。为了改善女性会阴部衰老所造成的上述问题，采用自体脂肪注射移植是一种有效的临床整复手段，也是私密整形美容的重要内容。

一、概　述

会阴部的美学主要包括形态、色泽、功能等，由于每个人的形态特点等各不相同，因此，从审美角度只能遵循一般规律，正如每个人的面貌、长相不同一样，要根据患者会阴部老化萎缩的具体情况，制订有针对性的整复方案，最大程度地恢复会阴部形态，主要是局部丰满度。同时，还要顾及功能的恢复，其主要取决于阴道的内径与收缩力。因此，治疗重点应当是适度缩小阴道直径，提高其收缩力。

（一）阴道的解剖

正常成年女性的阴道内径根据有无性经历与经阴道分娩史而不同，一般正常能容2指。没有性经历的成年女性阴道内径为2.0～2.5 cm，有性生活经历者其阴道内径为3.5～4.0 cm，有分娩经历的女性阴道内径为4.5～6.0 cm。

正常阴道的长度方面，前壁7.0～9.0 cm，后壁9.0～12.0 cm。汉族女性阴道前壁长度平均8.0 cm，后壁9.5 cm；而新疆维吾尔族女性的阴道则相对汉族女性较长，其前壁平均长度为10.2 cm，后壁平均长度为12.2 cm。此外，经产妇每经阴道分娩一次阴道前壁平均会增长0.5～1.2 cm，后壁增长1.0～2.0 cm。

此外，阴道的宽窄和收缩力决定着女性性功能，术前测量对于手术矫正也具有重要的参考价值。

（二）手术适应证

（1）心理问题，情感危机。
（2）外观不良，会阴部老化萎缩不同程度影响外观，且性生活不和谐。
（3）收缩力不佳，合并张力性尿失禁等是阴道松弛手术的客观指征。
（4）年龄增大，卵巢功能逐渐减退，雌激素量减少，使阴道黏膜发生退行性变、肌张力下降、握力减小，黏膜萎缩等。
（5）先天性原因，未经阴分娩仍出现松弛。
（6）经阴道分娩史，有轻度会阴裂伤或会阴侧切史。

（三）手术禁忌证

（1）生殖道炎症，月经期。
（2）生殖系统肿瘤。
（3）重度会阴裂伤、肛周疾病、妊娠期妇女及未发育成熟的少女。
（4）伴有血液系统疾病、严重心脑血管疾病及其他不能耐受手术的内科疾病。

（四）手术时机

1. 会阴部年轻化
（1）身体健康，无重要脏器疾病，能耐受麻醉、手术；

（2）避开月经期。

2．阴道充填紧缩术

（1）产后6个月后，体内激素水平恢复到孕前状态时再进行。

（2）产前或产后感觉阴道松弛，不能满足性生活要求。

（3）年龄较大，感觉阴道松弛，性生活中女性体会不到"容纳感"，男方也体会不到"紧握感"，阴茎抽拉（火塞运动）时有"喷气声"。

◦ 二、女性会阴部自体脂肪注射 ◦

会阴部自体脂肪注射移植包括增加会阴部丰满度，改善外观的会阴部年轻化手术和增加性功能的阴道充填紧缩手术。

（一）术前准备

（1）月经干净后1周左右做最好。

（2）清洁灌肠，以排空结肠内粪便。

（3）排空膀胱或必要时插导尿管。

（4）术前做会阴部检查，以评估手术效果及脂肪用量。

（5）常规的术前体检，以确保手术的安全。

（二）麻醉方法

一般选择全身麻醉、腰麻或局部麻醉。

患者体位选择方面，获取脂肪时取平卧或俯卧位，会阴部自体脂肪注射移植时取截石位，以利于操作。

（三）自体脂肪获取与处理

自体脂肪是从具有丰富脂肪的供区部位提取，最常见的供区是腹部、髂腰区、股上周围部。常规用直径2.5～3.0 mm的锐针供区抽取自体脂肪，脂肪抽取后，生理盐水洗涤，去除脂肪中的血液和局部麻醉剂等；洗涤后的脂肪一般不做离心脱水而是用过滤网滤出多余的水分（图4-46）；再加入富血小板血浆和适量类固醇皮质激素，将脂肪剪碎、混匀，分装于1 ml带螺口的注射器中备用（图4-47）。

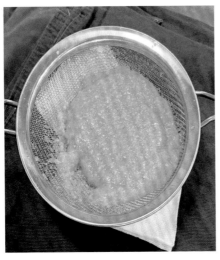

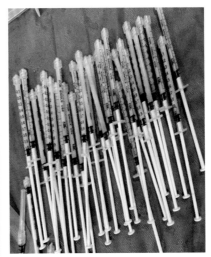

| 图 4-46　过滤网处理脂肪 | 图 4-47　处理后备用的脂肪 |

（四）注射移植方法

1. 进针点选择　阴道后壁、侧壁的进针口选择在阴道口后舟状窝的下方皮肤上，大阴唇、阴阜的进针点选择在大阴唇两侧的上方（图 4-48）。G 点是女性的一个性兴奋点，是在阴道口前壁距离阴道口 3～5 cm 的一片区域。摸着这片区域和别的阴道组织的感觉不一样，厚实、有很多疙瘩一样（图 4-49）。其注射点选择在距尿道口 2～3 cm 黏膜皱褶处，应注意不要损伤尿道。

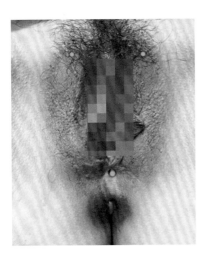

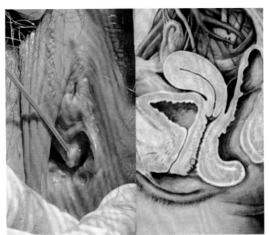

| 图 4-48　大阴唇上方、舟状窝进针点 | 图 4-49　G 点位置 |

2. 自体脂肪填充

（1）阴道充填紧缩术：阴道周围的脂肪填充进针点的位置见图 4-50、图 4-51。①填充技巧。选择钝头 15～18 G 针，多点多腔道注射，注射深度在 10 cm 范围内，阴道口周围处女膜痕迹下方可适当多注射，以缩小阴道外口。右手持注射器进针，左手指在阴道壁上感觉，针完全达到理想的部位后，边退针边注射脂肪，尽量做到整个阴道壁均匀平整。后壁与直肠、两侧壁与耻骨梳之间有自然

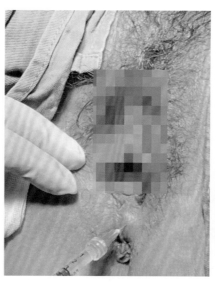
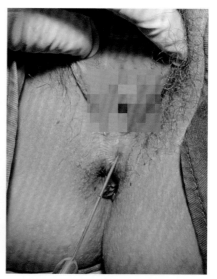

图4-50　舟状窝注射局部麻醉药　　　　图4-51　注射脂肪进针方式

腔隙，容易注射；对于有阴道侧切或阴道后壁接受过手术整形，遗留局部瘢痕者，注射难度较大，注射时应谨慎，以免刺破阴道壁或直肠壁引起脂肪外溢或移植脂肪部位的感染。阴道后壁的脂肪填充可以矫正直肠前突畸形，治疗直肠前突型便秘（图4-52）。②填充量。一般后壁即直肠阴道间隙填充量为20～30 ml，侧壁各5～10 ml，G点及尿道两侧1～3 ml。G点是女性的一个性兴奋点，局部注射相当于加强前壁，使老年人下垂变直的尿道曲度变小，对女性压力性尿失禁有一定的治疗作用，随访部分患者，其效果比较满意（图4-52）。

阴道周围的脂肪填充可以使空虚的阴道闭合（图4-53）。

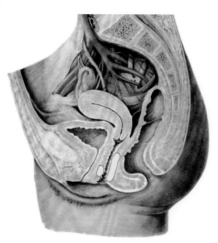
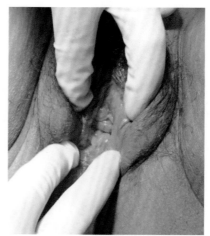

图4-52　脂肪填充前、后壁位置　　　　图4-53　脂肪填充后70天

（2）会阴部年轻化手术：①大阴唇部位的脂肪填充。大阴唇的皮下是以脂肪组织为主的疏松结缔组织，因衰老引起局部萎缩。此部位适宜脂肪组织的生长，所以脂肪移植后成活率很高，而且外形恢复良好。注射技巧方面，采用多点多隧道，进针后边退针边注射脂肪。近小阴唇处适当多注射，以增加大阴唇的美感（图4-54，4-55）。注射量为每侧15～20 ml。②阴阜部位的脂肪填充。阴阜位于耻骨联合前方的皮肤隆起，皮下脂肪丰富，青春期该部开始生长呈三角形分布的阴毛。人体

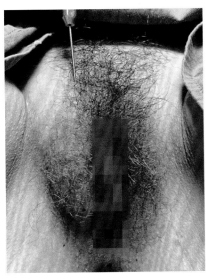 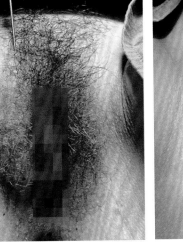

图4-54　一侧大阴唇注射15 ml后　　　　　图4-55　双侧大阴唇注射后

衰老后，局部萎缩，皮下即为耻骨，骨感明显，两性生活时，失去女性的温柔而降低两性和谐度。脂肪注射量为20～40 ml，注射范围为耻骨联合前方阴毛区；进针点同大阴唇进针点，只是改变方向。私密填充4个月后的随访见图4-56。

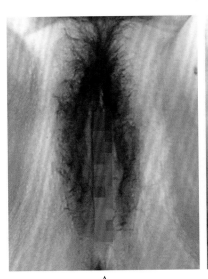 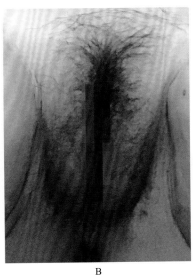 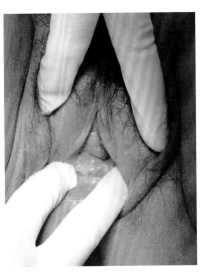

A　　　　　　　　　　　　　B　　　　　　　　　　　　　C

图4-56　阴道周围填充脂肪术后

A. 术前；B. 术后4个月；C. 术后4个月阴道腔隙

（五）常见并发症

1. 血肿　多在阴阜或大阴唇脂肪填充时出现，一般10 d左右可吸收，局部烤电、热敷，适当应用抗生素预防感染（图4-57）。

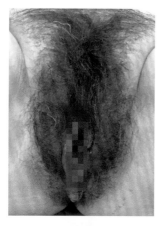

图4-57 脂肪填充术后血肿

2. 感染 术中严格无菌操作规程，一般不会出现感染。但术前30 min常规应用抗生素，对预防感染可起到事半功倍的作用。一旦出现感染要积极联合应用抗生素，局部热敷烤电，形成脓肿，要经阴道穿刺引流，充分清理注射的脂肪，很快就可恢复。

笔者有300多例私密填充脂肪的临床案例，只在大阴唇填充5～10 d后出现感染，4例5处；阴道内、阴阜处的感染尚未发现。早期1例治疗给予切开引流治愈（图4-58），但留有瘢痕（图4-59）。后期治疗改为局部注射肿胀麻醉液后吸出并负压引流，效果满意（图4-60、图6-61）。

3. 油粒肿 注射层次表浅或注射不均匀可出现油粒肿，体积大者可用12号针头抽出，体积小者不予理会，自行吸收（图4-62）。

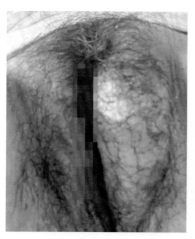
图4-58 左侧大阴唇感染

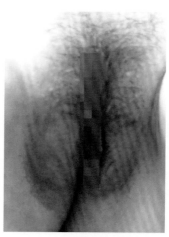
图4-59 左大阴唇变小有瘢痕

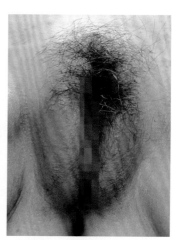
图4-60 右侧大阴唇炎症

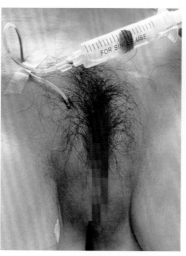
图4-61 局部抽吸后放置负压引流

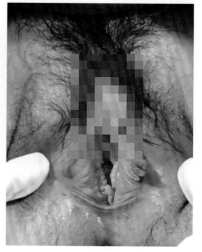
图4-62 阴道壁油粒肿

（1）阴道壁脂质性囊肿：注射不均匀、术后即刻按摩不到位引起，局部扪及肿物，边界清，囊性感，部分经按摩后自行吸收，经3个月保守治疗不愈可穿刺抽出（图4-63，图4-64）。

（2）脂肪栓塞：阴道周围为潜在性腔隙，注射脂肪比较容易也安全，注射时掌握进针后边退

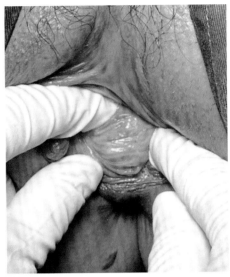
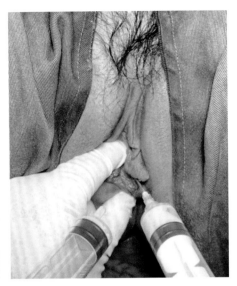

图 4-63　阴道后壁脂性囊肿　　　　　　图 4-64　囊肿穿刺抽出液性脂肪

针边注射，一般不会出现栓塞，一旦栓塞多为肺栓塞，出现呼吸道症状，危及生命，应及时转诊治疗。

（李开梓）

参考文献

［1］ 刘萍, 刘毅, 李霞, 等. 面部美学分区及其在脂肪颗粒注射面部年轻化中的应用 [J]. 中华医学美学美容杂志, 2015, 21 (5): 273-276.

［2］ 蔡磊, 商婷, 王禹能, 等. 自体脂肪移植在隆乳术中的临床应用 [J]. 中华医学美学美容杂志, 2018, 24 (5): 297-300.

［3］ 翟朝晖, 陈振雨. 乳晕切口大剂量分散性多层次注射自体脂肪颗粒隆乳术 [J]. 组织工程与重建外科杂志, 2015, (2): 74-77.

［4］ 陈政军, 赵星星, 肖鹏, 等. 自体脂肪联合硅凝胶假体隆乳术的临床效果分析. 中国医疗美容, 2017, 2 (5): 123-125.

［5］ 杨勇. 自体脂肪颗粒移植在硅胶假体隆胸术后缺陷的应用 [J]. 中国医疗美容, 2014, 4 (3): 8-9.

［6］ 刘毅, 栾杰. 自体脂肪移植新技术 [M]. 北京: 清华大学出版社, 2017.

［7］ BISHOP A, HONG P, BEZUHLY M. Autologous fat grafting for the treatment of velopharyngeal insufficiency: state of the art [J]. Aesthetic Surgery Journal, 2014, 67 (1): 1-8.

［8］ SHIFFMAN MA. Principles of autologous fat transplantation [M]. Berlin: Springer-Verlag Berlin Heidelberg, 2010: 11-17.

［9］ 尹康, 赵利平, 吴国平, 等. 不同方法纯化自体脂肪颗粒移植隆乳术疗效对比 [J]. 重庆医学, 2016, 45 (27): 3811-3813.

［10］ 叶怀挺, 李鹏超, 仇树林. 自体颗粒脂肪移植在矫正硅凝胶假体隆乳术后缺陷中的临床应用 [J]. 中国美容医学, 2014, 23 (6): 434-436.

［11］ 王志刚, 曲妙轩, 张丰等. 自体脂肪移植在隆胸术中的应用 [J]. 中国临床医学, 2014, 21 (6): 692-695.

［12］ 李青峰. 自体脂肪移植技术的临床应用 [J]. 中华整形外科杂志, 2010, 26 (3): 515-517.

［13］ 刘毅. 自体脂肪移植的共识与争议: 制定自体脂肪移植临床操作规范的必要性 [J]. 中国美容整形外科杂志, 2015, 26 (2): 65-67.

［14］ Shiffman MA. 自体脂肪移植 [M]. 孙家明. 译. 北京: 人民卫生出版社, 2012.

［15］ 穆大力. 提高自体脂肪移植隆乳效果及减少并发症的策略 [J]. 中华医学美学美容杂志, 2013, 19 (5): 321-322.

［16］ 刘萍, 刘毅, 宋玫, 等. 自体脂肪移植隆乳 18 年随访并文献复习一例 [J]. 中华医学美学美容杂志, 2019, 25 (1): 32-35.

第五章

肉毒毒素注射

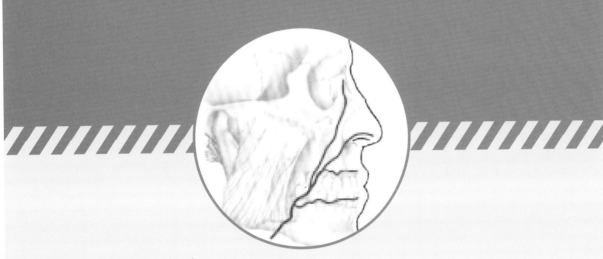

肉毒毒素（Botulinum toxin）自1989年被批准临床使用至今已有32年，对整形美容专业产生了极大的影响，其临床应用急速增长，2000年美国ASPS注册医生操作的肉毒毒素注射例数为0.79百万例，而2019年已经达到7.7百万例，上升近10倍。肉毒毒素注射已成为整形美容例数最多的操作项目，大约占所有治疗例数的30%。作为一个新兴的治疗手段，肉毒毒素在整形美容专业的应用已经得到了医患双方的充分认可。本章从肉毒毒素的基础知识、临床应用、肌肉解剖、注射技术、不良反应及处理等几方面进行阐述。

肉毒毒素的基础知识

◦ 一、肉毒毒素的发现和历史 ◦

肉毒毒素是由肉毒梭菌（属于梭状芽孢杆菌）产生的一种细菌外毒素，是已知最毒的微生物毒素之一，能引起以神经肌肉麻痹为特征的肉毒中毒，致死率极高。根据毒素抗原的不同，肉毒毒素可分为A、B、C、D、E、F和G七型，C型中尚有C1和C2两个亚型。除C2型是细胞毒素以外，其余均为神经毒素，其中以A型毒力最强。目前，用于临床治疗的主要是A型肉毒毒素。

肉毒毒素最早应用于临床研究始于20世纪60年代末，美国的Scott博士从肉毒中毒患者最早出现眼症状、且缓慢恢复中得到启示，首先设想将肉毒毒素用于眼科疾病治疗，并在动物试验的基础上逐步应用于斜视、眼睑痉挛的治疗，此后又扩展到面肌痉挛、痉挛性斜颈、肢体肌张力障碍等病症，都取得了良好的效果，其最早的学术论文发表于1973年。1989年12月美国食品药品管理局（FDA）批准Botox（保妥适）应用于临床，我国兰州生物制品研究所1985年开始研制、生产和临床试验，其产品"衡力"肉毒毒素在1993年10月获得原卫生部新药证书，1997年2月得到准字号，是继美、英后第三个能生产该制品的国家。截至2021年，国际上应用于临床的肉毒毒素制剂已经有近10种（表5-1）。

1986年，加拿大眼科医生卡拉瑟斯（Carruthers）用A型肉毒毒素治疗眼睑痉挛时，意外发现其的皮肤除皱作用，此后将其引入美容领域，先从眉间纹开始，逐渐扩大到鱼尾纹、抬头纹等的治疗研究，取得了满意的效果。1992年作了首次报道，此后在美国和欧洲逐步推广，使A型肉毒毒素在美容方面的应用普及全世界。2002年4月15日美国FDA批准Botox用于美容除皱后，中国的衡力肉毒毒素也于2012年3月11日由SFDA批准应用于除皱。

目前，肉毒毒素已经应用于涉及眼科、神经科、康复科、整形外科、皮肤科（多汗症、美容）等领域50余种病症的治疗，被誉为"20世纪90年代神经药物的一大进展"。

。二、肉毒毒素的蛋白结构。

（一）前体毒素的结构和特性

在自然状态下或人工培养基中，肉毒毒素通常以一种复合体形式存在，即神经毒素和血凝素或非血凝活性蛋白的复合体，也叫前体毒素（progenitor toxin）（图5-1A）。与许多生物活性蛋白一样，肉毒毒素的生物活性与其空间形态结构有关，血凝素在保持毒素三维结构及稳定性方面起着重要作用。肉毒毒素很容易在40℃以上发生热变性，特别是在碱性条件下；空气/液体界面形成的气泡能引起神经毒素的伸展和形状的改变，从而使其失去毒性；在有氮气和二氧化碳的环境中也能发生毒素的变性；稀释至过低浓度（如ng/ml）能使神经毒素的稳定性降低，只有用含其他蛋白（如明胶、牛或人血清白蛋白）的缓冲液（pH 6.8或更低）稀释才能防止其毒性降低。

（二）肉毒神经毒素（衍生毒素）的分子结构和性质

用半乳糖作为配基的亲和层析或SP-sephadex或CM-sephadex的氯化钠梯度离子交换层析，能将神经毒素从肉毒前体毒素中分离出来。各型肉毒神经毒素具有相近的、150 kDa左右的分子量，其特异毒性或纯度为107～108 LD50/mgpr。

在神经毒素的双链结构和二硫键方面，现已公认，任何型的毒性成分都是作为单一多肽链而产生，但蛋白分解酶不管是内源或还是外源性，都能将毒素切割为双链而显示其毒性。被切毒素的两个多肽链间至少有一个二硫键联结，二硫键的作用在于维护毒素的完整及其毒性。还原剂如巯基乙醇、DTT（dithothertol）、SDS或尿毒素等能将二硫键还原，使被联结的双链彻底分离为100 kDa和50 kDa两个链，分别叫"H"链（重链）和L链（轻链）（图5-1B）。轻链的本质是锌肽链内切酶（Zinic endopeptidase）。彻底被分离的两个链是无毒的，若按等分子比例（即1：1的克分子）或重量之比（即L：H＝1：2），通过透析性再氧化，则能恢复其毒性的40%，说明除了组分外，两个链的特异性排列或空间位置在毒性维持方面也有很大的作用。

。三、肉毒毒素的药理及毒理机制。

（一）对神经肌肉接头的作用

肉毒毒素与运动神经有特异性亲合力，可作用于周围运动神经末梢、神经肌肉接头即突触处，抑制突触前膜对神经介质-乙酰胆碱的释放，引起肌肉松弛性麻痹，即化学去神经作用

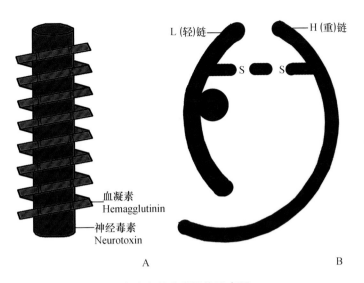

图 5-1　肉毒毒素的分子结构示意图

A. 肉毒前体毒素电镜模式图；B. 肉毒神经毒素的一级结构。肉毒毒素分子开始被合成为单链，进而被切割为二硫键联接的双链分 L（轻）链（氨基酸 1-448）作为锌肽链内切酶，蛋白分解活性集中于氨基末端，H（重）链（氨基酸 449-1280）具有胆碱能特异性，能促进轻链运转，从而通过核内体膜。

（chemodenervation）（图 5-2A）。神经毒素发挥其麻痹作用有结合、内吞、阻断三个过程分别为毒素蛋白与神经细胞上的受体结合、毒素蛋白依赖能量的内化过程、抑制神经介质（乙酰胆碱）的释放。肉毒毒素的受体识别位点在重链的 C 末端（H1 片段），依赖能量的内化作用和通道形成发生于重链的 N 末端（H2 片段），轻链进入神经细胞后通过一系列蛋白分解活动抑制神经介质的释放。近年来的研究发现，肉毒毒素的轻链是锌肽链内切酶，作用底物是一种与乙酰胆碱囊泡停靠和胞吐有关的融合蛋白，其是由突触体联系蛋白（A、E 型毒素靶物）、囊泡联系膜蛋白（B、D、F 型毒素靶物）和突触融合蛋白（C 型毒素靶物）组成的一种复合物，也叫 SNARE［可溶性的 NSF（N- 乙基 - 马来酰亚胺 - 敏感分子）- 附着蛋白体］复合物。各型肉毒毒素的轻链可裂解此复合物中某种蛋白的特异残基，阻止 SNARE 复合物的功能或形成，进而抑制神经介质的胞吐（图 5-2 和 5-3），使乙酰胆碱释放受阻。

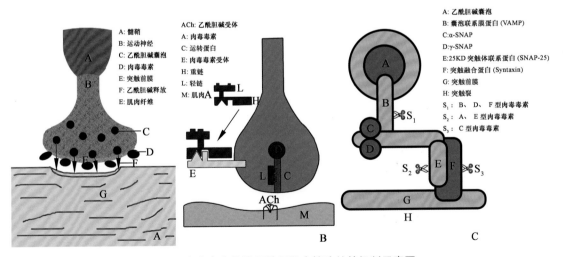

图 5-2　肉毒毒素作用于神经肌肉接头处的机制示意图

A. 肉毒毒素在神经肌肉接头处的结合，抑制乙酰胆碱的释放；B. 肉毒毒素分子生物学机制；肉毒神经毒素通过重链与胆碱能神经末梢受体结合，此后轻链进入胆碱能神经末梢，抑制由运转蛋白介导的乙酰胆碱囊泡对乙酰胆碱的释放和运输；C. 肉毒毒素分子水平的作用机制，不同类型肉毒神经毒素对不同蛋白的裂解

139

第五章　肉毒毒素注射

肉毒毒素对肌肉的麻痹作用通常在注射后2～3 d开始出现，这种变化在神经电生理的测定过程中可以体现出来。使用A型肉毒毒素注射额肌和眼轮匝肌后，通过对上述肌肉的神经电生理检测和皱纹状况变化的观察，可以发现在药物注射后的48 h，局部的神经电生理检测已经出现了变化，通过面神经运动传导的复合肌肉动作电位波幅明显降低（图5-3）；使用表面电极测定左右额肌和左右眼轮匝肌的肌电图，其募集相波幅也出现了显著的减弱（图5-4）。

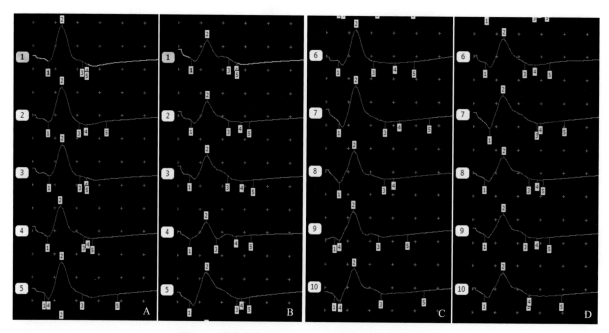

图5-3　肉毒毒素注射后48 h肌肉的动作电位变化

使用诱发电位肌电图仪记录肌肉的动作电位，刺激点位于面神经乳突前总干处，记录部位分别位于左右额肌、左右眼轮匝肌外侧上下部、眉间上下段，共10处。A、C为注射前，B、D为注射后48 h同一部位的表现。从A、C中可见，在注射前各肌肉显示出良好的动作电位波形，而注射后48 h动作电位的波幅出现明显的降低。图中横坐标点间隔为5 ms，纵坐标点间隔为2.5 mv

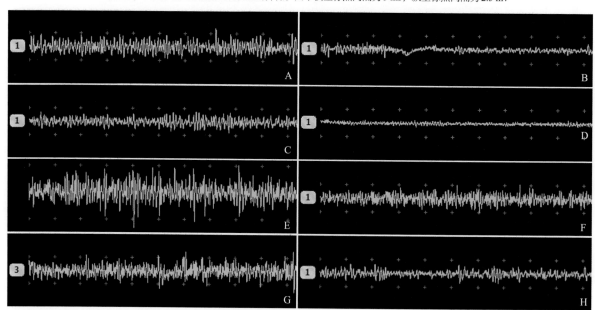

图5-4　肉毒毒素注射额肌及眼轮匝肌后的肌电图募集相波幅的变化

A、C、E、G分别为左右侧额肌和左右侧眼轮匝肌在注射前肌肉收缩时的肌电图，B、D、F、H是同一部位在注射肉毒毒素之后48 h所检测到的肌电图。图中可见，注射前肌电图有明显的肌电波峰；而注射后48 h收缩波峰明显降低甚至消失，呈现出无肌电活动或轻度肌电活动的状态。图中横坐标点间隔为100 ms，纵坐标点间隔为0.75 mv

（二）对传入神经的作用

A型肉毒毒素还能改变传入中枢的感觉反馈环，局部注射A型肉毒毒素能直接减少传入Ⅰa纤维传输，间接影响中枢神经系统，因而对感觉反馈发挥调节作用。

（三）对传递痛觉的伤害神经元的作用

A型肉毒毒素能影响传递痛觉的感受神经元。皮下注射A型肉毒毒素也能靶向皮肤的伤害感受神经，并减低痛觉的信息量，通过周围和中枢的抗伤害感受作用而发挥止痛效果。A型肉毒毒素能抑制P物质的释放，P物质是一种神经多肽，与痛觉、血管扩张和神经源性炎症有关。A型肉毒毒素还能抑制周围三叉神经血管系统肽的释放，并对偏头痛发生器产生适当的反馈，使偏头痛过程的激活和启动受到抑制，从而对偏头痛起到良好的治疗作用。

（四）对副交感神经元的作用

乙酰胆碱也是自主神经系统副交感节后纤维的神经介质，这些纤维支配不同的腺体，于是A型肉毒毒素对乙酰胆碱的作用成为治疗自主性疾病的实验基础，所以A型肉毒毒素是治疗多汗症和多涎症的有效药物。

◦ 四、肉毒毒素的制品 ◦

目前，国际市场流通着10种A型肉毒毒素制品（表5-1），我国批准使用者有4种，即美国的Botox（保妥适）、中国的衡力（BTXA）、英国的Dysport（吉适）、韩国的Botulax（乐堤保），其虽然有相同或相近的质量指标，但是其毒素提纯方法、质量情况、配方组成、稳定性、实际使用临床效果以至副反应、抗体产生等情况仍有差异。

表5-1 几种常用的A型肉毒毒素制剂

中文名	英文商品名	英文名	公司	国家	赋形剂
衡力	Lantox /Prosigne	CBTX-A	兰州生物	中国	明胶/右旋糖苷/蔗糖
保妥适	Botox	onabotulinumtoxinA	Allergan	美国	人血白蛋白
吉适	Dysport/ Azzalure	abobotulinumtoxinA	Ipsen	英国	人血白蛋白
乐提葆	Botulax/Zentox/ Regenox	/	Hugel	韩国	人血白蛋白
/	Xeomin	incobotulinumtoxinA	Merz	德国	蔗糖
/	Jeuveau/ Nuceiva	Nabota	Daewoong	韩国	人血白蛋白
/	Meditoxin	Neuronox	Medytox	韩国	
/	Relatox	Relatox	Microgen	俄罗斯	明胶/麦芽糖
/	/	DaxibotulinumtoxinA	Revance	美国	稳定肽

（一）组成和配方的比较

不同的肉毒毒素制剂的成分具有一定的共性，均含有相近的毒素复合体，但其赋形剂有所不同，如衡力、保妥适、吉适三种制剂，均为900 kDa的A型肉毒毒素（双链分子）和血凝素（HA）及非血凝素蛋白（NTNH）的复合体，是不同比例的活性毒素蛋白和无毒类毒素的混合物。除毒素复合体这一主要成份外，这些制剂的赋形剂有所不同，BOTOX有一定比例的人血白蛋白和氯化钠，Dysport则含有一定比例的人血白蛋白和乳糖，衡力（BTXA）则含有一定量的明胶、右旋糖酐和蔗糖；BOTOX最后以真空干燥，Dysport和衡力（BTXA）以冷冻干燥制成成品。

（二）提纯方法的比较

肉毒毒素制剂的半成品大都是提纯自A型肉毒梭菌培养物，其主要不同点在于提纯方法，如Botox使用低温乙醇沉淀法（原毒素酸沉淀 - 磷酸盐缓冲液提取 - 低温乙醇沉淀 - 结晶化），Dysport和衡力采用DEAE-A50离子交换层析法（原毒素酸沉淀 - 磷酸盐缓冲液提取 - 核糖核酸酶处理 -DEAE-A50层析 - 浓缩及结晶）提纯毒素，但都能达到美国FDA对精制毒素OD260/OD278≤0.6及特异毒性$3.0 \times 107LD_{50} \pm 20\%/mgpr$的质量标准。不可否认，不同方法的精制毒素有不同的物理化学性质和临床特性。

（三）效价的比较

目前，肉毒毒素制品的效价仍用小白鼠体内试验法测定，所谓一个单位（U）的A型肉毒毒素是指能使腹腔注射的一群18～20 g重量的Swiss-Webster小鼠死亡50%的毒素量，此量被定为1个小鼠LD50或叫1个单位（U）。尽管我国检验机构曾对Botox和衡力的单位（U）做了实验室比较，并得出接近等值的结论。但许多因素，包括不同的配方、半成品和（或）成品的生产技术和小鼠LD50测试方法差异等，可影响制品的物理化学性质和临床效果。因此，不同制剂间的单位（U）在临床中是不等值的，故不主张在各制品间做简单的比例换算，而是应该按照每种制剂的说明书进行注射。

（四）不同制品的比较

2003年美国批准B型肉毒毒素制品Myobloc作为颈部肌张力障碍治疗药物上市。B型肉毒毒素是由B型肉毒梭菌产生，非共价地与血凝素和非血凝蛋白结合成神经毒素复合体，该蛋白开始被合成分子量为150 kDa的单一多肽链，后被蛋白酶切割为重链和轻链。市售MYOBLOC制品由Elan公司Ireland生产，是一种清澈无色或略带黄色的分子量为700 kDa的注射液，5 000 U/（瓶·ml），内含0.05%人血白蛋白、琥珀酸钠、氯化钠、辛酸钠、乙酰色氨酸钠、盐酸和水，pH5.6。采用Elan专用方法检测小鼠LD_{50}，所用的稀释剂、稀释方法和试验方法均有特殊要求，所测的生物活性单位不能和其他任何肉毒毒素比较和换算，该制品的特异活性为70～130 U/ng，对颈肌张力障碍的治疗量为2 500～15 000 U。

尽管F型肉毒毒素已被用于人的临床研究，特别是产生了A型抗体并对A型肉毒毒素无应答的患者，但其作用时间较短。E型肉毒毒素情况也大致如此。C型肉毒毒素与A型肉毒毒素有类似的性质，但相关报道较少。

第二节　肉毒毒素在整形美容的应用

◦ 一、肉毒毒素对组织的作用 ◦

1. 松弛骨骼肌　肉毒毒素与运动神经有特异性亲合力，可以停留在神经肌肉的连接处，与其表面的受体结合，进入神经末梢内与酶复合物结合，分裂SNAP-25蛋白，抑制神经递质乙酰胆碱的释放，从而阻断神经冲动信号的传递，使骨骼肌出现暂时的失神经性松弛或麻痹。肉毒毒素的作用并非永久存在，其是一种蛋白质，会逐渐代谢和失活；此外，机体可产生新生的神经末梢突触，恢复神经和肌肉的连接。

2. 抑制腺体分泌　许多腺体的支配神经是副交感神经，其神经介质也是乙酰胆碱，肉毒毒素可阻断副交感神经递质的释放，从而抑制腺体（汗腺、涎腺）的分泌。

3. 减轻疼痛　肉毒毒素对疼痛的抑制机制可能和抑制痛觉的感觉传入神经有关，也有人认为肉毒毒素可以抑制神经多肽P物质的释放。肉毒毒素注射已经成为治疗偏头痛的首选方法。

4. 抑制瘢痕　有研究显示，肉毒毒素对瘢痕有抑制作用，无论在临床病例或实验室内的细胞学实验都显示了对瘢痕和成纤维细胞的抑制作用。将肉毒毒素注射于瘢痕或手术切口周围的肌肉内，可以减轻对瘢痕的牵拉作用，有助于减轻瘢痕。也有报道将肉毒毒素直接注射在瘢痕内，可以达到抑制瘢痕的作用。

5. 扩张血管　肉毒毒素对血管的作用存在双向报道，有报道显示肉毒毒素可以抑制血管扩张神经，治疗血管扩张性疾病；还有报道显示肉毒毒素可以解除大血管的痉挛，起到类似罂粟碱的扩血管作用，可以治疗血管痉挛性疾病（如雷诺病），减轻组织的缺血再灌注损伤，延长皮瓣的耐缺血时间。

◦ 二、肉毒毒素在整形美容方面的应用 ◦

1. 减轻皱纹　消除动态皱纹是肉毒毒素在整形美容方面最常见的临床应用，通过肉毒毒素的注射，可以降低引起皱纹的肌肉的收缩力，从而减轻或消除皱纹。常见的动态皱纹有额纹（额肌）、眉间纹（眉间复合体）、鱼尾纹（眼轮匝肌）、鼻背纹（鼻背肌）、口周纹（口轮匝肌）、颈横纹（颈阔肌）等。

2. 改善体表轮廓 利用肉毒毒素对肌肉的麻痹作用，使肌肉出现废用性的萎缩，达到缩小肌肉体积、改善体表轮廓的效果，从而使容貌或体态更漂亮和匀称。常用的注射部位是咬肌（瘦脸）、腓肠肌（瘦腿）、斜方肌（瘦肩）等；颏肌注射后颏部会下降，使面部长轴加长，可改变面部轮廓的比例。

3. 调整面部表情 面部表情来自于多块表情肌的协同收缩，通过精准注射面部的一些特定肌肉，可以引起表情肌的力量重新分配，改变肌肉的动态平衡，使整个面部容貌产生微妙的变化，从而改善面部表情及容貌，比如调整口角高度、调整上唇高度、调整眉毛高度等，使面容年轻及美化。

4. 提升面部 面部老龄化改变的主要表现是各种组织的下垂，有些部位的组织下垂和肌肉（尤其是降肌）收缩有关，通过肉毒毒素注射可减轻肌肉的收缩力，改善下垂的程度，如眼轮匝肌（眉提升）、降鼻中隔肌（鼻尖提升）、降口角肌（口角提升）、颈阔肌（下颌提升）等。

5. 改善肤质 注射肉毒毒素部位的皮肤会变得光泽细腻，可进一步提高美容效果。这一效果在东方人种中尤其明显。和高加索人种相比，东方人的面部皮肤比较厚和油性，皮肤表面的毛孔比较粗大，皮脂分泌较多，所以在肉毒毒素注射后，皮肤质地改善效果更加明显，甚至部分求美者前来注射肉毒毒素的目的就是为了改善肤质。

6. 减少汗液分泌 肉毒毒素可以治疗手足多汗症，也可以有效应用于减轻腋臭患者的症状。汗腺受胆碱能神经支配，肉毒毒素注射到汗腺部位可以阻断乙酰胆碱的释放，从而使汗腺分泌减少或停止，起到显著的止汗效果，这种作用的时间较美容除皱更长，一般能维持4～7个月，个别患者可长达9个月甚至1年。对于中轻度的腋臭患者，春季注射1次肉毒毒素，可以基本解决整个夏季的苦恼。

7. 缓解肌肉痉挛 面部肌肉痉挛可以引起表情和容貌的异常，患者常有不自主的面部肌肉跳动，多见于老年人的眼轮匝肌痉挛症，表现为无法控制的频繁而用力的闭眼，甚至无法睁眼正常生活工作。累及面颊部肌肉时，还有面部联动症，由于面神经之间的异常联动，致使面部出现主动意愿以外的动作，如闭眼时出现口角上提，严重影响患者的社交生活。这类肌肉痉挛或异常收缩可以通过精准的肉毒毒素注射得到缓解和治愈。

8. 抑制瘢痕 张力是导致瘢痕的主要因素，而注射肉毒毒素可以松弛瘢痕周围的肌肉收缩力，减轻其对瘢痕的牵拉作用，避免瘢痕增生。在一些肌肉丰富部位，比如额部、唇部、颈部等，手术或外伤后注射肉毒毒素已经成为一种常规的预防瘢痕的手段。其在毛发移植方面也可有效应用，如FUT植发的供区毛发切取之后，在切口上下缘注射A肉毒毒素，可以明显得到促进切口愈合和抑制切口瘢痕增生的作用。此外，还有研究显示肉毒毒素有直接抑制瘢痕的作用，有细胞学实验和体内实验显示肉毒毒素可以抑制成纤维细胞的增殖和瘢痕的增生。其可能的机制是肉毒毒素能干扰血管周围交感神经介质的释放，抑制血管神经原性收缩，从而提高血管周围组织的氧合作用和灌注，起到软化组织和抑制瘢痕生长的作用。部分医生将肉毒毒素直接注射到瘢痕的实质内，对瘢痕进行治疗。

9. 治疗痤疮 临床中部分医生使用微针在皮内浅层注射肉毒毒素治疗痤疮，据推测A型肉毒毒素可减少皮脂腺油脂分泌，进而缩小毛孔，使痤疮减少或消失，从而达到治疗痤疮的目的。

第三节 肉毒毒素注射相关的肌肉解剖

人类区别于动物的特点之一即是人类能通过丰富的面部表情表达特有的思想情感，但经年累月的面部活动也在人类的面部留下不可逆转的痕迹。如何在不影响面部表情的同时有效地去除皱纹及改善面部轮廓，是整形医生追求的目标。熟练掌握面部肌肉的大小、位置、层次、毗邻关系及功能，是注射肉毒毒素的基础。

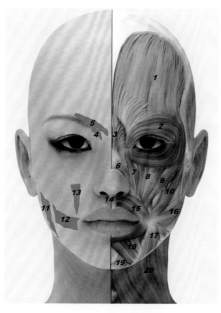

图5-5　面部肌肉示意图

绝大部分表情肌的体部位于SMAS层，皮肤及皮下脂肪掀开后即可显露，少数肌肉位置较深，在此图中无法显示，用蓝色标记其在面部体表的投影。1. 额肌；2. 眼轮匝肌；3. 降眉间肌；4. 降眉肌；5. 皱眉肌；6. 鼻肌；7. 提上唇鼻翼肌；8. 提上唇肌；9. 颧小肌；10. 颧大肌；11. 咬肌；12. 颊肌；13. 提口角肌；14. 降鼻中隔肌；15. 口轮匝肌；16. 笑肌；17. 降口角肌；18. 降下唇肌；19. 颏肌；20. 颈阔肌。

◦ 一、面部肌肉的生理和解剖特性 ◦

面部有20余块大小不等的肌肉，其中大多数是表情肌（图5-5）。表情肌是面部特有的一类精细的肌肉，和身体其他部位的肌肉相比，很细小，位置表浅，靠近皮肤且止于皮肤，所以又称作皮肌。表情肌属于横纹肌，受运动神经（面神经）支配，在大脑的控制下主动收缩，可在面部展现出丰富多彩的表情，呈现出人类特有的喜怒哀乐。表情肌大多为薄片状或条索状，有明显的起止点，其特点是起点较深（骨骼或筋膜）而止点较浅（皮肤或浅筋膜层），所以当表情肌收缩时，使止点附近的皮肤向起点方向运动；而位于裂孔（如眼睛和口唇）周围的肌肉呈环状排列，称作括约肌，没有明显的起止点，收缩时由外向内环状收紧。表情肌收缩时，可以产生和肌肉纤维方向相垂直的皮肤皱纹，即面部的动态皱纹。此外，还有一些相对较深的肌肉，虽然和表情的产生无关，但是和头面部日常的活动和功能相关，如咬肌、颊肌、颞肌等。在做肉毒毒素注射前，必须掌握表情肌的层次和起止点，深刻理解其功能（产生的表情和皱纹）。

二、面部表情肌解剖

（一）额肌

额肌（frontalis）其实是额枕肌（二腹肌）的前腹，额肌和枕肌中间由帽状腱膜相连接，所以额肌的起点是帽状腱膜，止点位于眉毛上缘的真皮。额肌的起点相对深且固定，止点相对浅且活动，所以肌肉收缩时，止点向起点移动较多，起点向止点移动较少，可使眉毛及额下部的皮肤上抬，额上部的皮肤轻度下降（读者可以手指摸着发际线，用力抬眉，手指可以明显感受到手指微微下降）。额肌的主要功能是上提眉毛，在此过程中可产生额纹（抬头纹）。额肌与皱眉肌、眼轮匝肌和降眉肌为邻，额肌的厚度为 1.0～1.5 mm，高度为 65～70 mm，宽度为 55～65 mm，左右两片额肌似幕帘从外上向内下走行，在眉间上部融合，额上部的额肌相互分开。

（二）眼轮匝肌

眼轮匝肌（orbicularis oculi）为薄饼状的括约肌，肌肉厚度约为 1 mm，主要分为内圈的睑部和外圈的眶部。此肌肉起于睑内侧韧带、额骨鼻突、上颌骨额突，止于睑外侧韧带及附近骨面，部分纤维在睑裂外侧上下交叉，止于外眦部皮肤，部分纤维移行于额肌、皱眉肌和提上唇肌。眼轮匝肌位于皮下，其表面的皮肤及皮下脂肪菲薄。眼轮匝肌的范围广泛，远超上下眼睑的范围。其上缘与额肌纤维相交，覆盖皱眉肌，达到眉上缘，上外侧可覆盖颞浅筋膜前部；下缘覆盖上唇提肌群的起始部及鼻翼，下外侧可覆盖部分咬肌起始部，从外眦点到眼轮匝肌的外缘长度可达 3 cm 以上（图 5-17B）。眼轮匝肌对眼裂起括约作用，其功能是闭眼和眨眼。在此过程中，可在眼周尤其是外眦部产生放射状的皱纹，俗称鱼尾纹，内眦下方也可产生类似的皱纹。眼轮匝肌用力收缩时，可下拉眉毛尤其是眉尾，这一解剖学特征是眼轮匝肌注射肉毒毒素抬高眉尾的机制所在。

（三）降眉间肌

降眉间肌（procerus）起自鼻骨与鼻外侧软骨连接部，止于眉间的额肌中段，小部分与额肌交错后止于眉间皮肤。此肌肉位于皮下层，与额肌相延续。收缩时下拉眉间的皮肤，是造成鼻根部横纹的主要肌肉。

（四）降眉肌

降眉肌（depressor supercilii）起于眶内侧缘的上颌骨额突（内眦韧带上方 10 mm 处），止于眉头下方的真皮，收缩时可下拉眉头；层次方面较降眉间肌略深，位于其外侧。降眉肌收缩时，可将眉头向内下方牵拉，同时参与了眉间纹和鼻背纹的形成。

（五）皱眉肌（corrugator supercilii）

皱眉肌（corrugator supercilii）起自眶内上缘的额骨鼻突，肌纤维斜向外上走行，跨过眶上神经血管，止于眉内侧半的皮肤。皱眉肌起点和肌肉体部均较深，从内下向外上紧贴骨膜行走，大部分肌肉均被眼轮匝肌和降眉肌遮盖，解剖时需要拨开这两块肌肉才能看到（图5-6）。其止点较浅，位于眉中部的真皮内。此肌肉收缩时，将眉头从外上向内下牵拉，可在眉间产生纵向或斜行的皱纹（川字纹）。皱眉肌、降眉肌和降眉间肌三块肌肉构成了眉间肌肉复合体，往往同时收缩，在功能方面产生一致的作用。

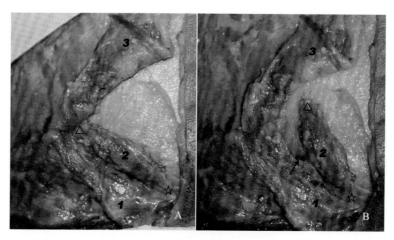

图5-6　右侧皱眉肌的局部解剖

皱眉肌（2）起于深部的额骨鼻突（☆），皱眉肌肌纤维从内下向外上斜行逐渐走浅，跨过眶上神经血管，肌腹遮盖眶上神经孔（箭头处），止于眉内侧半的真皮层（△）。其大部分肌肉均被眼轮匝肌和降眉间肌遮盖，需要拨开眼轮匝肌（1）、降眉肌和降眉间肌（3）之后才可显露。

（六）鼻肌（nasalis）

鼻肌（nasalis）也被称作"鼻背肌"，位于鼻背筋膜深面，分"横部（transverse part）"和"翼部（alar part）"。"横部"位于鼻背中部，为扁平斜行肌束，左右对称，覆盖于鼻外侧软骨表面；其外端于提上唇鼻翼肌深面起自梨状孔外侧，肌纤维斜向上、前、内走行，在中线与对侧同名肌纤维共同附着在一层增厚的纤维膜上。"翼部"位于鼻下部两侧，为条形肌束，左右对称；其外端于提上唇鼻翼肌深面起自梨状孔外侧，肌纤维绕经大翼软骨后外方，止于大翼软骨。鼻肌的主要作用是下压鼻梁、鼻尖，提起鼻孔的外侧部分，长期收缩易造成鼻背部纵行皱纹。

（七）提上唇鼻翼肌

提上唇鼻翼肌（levator labii superioris alaequenasi）层次相对较浅，位于皮下浅层，在鼻背肌的两侧，起自双侧上颌骨额突及眶下缘，向下走行，有两个止点，一个止点位于两侧鼻翼，收缩时可使鼻孔开大；另一个止点位于上唇，在浅层口轮匝肌的深面，收缩时可上拉或翻转上唇，参与上唇的张开和活动，是产生露龈笑的主要肌肉。

（八）提上唇肌

提上唇肌（levator labii superioris）又被称作"上唇方肌"，该肌位于提上唇鼻翼肌的深面，与 SMAS 筋膜相延续，分为内侧头（内眦头）和外侧头（眶下头）。外侧头起自眶下缘与眶下孔之间上颌骨面，纤维向下内旋行与口轮匝肌纤维交织，止于上唇外侧半皮肤。内侧头起自上颌骨额突下部，斜向外下分为内、外两片，内侧片止于鼻翼软骨和相应皮肤；外侧片向下与外侧头交织，止于上唇皮肤。该肌肉的作用是上提上唇，是张开上唇的重要肌肉，如果出现麻痹或力量不对称，可出现上唇活动障碍及歪斜。提上唇肌的解剖位置及功能与降下唇肌相对应，但肌肉收缩方向相反，两者共同收缩时使嘴唇张开，和口轮匝肌的闭合作用是拮抗关系。

（九）颧小肌

颧小肌（zygomaticus minor）在层次方面属于 SMAS 层，常和眼轮匝肌的外缘相延续，起于颧颌缝后方的颧骨，肌束斜行向下、向内，在提上唇肌外侧 1/3 浅面入上唇，肌纤维止于口角内侧、鼻唇沟内外侧皮肤的真皮。是构成面部笑容表情的主要肌肉，其作用为向外上方向牵拉上唇外侧部分，并参与鼻唇沟的形成。

（十）颧大肌

颧大肌（zygomaticus major）起于颧颞缝前方颧骨面的下方，肌肉粗大，肌肉体部位于 SMAS 层内，斜行向下，止于口轴。其作用为上拉口角，是构成笑容的主要肌肉。

（十一）咬肌

咬肌（masseter）位于腮腺的深面、颧弓至下颌支的外侧面，咬肌呈扁平的长方形，长度6～7 cm，宽度3～4 cm，厚度1.5～2.0 cm，收缩力量强大，起止点分别位于上颌骨及下颌骨，咬肌收缩时可上提下颌骨出现咬合动作，是完成咀嚼功能的主要肌肉；还可使下颌微伸向前，参与下颌侧方运动。参与咀嚼动作的肌肉除了咬肌之外，还有颞肌、翼内肌和翼外肌。咬肌分深浅两部，咬肌浅部肌腱起于上颌骨颧突、颧弓下缘前 2/3，止于下颌骨咬肌粗隆及下颌支；深部起于颧弓后 1/3 及内面、下上部和喙突。浅、深部会合后，止于下颌支外侧面的咬肌粗隆。浅、深两部的肌纤维在后部被疏松结缔组织分隔，在前部两者互相重叠。严格讲，咬肌并不属于表情肌，而是功能性肌肉，但其肥厚可向外隆起，造成面下部过宽，有时需要注射肉毒毒素缩小肌肉体积。

（十二）颊肌

颊肌（buccinator）的位置最深，位于口腔黏膜的浅面，起自上颌骨牙槽突后外侧面和翼突下颌缝以及下颌骨3个磨牙齿槽突的外侧面。肌肉分三部分，上部肌束直达上唇，下部肌束直达下唇，中部肌束在口角部交叉；其上半部肌束经口角到下唇，下半部肌束经口角到上唇。颊肌的功能是维持颊部张力和容积，使食物可以保持在口腔中；还可牵拉口角向后，并参与咀嚼和吮吸动作。在注射咬肌瘦脸时，偶尔有注射得较深或咬肌较薄的情形，这时有可能将肉毒毒素注入颊肌中。

（十三）提口角肌

提口角肌（levator anguli oris）位于颧大小肌及提上唇肌的深面，需要掀起表层的肌肉才能暴露。该肌起于上颌骨的眶下孔下方的尖牙窝，肌束向下外集中，部分到达口轴真皮，部分进入下唇组织，与口轮匝肌的中层相融合。其主要作用即牵拉口角向上，出现笑容。

（十四）鼻中隔降肌

鼻中隔降肌（depressor septi nasi）又被称作"降鼻中隔肌"，位于上唇轮匝肌深面及鼻小柱下方软组织浅面，起于上颌骨切牙窝内侧和前鼻棘旁，二股降鼻中隔肌肌纤维汇合，与上唇上半段的口轮匝肌纤维交织，穿过口轮匝肌止于鼻小柱与上唇交界部的皮肤真皮；另外，以前鼻棘旁为起点的肌纤维还止于鼻小柱内的鼻翼软骨内侧脚及膜性中隔。其功能是在大笑时上提上唇，下拉鼻尖。在高加索人种和一些鼻尖较高的东方人，此肌肉收缩时可造成鼻尖下垂。

（十五）口轮匝肌

口轮匝肌（orbicularis oris）是围绕口周的轮匝肌，分浅、中、深三层，肌肉体积较大，收缩力强大。浅层为口轮匝肌的固有纤维；部分来自颊肌唇部的纤维，构成口轮匝肌深层；中层由颧大小肌、提上唇肌、降下唇肌的肌纤维参与组成。浅层口轮匝肌无明确的骨性起止点，起止点纤维附着于两侧口角蜗轴部；深层口轮匝肌起自上颌骨前面部和下颌骨前面部，止于口唇部黏膜深面。口轮匝肌对口唇部起括约作用，收缩时使口唇闭合，上下唇与牙贴紧。深部肌肉收缩可以出现"嘟嘴、亲吻"动作，并参与咀嚼和发音等。长期收缩合并软组织量减少，可形成口周放射状的皱纹，又称为"吸烟者线"（smoker's line）。

（十六）笑肌

笑肌（risorius）位置浅表，肌纤维稀疏，起自腮腺咬肌筋膜，行走在颈阔肌的浅面，其外侧起点如燕尾状向下集中呈弧形，纤维集中附着于口角蜗轴尖及尖下部分。笑肌主要向外侧牵拉口角，参与做出笑容的表情。其单独收缩时，出现"假笑"的表情。有报道认为，只有一部分人有笑肌。

（十七）降口角肌

降口角肌（depressor anguli oris）是一块三角形的肌肉，故也称三角肌，位于颏结节与第一磨牙之间，位置浅表。起自下颌骨外斜线及颏结节，呈扇形向上集中，一部分到达口角真皮，一部分进入上唇，组成口轮匝肌中层，与笑肌、提口角肌相延续。降口角肌和颈阔肌的部分肌束联动起到下拉口角的作用，降口角肌力量过大或长期收缩可造成口角下垂，出现不愉快的面容。

（十八）降下唇肌

降下唇肌（depressor labii inferrioris）又称作"下唇方肌"，该肌与提上唇肌（上唇方肌）相对应，是下唇两侧下方的平行四边形肌肉，外侧部分位于降口角肌的深面，大部分肌体位于降口角肌的内侧。降下唇肌起自两侧下颌骨外斜线，向内上方行走，止于下唇的口轮匝肌。收缩时可下拉下唇，是下唇张开、维持下唇水平的主导肌肉，如果出现麻痹或力量不对称，可出现下唇歪斜及活动障碍。

（十九）颏肌（mentalis）

颏肌（mentalis）又称作"颏提肌"，属于提肌类，其功能是将颏下方的皮肤软组织上提并前伸，形成"撅嘴"的外观。颏肌位于降下唇肌的深面及内侧，起于下颌骨侧切牙及中切牙的牙槽轭，向下与对侧颏肌靠近，止于颏部真皮层，两侧的颏肌相互纵横交错。颏肌收缩时，会在颏部皮肤表面呈现出许多皱坑，又称作鹅卵石（cobblestone）样畸形，显示出老龄化的外观。颏肌松弛后，颏部的轮廓会略显尖长，皱坑会减少。

（二十）颈阔肌

颈阔肌（platysma）位于颈部皮肤和皮下组织的深面，是种系发生过程中肉膜的残留物，呈宽阔薄片状，起自三角肌和胸大肌前部的筋膜，肌纤维向上内方走行越过锁骨上行，下部肌纤维覆盖颈后三角的前下部，而上部肌纤维覆盖颈前区的上部。面动脉前方的纤维止于下颌骨下缘，近中线处的肌纤维与对侧肌纤维交叉后止于颏部；面动脉以后的纤维继续向前上方延伸，形成面部的SMAS。颈阔肌的部分肌纤维越过下颌骨后继续向口角方向延伸，在降口角肌与降下唇肌之间的平面前行在笑肌的下方，最终附着于口角轴。这部分颈阔肌和降口角肌往往联动作用，共同下拉口角。少数面积较大的颈阔肌可以覆盖到面中部甚至达到眼轮匝肌外缘。颈阔肌收缩时，颈部皮肤会出现横行的皱纹，长期收缩还可造成纵形的颈阔肌条索（band），多见于高加索人种。从上述解剖描述可以看出，颈阔肌的范围远超颈部，可以覆盖整个下颌区域及口角部，此区域的颈阔肌收缩可以加重面下部的下垂。颈阔肌在某种程度上参与了面部尤其是面下1/3的活动，所以也可以归类于表情肌。

三、面部协同肌和拮抗肌

人体在完成某一特定表情或面部动作时，往往不是某一块肌肉的单独收缩，而是多块肌肉共同收缩后产生的作用，这些肌肉或协同、或拮抗，最终达到动态平衡。肉毒毒素注射治疗就是对这些肌肉的相互作用加以利用或改变，重新建立新的平衡，从而达到调整面部五官位置或表情的效果。下面总结一下和肉毒毒素注射有关的一些协同肌和拮抗肌。

1. 额肌与眼轮匝肌-眉尾高低的拮抗肌　额肌收缩可以抬升额部皮肤和眉毛，眼轮匝肌收缩的结果是使眼睑闭合并降低眉毛位置，因此在决定眉毛（尤其是外侧）的高低位置时，这是一对拮抗肌。注射肉毒毒素时，可以通过对眉外侧上方的额肌和眉外侧深部眼轮匝肌的注射调节眉尾的高度。

2. 提口角肌与降口角肌-口角位置的拮抗肌　口角的高低位置主要由提口角肌及和降口角肌拮抗以达到动态平衡，减弱降口角肌的力量可以使口角上翘。

3. 口轮匝肌与口周提肌群和降肌群-口唇开合动作的拮抗肌　口唇开大的动作是由上唇的提肌群和下唇的降肌群共同收缩实现，而口唇闭合的动作基本是依靠口轮匝肌收缩。所以对于口唇开合动作动作而言，上述两组力量互为拮抗肌。

4. 口周提肌群与降肌群-张口动作的协同肌　张口动作表现为上唇上提和下唇下降，所以对于张口动作而言，上唇的上提肌群和下唇的下移肌群是协同作用。

5. 口周提肌群-提上唇及口角的协同肌　使上唇向上运动的肌肉较多，有提上唇鼻翼肌、提上唇肌、提口角肌、颧大肌、颧小肌等，这些肌肉是提上唇的协同肌，相互之间有协同和代偿作用。

6. 口周降肌群-降下唇及口角的协同肌　主要包括降下唇肌、降口角肌和颈阔肌的口角部，其中颈阔肌和降口角肌同时收缩下拉口角。

7. 咬肌与颞肌-咬合动作的协同肌　咬肌是行使口腔咀嚼功能的主要肌肉，而颞肌也参与了咀嚼运动。颞肌起于颞窝及颞深筋膜的深面，穿过颧弓深面，止于喙突及下颌支前缘。颞肌前部收缩时可上提下颌骨，加强咬合的力量。对于咬合动作而言，两者为协同肌。这可以解释在咬肌注射肉毒毒素后，部分患者的颞肌会出现代偿性的增强而出现颞区的膨隆。

对于肉毒毒素的注射而言，操作者必须要深刻理解上述所有肌肉的解剖和功能，了解各肌肉收缩时可能产生的表情变化和皱纹等副作用，熟记各肌肉的肉毒毒素注射后可能产生的效果。部分肌肉是可以使用肉毒毒素注射整块肌肉，使其收缩力完全阻断，比如皱眉肌；而部分肌肉只能使用肉毒毒素注射部分肌肉，使其收缩力部分下降，如额肌；部分肌肉则不可以注射肉毒毒素，需要保持全部的收缩力和功能，比如上睑提肌、提上唇肌、降下唇肌等。表5-2罗列了19块相关肌肉的解剖、功能、副作用、肉毒毒素是否可以注射以及收缩力阻断的程度。

表 5-2　面颈部相关肌肉及肉毒毒素注射一览（需整页排版印刷）

肌肉名称	起点	止点	层次	功能	副作用	肉毒毒素	阻断程度
额肌	帽状腱膜	眉上皮肤	浅	抬眉	抬头纹	注射	＋＋
眼轮匝肌	睑内侧韧带	睑外侧韧带	浅	闭眼 降眉	鱼尾纹 眉尾低	注射	＋＋
降眉间肌	鼻骨中段	额肌中段	浅	下拉眉间皮肤	鼻根横纹	注射	＋＋＋＋
降眉肌	上颌骨额突	眉头皮肤	浅	下拉内拉眉头	眉间纹、鼻根横纹	注射	＋＋＋＋
皱眉肌	额骨鼻突	眉内半皮肤	深	内下拉眉头	眉间纹	注射	＋＋＋＋
鼻肌	梨状孔外侧	鼻背深筋膜、大翼软骨	浅	下压鼻头、提鼻孔外侧	鼻背纹（兔纹）	注射	＋＋＋
降鼻中隔肌	前鼻棘	鼻小柱底部	深	上提上唇、下拉鼻尖	鼻尖下垂	注射	＋＋＋
口轮匝肌	上颌骨、下颌骨、蜗轴	唇黏膜下、蜗轴	深、浅	闭合口唇、嘟嘴（亲吻）	口周纹（吸烟者线）	较少注射	＋
提上唇鼻翼肌	上颌骨额突	鼻翼、上唇	浅	上翻上唇、鼻翼开大	露龈笑	注射	＋＋
提上唇肌	上颌骨骨面及额突	上唇、鼻翼	深	上提上唇	/	不注射	/
颧小肌	颧骨	上唇外侧	浅	向外上提上唇（微笑）	鼻唇沟	不注射	/
颧大肌	颧骨	口角、上唇	浅	向外上提口角、酒窝	鼻唇沟	不注射	/
提口角肌	尖牙窝	口角	深	上提口角（微笑）	/	不注射	/
笑肌	咬肌筋膜	口角	极浅	外拉口角（假笑）	/	不注射	/
降口角肌	下颌骨下缘	口角	浅	下拉口角	口角下挂	注射	＋＋
降下唇肌	下颌骨下缘	下唇口轮匝肌	浅	下拉下唇	/	不注射	/
颏肌	下颌骨牙槽轭	颏部真皮	深、浅	上提颏部、下唇前伸（撅嘴）	颏部皱坑（鹅卵石样畸形）	注射	＋＋
咬肌	上颌骨颧突、颧弓	下颌角	深、浅	咀嚼，下颌骨侧向及前后运动	咬肌肥大	注射	＋＋
颈阔肌	三角肌和胸大肌筋膜	下颌骨下缘、口角	浅	口角向外下拉、面下部皮肤下拉、颈部皮肤拉紧	颈横纹、颈部条索	注射	＋＋

第四节 肉毒毒素的临床应用及注意事项

一、肉毒毒素的保存和配制

（一）保存

肉毒毒素是一种蛋白质，其制剂是粉剂，需采用冷藏或冷冻保存，2～8℃可保存2年，－5℃～－20℃可保存3年。肉毒毒素溶解至生理盐水后尽量一次性用完，如有少量剩余，可置于冷藏箱内，尽快使用。

（二）配制

使用生理盐水溶解肉毒毒素，注入生理盐水后应轻轻摇晃，避免出现大量的气泡，因为肉毒毒素在空气和液体的交界面上有可能出现结构的改变，从而导致其效力降低。一般不主张使用利多卡因溶液稀释肉毒毒素，因为利多卡因溶液的pH值和渗透压等与生理盐水不同，可能会导致肉毒毒素毒性的变化。

（三）浓度

衡力和保妥适的推荐注射浓度为40～100 U/ml，即100 U一瓶的肉毒毒素溶解在1.0～2.5 ml的生理盐水中。值得注意的是，同样的注射剂量，如果使用不同浓度的肉毒毒素，注射液的容量是不同的（表5-3），其体积差别较大（图5-7B）。大容量的注射会造成较大范围的弥散，可用于需要较大扩散的注射部位，如大块肌肉或躯干部的注射；低容量的注射作用范围较小，适用于面部小肌肉，需要精准地注射。此外，肉毒毒素的配制浓度也和使用的注射器有关，一般将浓度配制在和注射格成正比的数值，如使用一支总刻度为50小格的注射器（图5-7 A1）时，可以将肉毒毒素的浓度配制在50 U/ml或100 U/ml；如果使用一支总刻度为40的注射器（图5-7 A2）时，可以将肉毒毒素的浓度配制在40 U/ml或80 U/ml，这样在注射时可以很容易地计算出单位刻度中含有的肉毒毒素剂量。比如使用40 U/ml的浓度，配以总刻度为40格的1 ml注射器，每一格的容量是0.025 ml，内含

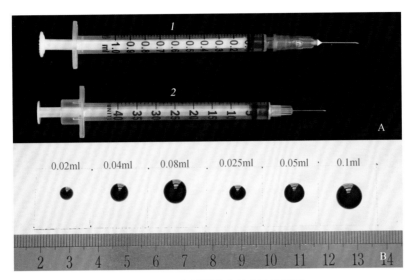

图5-7　不同注射器及注射容量的展示

常用的注射器：50小格的1 ml注射器（A-1），每一小格的容量是0.02 ml；40小格的1 ml注射器（A-2），每一小格的容量是0.025 ml。前者常用的注射容量是0.02 ml（1小格）、0.04 ml（2小格）、0.08 ml（4小格）；后者常用的注射容量是0.025 ml（1小格）、0.05 ml（2小格）、0.1 ml（4小格）。其液滴大小展现在图B中，可见不同容量的液体，其体积差别明显

1 U的肉毒毒素；使用50 U/ml的浓度，配以总刻度为50格的1 ml注射器，每一格的容量是0.02 ml，内含1 U的肉毒毒素；而使用100 U/ml的浓度，配以总刻度为50格的1 ml注射器，每一格的容量是0.02 ml，内含2 U的肉毒毒素（表5-3）。

表5-3　三种常用浓度的肉毒毒素配制法、剂量和溶液量的关系

浓度	100 U加生理盐水	1 U的溶液量	2 U的溶液量	注射器刻度格数
40 U/ml	2.5 ml	0.025 ml*	0.05 ml	40格
50 U/ml	2 ml	0.02 ml**	0.04 ml	50格
100 U /ml	1 ml	0.01 ml	0.02 ml**	50格

"*"和"**"分别是指40格注射器和50格注射器一格内所含的溶液量

◦ 二、肉毒毒素注射的操作步骤 ◦

（一）评估

注射前的评估是非常重要的步骤，要有全局和立体的观念，不可以只关注局部的注射部位，因为整个面部的十几块表情肌相互交错和重叠，形成一张立体的网络。从平面讲，一块肌肉的麻痹会降低其收缩力方向的拉力，增强其相反方向的力量，当弥散过大时，会影响到其周围的肌肉；从立体讲，当表层的注射量过大时，会影响到其深部的肌肉。注射前的评估还要特别留意面部器官的位置异常，比如眉毛的高度、眼裂的宽度、眼睑的下垂、口角的歪斜、面部的对称等；部分求美者原有轻度的不对称，在肉毒毒素注射后会产生放大的作用。此外，还需要兼顾面部平静和做表情两种

不同状态下的皱纹和五官变化，使用摄影摄像做影像学的记录。

（二）设计

设计的依据是求美者或患者的要求和相关肌肉的解剖特点。在面部平静和做表情两种状态下仔细观察需要注射的部位，并使用记号笔对注射点进行精确的标记。由于肉毒毒素的有效作用半径大在 5 mm 左右，所以相邻两个注射点之间的间距一般为 10～15 mm，注射点的设计取决于皱纹的范围和肌肉的类型。初学者应该按照经典设计方法设计，随着注射经验的丰富，可以根据受术者的具体情况进行个性化的设计。

（三）注射前告知及签署知情同意书

初诊时即应将有关肉毒毒素的基本知识和注射前后的注意事项告知患者，需仔细询问病史，排除禁忌注射患者和有可能产生危险的患者。在患者完全理解各项内容后，在知情同意书上签字。

（四）体位及麻醉

注射时患者多采用仰卧位或半卧位（注射小腿时采用俯卧位）。肉毒毒素注射一般不需要麻醉，对于特别敏感的患者，可以使用以下辅助手段减轻疼痛，包括注射前半小时在注射部位涂抹5%利多卡因软膏、注射前使用神经（如眶上神经、眶下神经、颏神经等）阻滞麻醉、注射前后冰块冷敷、注射时周边部位使用震动器等方法。

（五）注射器及针头

常用 1 ml 或更小的注射器（图5-7A-1），配合 30G 或 4.5 号针头，也可使用带针头的胰岛素注射器（图5-7A-2）。目前，国内常用制剂是衡力和保妥适（图5-8A）。由于 1 ml 注射器自带的 5 号针头（图5-8B-1）外径粗达 0.5 mm，注射时比较疼痛，所以仅在配制药液时使用，不用于注射。外径 0.45 mm 的 4 号半针头（图5-8B-2、图5-8C）和外径 0.4 mm 的 27G 针头（图5-8B3、图5-8F）常被用于咬肌和小腿肌肉的注射。最常用的针头是外径 0.33 mm 的胰岛素注射针头（图5-8B4）和外径 0.3 mm 的 30G 针头（图5-8B5/6、图5-8 D/E）。外径 0.25 mm 的 31G 针头更细，注射时疼痛更轻，但因其太细，韧性和坚固性下降，会影响到操作的稳定性。各种针头的型号和外径参见表5-4。

表5-4　不同针头的外径尺寸

针头名称	国产5号	国产4号半	27G	胰岛素针头	30G	31G
针头外径	0.5 mm	0.45 mm	0.4 mm	0.33 mm	0.3 mm	0.25 mm

不同的注射器外标的刻度也有所不同，在配制药液时需计算好每一格的注射剂量，比如使用40小格的 1 ml 胰岛素注射器，可配制成 40 U/ml（1瓶 100 U 的肉毒毒素＋2.5 ml 生理盐水）的浓度，

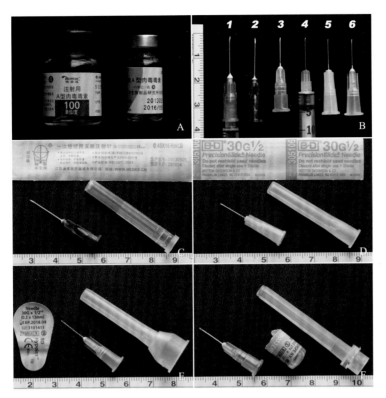

图5-8 肉毒毒素制剂及注射针头

A. 我国目前批准使用的两款肉毒毒素制剂；B. 注射肉毒毒素常用的注射针头；C. 国产4号半针头；D. 1.3 cm长的30G针头；
E. 1.3 cm长的30G针头；F. 1.3 cm长的27G针头

每一小格（0.025 ml）恰好是1 U；而使用普通的50小格的1 ml注射器时，可配制成50 U/ml（1瓶100 U的肉毒毒素＋2 ml生理盐水）或100 U/ml（1瓶100 U的肉毒毒素＋1 ml生理盐水）的浓度，则每一小格（0.02 ml）是1 U或2 U，如此可以在注射时方便计算。单点注射量越大，越容易操作，反之则需要精细控制。对于未经特殊训练的医生而言，使用普通的1 ml注射器时，单点注射容量控制在0.02 ml几乎已经是极限。表5-5展示了各种常用的注射液滴容量的体积，从中可以看到，不同容量的液体的体积差别明显，注射时要充分考虑到液体容量本身在组织内的扩散。

表5-5 肉毒毒素常用的注射剂量、容量及点间距

用途	注射层次	点间距	单点剂量	单点容量
皱纹	皮下/肌内	>10 mm	1～4 U	0.01～0.04 ml
肌肉肥大	肌内	>10 mm	2～16 U	<0.3 ml
多汗	皮内/皮下	10 mm	1～2 U	0.02/0.04 ml
肤质改善	皮内	>10 mm	0.1～0.5 U	<0.005 ml

（六）注射手法

注射时通常是单手握持注射器，有两种握持注射器的方法，一种是经典的三指夹推法（图5-10A/B），使用食指和中指夹住注射器体部，拇指抵住注射器的内芯根部，还可以使用无名指协助拇指控制针芯。这种方法的优点是符合平时的注射习惯，手指不接触注射器的内芯，缺点是推注

微量液体时不容易控制，尤其是有些质量较差的注射器，有时会出现节段性的突发性推注，造成注入过多的药液。另一种方法是五指平握法（图5-10C/D），食指和拇指握紧注射器外套，无名指、中指和拇指指腹握紧注射内芯，小指桡侧抵住内芯根部，五指协同用力，这种握持方法可以更精准地控制推注的速度和容量，可进行0.01～0.02 ml的微量注射。另一只非注射手的操作也同样重要，在注射时需始终扶住注射对象的头部，防止其晃动、突然转动、抬头等，以免造成针头误伤。根据不同注射部位和医生的习惯，手指的应用方法也有不同，可用手指展开注射部位的皮肤，使针头便于垂直插入皮肤，如额部注射时；有些部位需要用手指捏住并提起注射部位的皮肤和肌肉，如皱眉肌注射时；也可以用手指向进针的反方向拉住皮肤，以方便针头斜行插入皮肤，如鱼尾纹部位的注射时；手指在进针前震颤皮肤或注射时轻轻搔刮皮肤，以减轻进针或注射时的疼痛，如咬肌注射时。

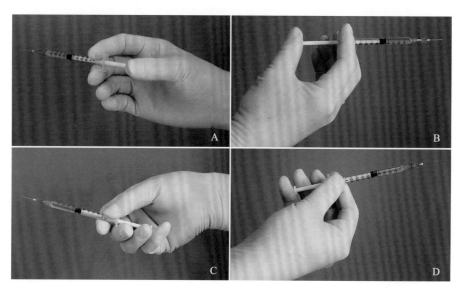

图5-9　注射器的握持方法

A、B. 三指夹推法，使用食指和中指夹住注射器体部，拇指抵住注射器的内芯根部，还可以使用无名指协助拇指控制针芯；C、D. 五指平握法，食指和拇指握紧注射器外套，无名指、中指和拇指指腹握紧注射内芯，小指桡侧抵住内芯根部，五指协同用力

（七）注射深度

注射深度的控制非常重要，应根据目标肌肉的层次调整注射深度。面部表情肌的层次各有不同，同一块肌肉的起止点也有深浅区别，所以在注射时必须随时调整注射的深度。对于动力性皱纹，理论上讲应该注射在肌内（图5-10A），但是面部许多部位的肌肉菲薄，针头难以准确达到肌内，此时可以采用皮下注射（图5-10B），通过药液的自行扩散作用到达肌肉层内，如眼轮匝肌、额肌等。有学者比较额肌的皮下注射和肌内注射，发现可以起到相同的肌肉松弛作用，但皮下注射的疼痛度更轻微。有时为了避免注射后作用过深过泛，也可采用皮内注射，以期肉毒毒素自然扩散后其作用范围不至过大，如皱眉肌的尾部、颈阔肌等。以缩小肌肉为目的的注射相对比较简单，由于此类肌肉一般都比较粗大，直接注入肌肉团块的中央或深部即可（图5-10C）。从安全角度考虑，在没有把握的情况下，注射层次宁浅勿深，以避免产生预期外的肌肉麻痹。

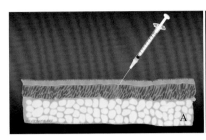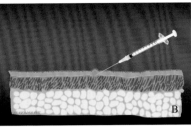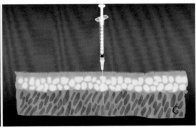

图5-10　不同情况下肉毒毒素注射深度和层次

A. 浅层肌肉的肌内注射法，适用于大部分的面部表情肌；B. 浅层肌肉的皮下或皮内注射法，适用于对肌肉作用力较弱的注射；C. 深部肌肉的肌内注射法，适用于肌肉缩小的注射

（八）注射后处理

注射之后立即冷敷，可明显减轻注射后的疼痛，也可避免肉毒毒素的扩散。注射后一般应在医院留观15～30 min，一旦出现不良反应及可以及时处理。注射后2 d内不要揉搓或用力按摩注射部位，也不要做热敷或泡浴，以免加快药物扩散到目标肌肉以外的肌肉或腺体，造成预期外的效果。如眶上注射后揉搓眼睛可以导致药液扩散至上睑提肌，引起上睑下垂。对于相同部位需要同一次注射充填剂和肉毒毒素的患者，一般应先注射充填剂，冷敷片刻后再注射肉毒毒素，以避免注射充填剂时的按摩挤压引起肉毒毒素的扩散。此外，如果先注射肉毒毒素可造成局部的肿胀，影响到充填剂注射时的正确判断。

（九）起效时间及再次注射

肉毒毒素注射后24～48 h即可出现肌肉松弛或麻痹的效果，可维持4～6个月甚至更长，所以一般注射后2 d即可出现动态皱纹减弱、肌肉收缩力减小、汗液分泌减少等效果。肌肉缩小的效果一般要注射后1个月左右才开始出现，其原因是肌肉收缩减弱或停止较长时间后才能出现废用性的萎缩，这种效果可以维持6～12个月，更长效果的保持需要再次注射，同时还要注意减少该肌肉的运动及负荷。肉毒毒素的再次注射应在前一次注射后的3～6个月之后，不可短时间内重复多次注射，容易引起机体产生免疫抗体。对于注射效果有少许不满意的部位，可以在注射后1～2周做少量的调整性注射或补充注射。

◦ 三、临床应用的注意事项及禁忌证 ◦

（一）使用肉毒毒素的注意事项

（1）我国批准使用的两款肉毒毒素制剂在整形美容方面的适应证均为治疗"眉间纹"，其他部位的注射治疗属于"标签外（off label）用药"。注射前要给患者充分的告知并在知情同意书上签字。

（2）2008年后，我国规定肉毒毒素属于毒麻药品，在开出电子处方的同时必须出具纸质处方，患者须实名制并标明身份证号码，从药房取药后到科室注射。

（3）注射场所内必须配备氧气和肾上腺素等急救设备及药品，以防出现严重注射反应甚至过敏性休克时可以进行及时的抢救。

（4）以整形美容为目的的肉毒毒素注射，单人单次不超过200 U，以确保安全。两次注射（少量的调整性补充注射除外）至少间隔3个月，避免机体产生抗体，以保证其长期使用。

（5）在一些容易引起面部表情或容貌异常的区域不要注射肉毒毒素，禁忌区域有面中部（可引起面部表情异常）、上睑（可引起上睑下垂），危险的区域有眉上区（可引起眉下垂或异常）、颈前部（可引起发音及吞咽困难）、口唇（可引起语言不清晰）。

（6）肉毒毒素还没有特效的解毒药物，一旦注入组织内，与神经末梢结合并产生作用后就难以消除其作用，注射后引起的肌肉麻痹或腺体分泌减少一般只能待其3～6个月之后自行恢复。所以出于安全考虑，注射时应遵循"宁少勿多"和"宁浅勿深"的原则。

（7）肉毒毒素治疗前或治疗过程中，禁用氨基糖苷类抗生素如庆大霉素等药物，后者可以产生协同作用而使其毒力增强，也要禁用干扰神经肌肉传导的药物，如箭毒样肌肉松弛剂等。

（8）某些特殊人员需慎用，如依靠面部表情工作的人，在注射面部表情肌时需慎用；对于发声工作的人如播音员歌唱家等，在注射口周和咽喉部时需慎重；原有上睑下垂的患者，一般不可再注射额部和眉区；有干眼症的患者，在注射眉外区时需注意避免进一步影响泪腺；12岁以下的儿童及65岁以上的老人在注射时需要慎重或减少注射剂量。

（二）使用肉毒毒素的禁忌证

（1）精神心理疾病或对注射效果要求过高者。

（2）对肉毒毒素过度依赖者，又称作"肉毒毒素癖"（botulinophilia）的患者。

（3）严重的全身性疾病尤其是有神经肌肉传导障碍疾病如重症肌无力及上睑下垂者。

（4）孕妇及哺乳期妇女，尤其是准备在3～6个月内怀孕的妇女（年轻女性需特别询问）。

（5）对肉毒毒素以及有赋形剂成分（比如白蛋白、明胶、右旋糖酐等）有过敏史的患者。

（6）注射区域皮肤有感染者。

将稀释好的肉毒毒素液体抽入注射器后，需要彻底排除注射器和针头内的空气，确认没有气泡残留，尤其需要检查注射器和针头的连接处，此处容易残留小气泡。有气泡残留的注射器会严重影响注射，尤其是精准注射，难以完成。因为带有气泡的注射器，会在注射时造成以下情况。①在推注时部分压力被气泡吸收，注入组织内的实际液体量少于刻度显示量，造成注射剂量不准确；②拔出针头后，被挤压的气泡释放出压力，将注射器内的液体挤压出去，使针头挂有液滴，造成药液的浪费（图5-11A）。注射前要将针孔的斜面和注射器的刻度调整在同一侧（图5-11B），便于注射时看清刻度，精准控制注射量。如果注射点较多或曾经接触骨面，针头就会变钝，使疼痛感增加，操作者穿刺时会发现阻力增大，甚至可以感觉到刺破皮肤的"震动"，应及时更换新针头。

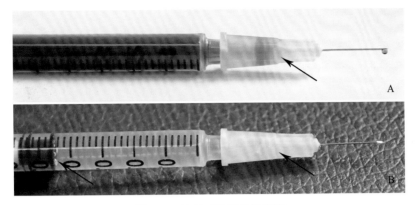

图 5-11 注射器及针头的安装

A、B. 针头内如果带有小气泡（箭头指示处），注射时不容易将液体注入组织，难以准确控制注入量；注射后拔出针头，气泡内的压力释放，会造成针头排出液滴，造成药液的浪费；B. 注射针头的针孔斜面应该和注射器的刻度在同一侧，以便注射时随时观察刻度

（三）注射剂量

肉毒毒素的注射剂量和注射部位肌肉的厚度成正比，目标肌肉的体积越大，所需要的剂量越大。所以，注射剂量和性别有关。由于男性的肌肉通常强壮粗大，所以男性的注射剂量应该比女性增加50%甚至100%。此外，注射剂量和麻痹肌肉的程度成正比，使肌肉收缩力下降的程度越大，使用的剂量就越大，完全麻痹所需要的注射剂量要比部分麻痹大。临床实践发现，厚度1 mm左右的肌肉（如额肌和眼轮匝肌）使用1～2 U的肉毒毒素就可以使注射点附近的肌肉完全失去收缩力，厚度3～5 mm的肌肉（如皱眉肌）需要使用4 U才能达到此效果；而对于厚度达到10～15 mm的咬肌，则单点注射剂量需要达到10～15 U。所以，除皱注射常用的单点注射剂量大多为1～2 U；肌肉缩小注射时单点注射剂量可达10 U；而小腿肌内注射时，由于单次注射总剂量（通常在200 U内）的限制，其单点剂量会较低；多汗症的单点注射剂量为1～2 U；用于肤质改善时的皮内浅层低浓度注射剂量可低至每点0.1～0.5 U（表5-5）。面部美容目的的注射方面，单次注射总量在100 U以内，小腿注射、瘦肩注射时控制在200 U以内。单点注射剂量需要精确控制，除非存在左右不对称，通常情况下面部两侧相同注射点的注射剂量应相等，以避免出现效果的不对称。相同剂量条件下，小容量多点注射比大容量单点注射效果更均匀；相同剂量条件下，高浓度低容量比低浓度高容量作用范围更精准。从安全角度考虑，注射剂量宁少勿多。

第五节 肉毒毒素的常用注射部位

○ 一、额 纹 ○

额纹是由额肌收缩造成。额肌的功能是上提眉毛并协助眼睛上视，其收缩时可挤压额部皮肤，在额部形成横行的皱纹。肉毒毒素注射额肌可以减轻额纹，早期的注射方法是在每侧额肌的中段注射2点，每点2～4 U；而后改进的方法是整个额部注射10～12点，双排注射，单点剂量1.5～2.0 U（图5-12），点与点之间构成边长2 cm左右的三角形，可以使药液作用更均匀，作用范围更大。注意：①注射点要位于眉上缘2.0 cm以上，以免注射后影响提拉眉毛的额肌，造成眉型改变或眉下垂。②少数患者有轻度的上睑下垂，长年累月的额肌代偿性收缩造成了额纹的加深，这类患者如注射肉毒毒素后可能会引起上睑下垂的症状突显。③除非两侧的额纹明显不同，注射点和注射量要左右对称，以免出现注射后左右眉毛的外形和动作不对称。④最外侧的注射点应位于眉尾的上方，如过于靠近中央，会造成眉尾上挑。⑤推荐45～90°进针，当针眼完全没入皮肤后即可推注。有实验显示，注射在皮肤内和注射在肌内效果相似。⑥对于二次修整的受术者或额部没有明显皱纹的受术者，可做低剂量低浓度的皮内注射，能改善肤质，且对肌肉的作用减轻。

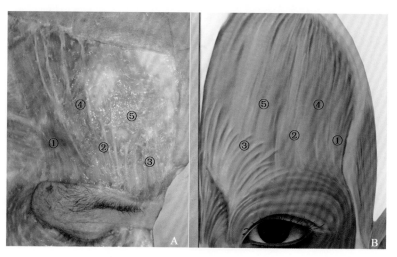

图5-12 肉毒毒素额部注射点设计

整个额部注射10～12点，双排注射，单点剂量1.5～2 U，点与点之间构成边长2 cm左右的三角形，可以使药液作用更均匀，作用范围更大。注射点应设计在眉上缘2.0 cm以上，以免影响眉毛的运动和位置。

　　由于额肌注射既需要减轻皱纹，又需要保留眉毛的活动功能，所以对注射技术的要求较高，容易出现不满意的结果。其难度在于平衡性和对称性的掌控，平衡性就是要求在注射时只能对额肌产生部分作用，使注射后眉毛的活动和形状没有太大变化，注射后左右两侧的眉毛形态对称（图5-13）；有时无法达到两全其美的效果，则需要提前告知患者，两者取其一或各取一半。事实上，在额肌注射后，短期内都会出现一定程度的额部紧绷感、上提眉毛的动作迟缓等。如果注射时部位和剂量存在严重偏差，则眉毛的形状和运动就会出现明显的不对称。比如将肉毒毒素集中注射于额肌的内侧，使内侧的作用力度远大于外侧，则外侧的肌肉收缩力远大于内侧，导致眉外侧部分上挑（图5-14B）；如果注射过度靠近眉区，则会严重减弱提眉的力量，使眉毛出现低平及下垂（图5-15B），甚至上视困难；如果注射时两侧的注射量及注射点存在明显的差别，则可出现左右眉毛高低不对称（图5-16B）。

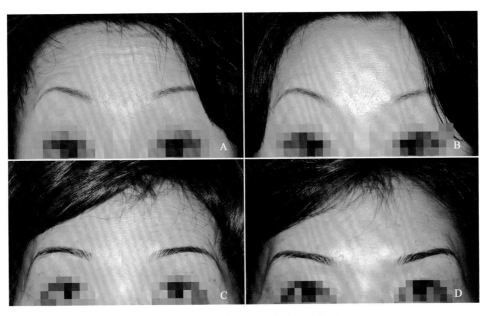

图5-13　额肌肉毒毒素注射后的效果

A、C. 注射前抬眉动作，可见额部有横行的抬头纹；B、D. 注射后抬眉动作，额部的抬头纹基本消失，皮肤光亮，毛孔变细，但眉形和注射前基本无异

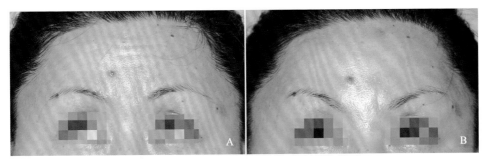

图5-14　额肌注射后两侧眉尾偏高

A. 注射前抬头纹明显；B. 注射后抬头纹消失，但眉外侧过度上挑。原因是肉毒毒素集中注射于额肌的中内侧，使内侧的作用力度远大于外侧，则外侧的肌肉收缩力可导致眉外侧部分上挑

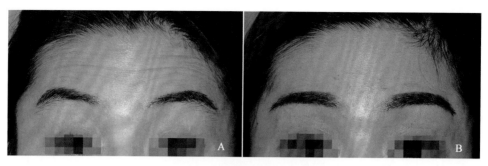

图5-15　额肌注射后眉毛低平

A. 注射前抬头纹明显；B. 注射后抬头纹消失，但眉外1/2较注射前低平。原因是眉外侧上方的额肌注射过低过多，如果注射过度靠近眉区，则会严重减弱提眉的力量，使眉毛出现低平及下垂

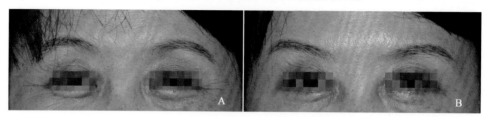

图5-16　额肌注射后左右眉毛高低不对称

A. 注射前抬头纹明显；B. 注射后抬头纹消失，但眉尾高度和翘度左右不对称。可能的原因是左右两侧的注射量及注射点存在明显的不对等，造成了两侧额肌收缩力的不对称

◦ 二、鱼 尾 纹 ◦

　　鱼尾纹是指外眦部由外眦点向外侧放射状分布的皱纹，其英文名称为"crow's feet"（乌鸦爪）。此皱纹是由外眦部的眼轮匝肌收缩后牵扯其表面的皮肤而形成，环形的肌肉收缩时产生了和肌肉纤维垂直的放射形皱纹。针对外侧眶部的眼轮匝肌实施肉毒毒素注射可以使其收缩力下降，鱼尾纹得到减缓或消失。眼轮匝肌覆盖整个上下睑和眶周，上外侧可达眉上缘，下缘可达颧凸以下，外眦部的眼轮匝肌更宽广，可达颞部甚至发际。标本测量外眦点至眼轮匝肌外缘的长度常常超过3 cm（图5-17），需要6个交叉分布的直径1 cm的蓝色纸片才能完全覆盖外眦部眼轮匝肌（图5-18B）。

　　注射点设计是在出现鱼尾纹部位的眼轮匝肌内注射3～8个点，每点1.0～1.5 U。注射点的多少取决于受术者鱼尾纹的范围，范围较大者，注射点就要相应增加，需保证注射点能作用到整个鱼尾纹的范围（图5-18A）。图中的①②③点是必注射点，其中点②位于外眦角的正外侧1 cm处，点①③分别位于点②的上方和下方1 cm处。如果患者的鱼尾纹较长、皱纹范围较大，可进行更大范围的注射，再增加④⑤⑥⑦注射点，各点之间交叉分布，间隔为1.0～1.5 cm。注射剂量和受术者的鱼尾纹深浅有关，较深的皱纹以及男性求美者可以适当增大注射量，每点可以注射2 U；较浅的皱纹或女性，每点注射1 U。一般在注射后3周左右即出现明显的鱼尾纹改善（图5-19）。大多数患者在注射后效果可以维持6个月以上，部分多次注射的患者的效果可以维持更长，求美者大多较为满意。

　　注射要点：

　　（1）不要注射到下睑正下方部位（紧靠睑缘注射除外）或颧骨以下部位，以避免其作用扩散到面中部，使口角或颊部下垂以及笑容僵硬。尤其是点④的注射，注射点不要过度下移或内移，注射量要尽量减少，以免影响到深层及下方的颧大肌颧小肌。

（2）内眦部的皱纹如果比较严重，可以在皱纹集中处注射1～2 U（参见图5-18中点⑧）。

（3）干眼症患者尽量不要注射外眦区域，尤其是外眦上方的泪腺部位，防止进一步抑制泪腺的分泌。

（4）眼轮匝肌位于紧贴皮肤的深面，且外眦部皮肤菲薄，所以注射层次应位于皮下浅层，30°左右斜行进针，针眼没入皮肤即可进行注射。和额肌的注射相比，眼轮匝肌的注射相对简单，因为外侧眼轮匝肌的完全松弛，并不会引起面部表情和功能的异常，所以无需特别强调除皱和保持肌肉功能的平衡，但也需要注意眼轮匝肌各方力量的动态影响。眼轮匝肌是一整块圆饼形的括约肌，类似一张中央开口的薄饼，外侧部分的肌肉在注射肉毒毒素产生松弛之后，内侧的肌肉会产生代偿性的收缩，在少数肌肉比较强劲、鱼尾纹比较严重的个体，外眦部注射肌肉松弛后，内眦部的皱纹会出现代偿性的加重（图5-20），此时如果对内眦部追加注射，由于内外侧的轮匝肌均产生了松弛，可能会出现眶隔脂肪的外凸，使眼袋更加明显（图5-21）。这类情况需要在注射前有一定的预见，并和患者充分沟通和告知，以避免注射后的纠纷。

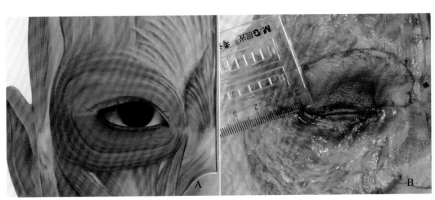

图5-17 眼轮匝肌的示意图及解剖展示

该肌为薄饼状的括约肌，围绕在眼裂周围，可分为内圈的睑部眼轮匝肌（图A中的绿色部分）和外圈的眶部眼轮匝肌；其眶部的眼轮匝肌范围较大，从标本上测量，外眦点到眼轮匝肌外缘的距离可长达3 cm（B）

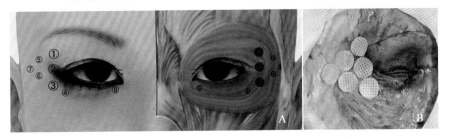

图5-18 鱼尾纹注射示意图

A. 在鱼尾纹深部的眼轮匝肌注射3～8点，每点1～2 U。①②③点是必注点，其中点②位于外眦角的正外侧约1 cm处，点①③分别位于点②的上方和下方1 cm处。如果患者的鱼尾纹较长、皱纹范围较大，可进行更大范围的注射，再增加④⑤⑥⑦注射点，各点之间交叉分布，间隔约1 cm。B. 标本解剖可见眼轮匝肌的范围较大，按单点肉毒毒素注射作用直径1 cm范围设计，需要6个交叉分布的直径1 cm蓝色纸片才能覆盖外眦部眼轮匝肌

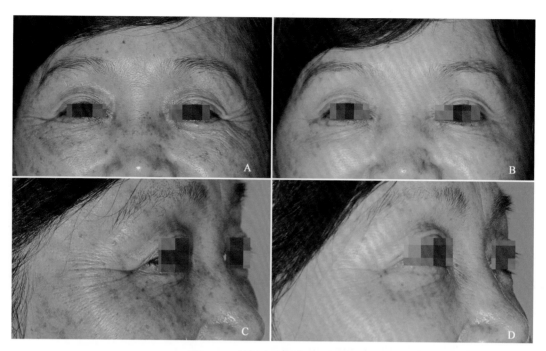

图5-19　鱼尾纹注射前后示意图

肉毒毒素注射前（A、B）有明显的鱼尾纹，注射后3周左右即出现明显的鱼尾纹改善（C、D）

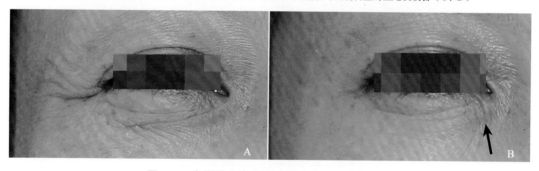

图5-20　鱼尾纹肉毒毒素注射后内眦部皱纹加重

在眼轮匝肌比较强劲、鱼尾纹特别严重的个体，外眦部注射肉毒毒素后内眦部皱纹加重。A. 注射前，可见鱼尾纹较重，范围较大；B. 注射肉毒毒素后，外侧鱼尾纹完全消失，但内眦部的皱纹加重（箭头所指处）

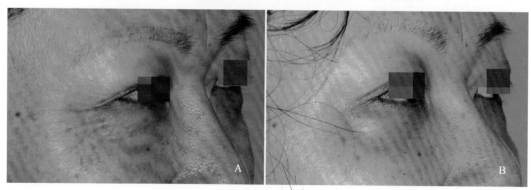

图5-21　鱼尾纹肉毒毒素注射后眼袋膨出

外眦部辅助内眦部眼轮匝肌注射肉毒毒素，由于内外侧的眼轮匝肌均产生了松弛，患者原有的眶隔脂肪出现了外凸。A. 注射前，可见鱼尾纹较明显，而眼袋并不明显；B. 注射后鱼尾纹基本消失，但眶隔脂肪有所膨出，尤其是眶外侧部，使眼袋突显

◦ 三、眉 间 纹 ◦

　　眉间纹是两侧眉头之间的复合皱纹，由眉间川字纹、鼻根横行皱纹、甚至额部正中的横行皱纹组成，主要是由皱眉肌、降眉肌、降眉间肌3块肌肉共同收缩造成，这3块肌肉位于前额中间的下部，又称作眉间复合体，主要功能是下拉眉头和内收眉头。皱眉肌收缩时可以形成眉间纵向的皱纹，降眉间肌收缩时可形成眉间下部和鼻根部横行的皱纹，降眉肌收缩时可同时加重上述两种皱纹。眉间复合体是同时收缩的，所以在注射时也需要同时处理这3块肌肉，将其收缩功能大部阻断，使眉间舒展。眉间纹是肉毒毒素制剂的法定适应证。

　　眉间纹的5个常用注射点位于眉间的3块肌肉处，眉中部注射3点，每点4 U；眉上部注射2点，每点1~2 U（图5-22A）。图中的点①位于瞳孔线的眉上缘，可通过皱眉时眉毛上方出现的"酒窝"而定位，此处是皱眉肌的止点，可以做表浅的注射，要避免注射层次过深和注射量过大而影响到上睑提肌；点②是位于两侧眉头的起点处，此处是皱眉肌的肌腹稍上方，做深达骨膜的注射，此点的注射要注意避免注射点过低或药液量过大而扩散到上睑提肌，造成上睑下垂；点③位于鼻额角的正中线处，在降眉肌和降眉间肌的起点附近，做深达骨膜的注射，主要作用于上述两块肌肉。从标本的目标肌肉显露看，注射点①②③分别位于皱眉肌的止点、肌腹、起点附近（图5-22B），注射后可以最大限度地松弛皱眉肌。

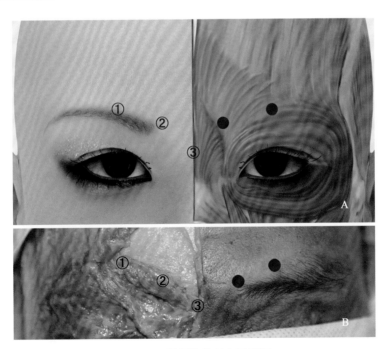

图5-22　眉间纹注射点示意图

A. 眉间纹注射点设计，点①位于瞳孔线的眉上缘，皱眉时出现"酒窝"的位置，此处是皱眉肌的止点；点②位于两侧眉头的起点处，此处是皱眉肌的肌腹稍上方，注射后可弥散作用于两侧的皱眉肌；点③位于鼻额角的正中线处，在降眉肌和降眉间肌的起点稍上方，同时也靠近皱眉肌的起点。B. 皱眉肌和注射点的关系，可见点①②③分别位于皱眉肌的止点、肌腹、起点附近注射要点：

（1）眉间部点②③注射时可垂直骨平面注射，当感觉针头碰到阻力（颅骨）时停止，开始注射。

（2）眉上方点①处需斜行进针，做皮内注射，可提捏皮肤后注射。

（3）注射皱眉肌肌腹（点②）及皱眉肌尾部（点①）时，可在注射时用左手指腹按住其下缘，以阻止药液向下扩散。

（4）可根据不同的皱眉纹形态设计不同的注射点。

眉间纹注射后的效果和患者的反应一般都比较好（图5-23）。如果注射的药液扩散影响到上睑提肌，则会出现上睑下垂的表现（图5-24），这种肉毒毒素的作用是无法立刻消除的，只能等待药物的作用自然消退，眼睑才能恢复正常，时间需要1～3个月。如果睑下垂严重影响到日常工作或生活，可以使用拟肾上腺素类眼药水滴眼，如萘甲唑啉、萘甲唑啉类的滴眼液，通过兴奋交感神经使muller氏肌收缩，进而使眼睑上提少许，可以改善上睑下垂的症状，患者感觉睁眼时明显轻松。不过每次用药只能改善2 h左右，只在白天工作或有需要时使用（图5-25）。

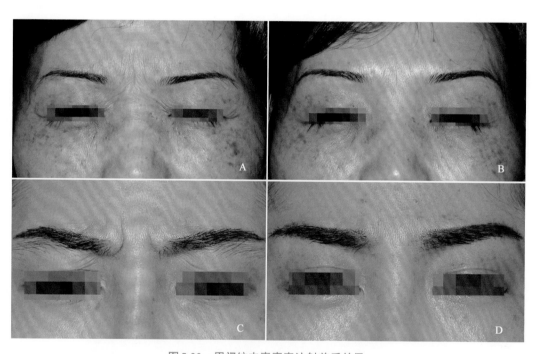

图5-23　眉间纹肉毒毒素注射前后效果

A、C. 眉间纹注射前，在皱眉时可见眉间有纵行的皱纹，两侧眉头向中央靠拢；B、D. 眉间纹注射后，在皱眉时可见眉间皱纹消失，眉头舒展，皮肤光亮，毛孔细腻

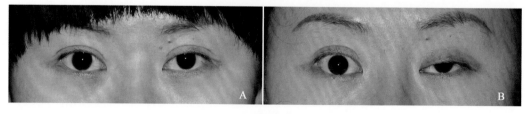

图5-24　眉间纹肉毒毒素注射后出现上睑下垂

25岁，注射前（A），注射眉间纹后3天出现上睑下垂（B），直到3个月之后才完全恢复，考虑是由于左侧皱眉肌止点处的注射药液弥散至上睑提肌所致。出现上睑下垂后复习术前照片，发现注射前左眼即较右眼低，提示该眼的上睑提肌力量较弱，更容易收到肉毒毒素的影响

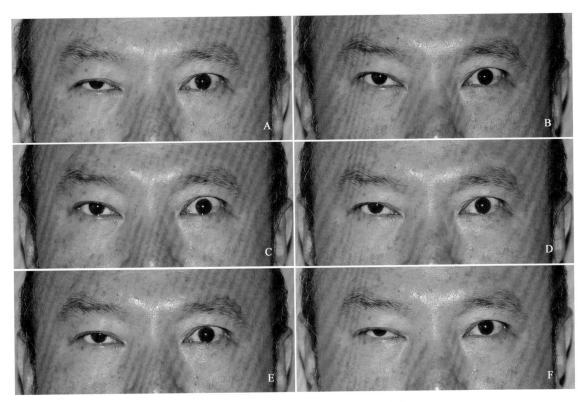

图 5-25　拟肾上腺素类眼药水对下垂眼睑的作用

A. 男性，57岁，肉毒毒素注射眼轮匝肌痉挛症，药物弥散至眼轮匝肌导致右侧上睑下垂；滴用萘甲唑啉眼药水之后 30 min；B. 60 min；C. 90 min；D. 120 min；E. 的表现，可见眼裂有所增大，患者自觉睁眼明显轻松；至 150 min；F. 时完全恢复至用药前。提示药物只能缓解 2 h 左右

◦ 四、鼻 背 纹 ◦

鼻背纹是由于鼻背肌（又称鼻肌）收缩产生的纵行皱纹，鼻背肌位于鼻背，似马鞍骑跨在鼻骨上，其功能是收缩时下压鼻软骨，同时可在鼻背形成纵行的皱纹，在做耸鼻动作时比较明显，通过肉毒毒素的注射可以减轻这种皱纹。

注射点位于鼻软硬骨交界线上方，中线上注射1点，两侧各注射1点，与正中线相距约1 cm。定点时嘱患者用力耸鼻，在皱纹较明显处设计注射点（图5-26）。注射方法是在鼻背纵行皱纹的中间和两侧注射3点，每点1~2 U，做皮下的表浅注射，45~60°进针，针头没入皮肤即可注射，注射后鼻背纹可以得到明显的改善（图5-27）。注射时应偏内侧和上方，避免药液扩散到外侧影响到提上唇肌（LLS）和提上唇鼻翼肌（LLSAN），可造成上唇下垂。此外，注射时应尽量避开鼻背的浅静脉。

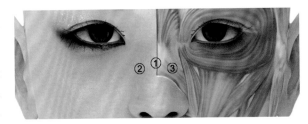

图 5-26　鼻背纹注射示意图

注射点位于鼻软硬骨交界线上方，点1位于中轴线上，其余两点位于中线两侧，和正中线相距约1 cm。定点时嘱患者用力耸鼻，在皱纹较明显处设计注射点

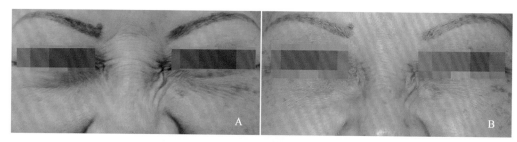

图5-27　鼻背纹肉毒毒素注射效果图

A. 注射前，鼻背及鼻根部皱纹明显，使用肉毒毒素做鼻背肌的注射；B. 注射后可见皱纹基本消退

○五、口　周　纹○

口周纹常见于中老年人的唇周，表现为上下唇放射状的细小皱纹，与环形的口轮匝肌垂直，国外称之为吸烟者线（Smoker's line）。这是由于口轮匝肌长期收缩造成的皮肤表面顽固性的皱纹。对于肌肉收缩过强造成的口周皱纹，也可以在口轮匝肌内注射少量的肉毒毒素，以减轻轮匝肌的收缩力，舒缓皱纹（图5-29）。

注射定点：在口周的红白唇交界线略外侧5 mm处，根据皱纹的程度，设计2点、4点或6点，尽量做到左右对称，单点注射剂量1～2 U（图5-28）。

注意事项：①从小剂量开始尝试，必须注意左右两侧的位置及注射深度和注射量的对称；②上唇正中的人中附近不要注射，会造成唇峰平坦；③口角处不要注射，容易造成口角下垂及流口水；④下唇慎用，容易影响口唇功能；⑤注射后短期内可能会影响发音，尤其是爆破音的发声，应该在注射前告知。因此一般不要给声音工作者（如歌手、播音员和老师等）做口唇部的注射。

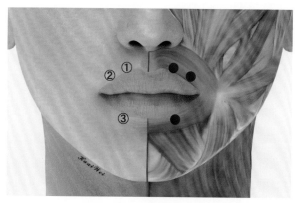

图5-28　口周纹注射示意图

注射定点：在口周的红白唇交界线略外侧5 mm处，根据皱纹的程度，设计2点、4点或6点，做左右对称的注射，单点注射剂量1～2 U

○六、颏　部　凹　坑○

许多中年人在用力抿嘴或外伸下唇时，颏部会出现许多皱坑，国外称之为鹅卵石样下巴（cobblestone chin），主要是由于肥厚的颏肌长期收缩以及颏部的组织量减少所致。这种颏部皱褶多坑的外观表现出老态，可以通过肉毒毒素注射进行调整。注射后可以减缓颏肌的收缩力，从而减轻

170

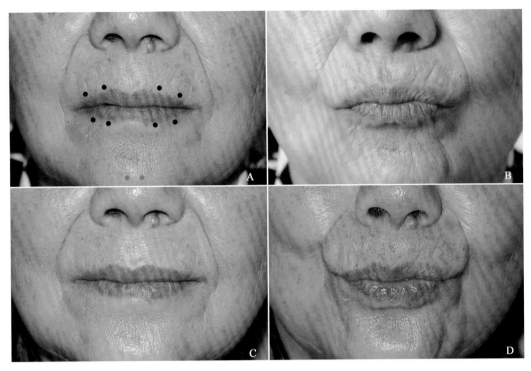

图 5-29 口周纹肉毒毒素注射效果图

A. 女性，70 岁，自觉口周皱纹较多，要求肉毒毒素注射；在口周的红白唇交界线外侧的白唇位置（图中黑点）做深度达 3 mm 的口轮匝肌内注射，每点 1.5 U；同时给予颏肌和降口角肌的注射。B. 注射前嘟嘴显示出更多的口周皱纹。C. 注射后 18 d 复查，平静位，可见口周皱纹减少，口唇宽度略有增加，口唇纹路平坦，口角略高；整个口唇的表情较注射前愉悦。D. 注射后 18 d 复查，嘟嘴动作，可见口周皱纹较注射前减少，尤其是下唇和颏部的皱纹明显减少，口角较注射前上翘，红唇丰满度有所增加

或消除皮肤表面的凹坑。此外，颏肌的收缩方向是向上向内的，力量过强时会使颏部的外形变钝，肉毒毒素注射后，颏肌松弛，颏部的外形会出现微妙的延长和锐化（图 5-30）。

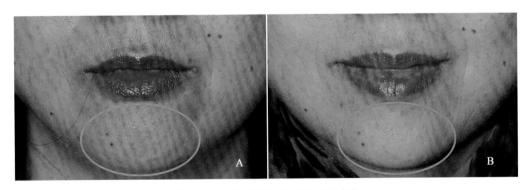

图 5-30 颏部肉毒毒素注射后的变化

A. 注射前，颏部鹅卵石样畸形，表面皮肤高低不平，颏部下缘外形较圆钝；B. 注射后，颏部皮肤变得光滑细腻，鹅卵石样畸形消失，颏部下缘外形出现微妙的延长和锐化

注射定点：注射点可以选择正中单点法，颏部下缘正中单点注射 6～8 U；也可采用左右两点法，在颏部下缘正中的两侧，间隔 10 mm，每点注射剂量为 3～4 U（图 5-31）。由于颏肌起自颏部正中央的最深层，止于颏部皮肤，理论上讲深、中、浅各层次的注射都可以起到减弱颏肌的收缩力的作用。但结合周围的解剖情况，深层次注射比较安全，不会影响到周围的肌肉。颏肌的两侧中层

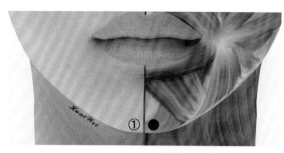

图 5-31　颏肌的肉毒毒素注射点设计

注射点选择在颏部下极正中的位置，左右两点，间隔 10 mm，每点注射剂量为 3～4 U，以深部注射为主

有降下唇肌、颏肌的上方浅层有口轮匝肌，这两块肌肉都不宜受到肉毒毒素的影响。

注射方法：深部注射时针头直达下颌骨颏突即可注射，此处是颏肌的起点。如果选用浅层注射，则注射点不可过高或过度旁开，因为颏肌的浅层和两侧是降下唇肌（下唇方肌），如果注射累及此肌肉，则会导致下唇的歪斜。颏肌的上方是口轮匝肌，如果累及会导致下唇松弛。

○ 七、颈　纹 ○

颈部的皱纹有两种表现，一是横行皱纹，是由于颈阔肌长期收缩和皮肤萎缩引起，表现为环绕颈部粗细不等的横行皱纹，多见于东方人；二是颈部的纵行条索，是部分颈阔肌痉挛性收缩及老化的结果，表现为颈阔肌收缩或吞咽时出现局部的纵行条索，严重时在静止状态下也不会消失，这种纵行的条索多见于高加索人。较深的颈部横行皱纹一般以注射皮肤充填剂为主，配合肉毒毒素的注射以增强效果（图 5-32）。纵行的颈部条索需要通过注射肉毒毒素进行肌肉的松解（图 5-33）。

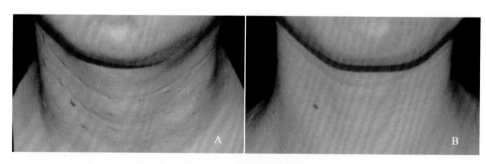

图 5-32　颈部横行细皱纹肉毒毒素注射效果

A. 颈部横行的细小皱纹，使用肉毒毒素做浅层多点注射，图中可见点状的真皮内注射皮丘隆起。B. 注射后，颈部的横行皱纹得到了明显改善

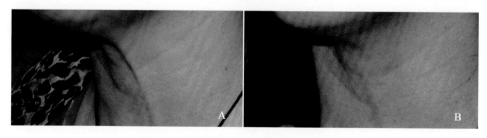

图 5-33　颈部纵行条索肉毒毒素注射效果

A. 女性，52 岁，主诉在吞咽时颈部会出现一条纵行的条索，使用肉毒毒素沿着条索做间隔 1.5 cm 的注射，单点注射 2 U。B. 注射后可见条索在吞咽时基本消失，外观得到了明显的改善

颈部纵行的条索使用肉毒毒素注射在条索内部，可以达到松解的效果。一般在条索深部的肌内多点注射，间隔1～2 cm，每点1～2 U（图5-34A）。对于颈部横行皱纹的处理，可以注射在皱纹的两侧，颈阔肌比较突出的部位，间隔1～2 cm，每点注射0.5～1.0 U；也可采用低浓度微量注射法均匀地注射在颈部（图5-34B）。注意不可注射过深，避开声带部位，以免引起发声异常。

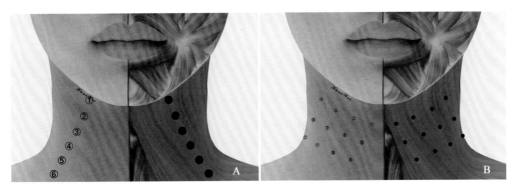

图5-34　颈阔肌注射示意图

A. 颈部纵行的条索可将肉毒毒素注射在条索内部，以达到松解的效果，在条索深部的肌内多点注射，间隔1～2 cm，每点1～2 U。B. 颈部横行皱纹可以采用低浓度微量注射法均匀地注射在颈部

◦八、面　部　提　升◦

肉毒毒素注射还可以起到提升面部皮肤或器官的作用，其原理是注射在特定部位，将具有下拉功能的肌肉（通常是指降肌）收缩力减弱，使局部的皮肤软组织上移，从而达到提升的效果。这种提升效果纠正了老年性的组织下垂，起到了年轻化的作用，可以用于面部提升的相关肌肉有眼轮匝肌（眉外侧提升）、降鼻中隔肌（鼻尖提升）、降口角肌（口角提升）、颈阔肌（下颌线提升）等。

（一）眉外侧提升

眉外侧高于眉内侧是年轻人的特征，而中年人的眉毛外侧容易出现下垂。对于眉外侧部分而言，上提的肌肉是额肌，下拉的肌肉是眶部眼轮匝肌的外上侧部分。注射点设计在眉外侧部，一般注射1～2点，在此部位的眼轮匝肌每点注射1～2 U的肉毒毒素，可松解轮匝肌对眉外侧部的下拉力，使眉梢上移。可先注射点①，如需加强效果，可追加注射点②（图5-35 A），注射后可以出现眉尾提升的效果（图5-35 BC）。这种使眉梢上提的注射方法特别适用于一些中老年人，可以达到明显的容貌改善作用，出现愉悦而年轻化的面容改变（图5-36）。在年轻人面部实施这种注射后，除了眉部提升之外，重睑宽度也可以随着眉毛的提升而增加。

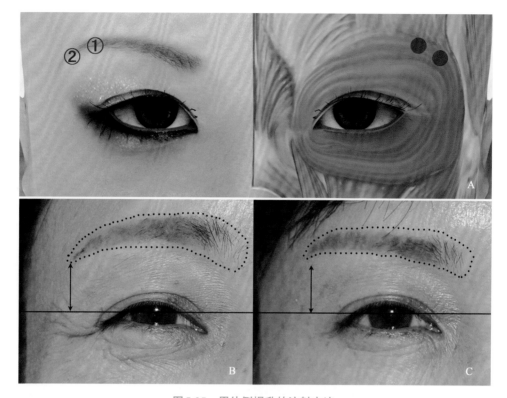

图 5-35　眉外侧提升的注射方法

注射点设计在眉外侧部，一般注射 1～2 点，在此部位的眼轮匝肌每点注射 1～2 U 的肉毒毒素（A），可松解轮匝肌对眉外侧部的下拉力，使眉梢上移（B）

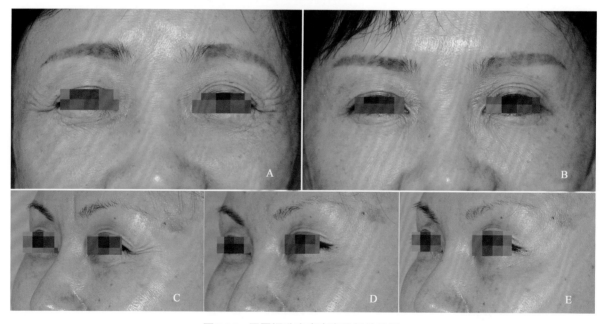

图 5-36　眉尾提升肉毒毒素注射的效果

A. 女性，50 岁，双侧眉尾下垂，眉尾部深面的眼轮匝肌注射肉毒毒素 2 点，每点 1 U；B. 注射后可见双侧眉尾上提，整个眉毛的形状出现明显的改善；C. 女性，40 岁，在注射眉间纹及鱼尾纹时，做了眉尾上调的注射；D. 注射后 7 d，可见眉尾上挑较明显；E：注射后 1 个月，眉尾的形状有了舒缓，较注射前依然抬高，外形良好

（二）鼻尖提升

部分鼻尖低垂的个体，可以通过肉毒毒素的注射达到提升的效果。下拉鼻尖的肌肉是降鼻中隔肌，其比较细小，起自切牙窝，止于鼻小柱（图5-37）。高加索人的降鼻中隔肌力量比较大，在做微笑的动作时，鼻尖会下拉；在有些肌肉较强的个体，如果使用肉毒毒素将此肌肉力量减弱，鼻尖可以提升5 mm以上。对于东方人，其鼻尖的高度本来就低，所以只有在一些鼻尖比较高耸的个体出现微笑时鼻尖会下拉，表示其降鼻中隔肌力量过大，可以通过注射此肌肉而达到抬高鼻尖的效果（图5-38）。注射点设计于鼻小柱的中下部，皮下注射1～2 U，1周后可以根据效果再做补充注射。注射点不宜过低，以免影响到口轮匝肌。

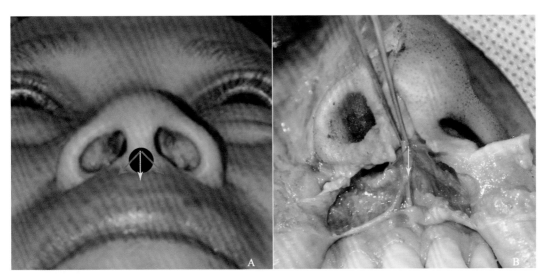

图5-37　降鼻中隔肌的展示和注射点设计

A. 可以从鼻小柱和上唇的交界点进针，垂直向下进入肌肉之间注射，深度大约5～10 mm，注入3～4 U；也可以从该点进针，分别向两侧约30°进针，深度5～10 mm，注射在两侧肌肉的肌腹内，每侧1～2 U。B. 从肌肉展示图中可以看到，降鼻中隔肌起自上颌骨前鼻棘两侧，向上行走止于鼻小柱（鼻下外侧软骨内侧脚）和上唇交界点的真皮

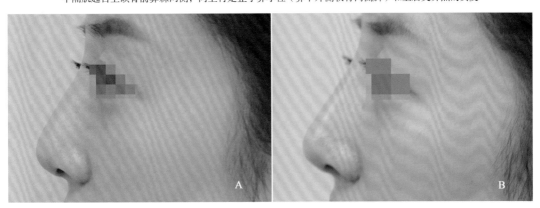

图5-38　降鼻中隔肌肉毒毒素注射效果图

A. 女性，20岁，鼻梁挺拔而鼻尖低垂，尤其是笑容时鼻尖更低。考虑是降鼻中隔肌力量过大所致，使用肉毒毒素注射2 U。B. 注射后，可见鼻尖较注射前明显挺拔，鼻外形美观度提升（图片来自廖美蓉医生）

（三）口角提升

　　中老年人的口角会随着年龄的增长出现下垂，这种下垂和面部皮肤软组织松弛和该部位的肌肉长期收缩有关。使口角下拉的主要肌肉是降口角肌（图 5-39 A、B），如果使用肉毒毒素注射减弱降口角肌的力量，可以使口角上提，出现比较愉悦和年轻化的口角外形（图 5-40 C、D）。降口角肌的注射点设计是在鼻唇沟连线和下颌骨下缘的交界点附近（图 5-40 A、B），如果嘱患者做下拉口角的动作，部分人在此处会出现明显的皮肤凹陷。此处是降口角肌的起始部，离口角较远，距离其内侧的降下唇肌也有一定距离，所以比较安全（图 5-41）。如果注射至口角附近，可能会影响到口周的其他肌肉，导致口角不对称，还容易引起口轮匝肌的松弛，影响口角闭合。如果注射点靠近中央，可能会影响到降下唇肌，导致下唇歪斜。注射剂量为每侧 1 点，每点 1～2 U。降口角肌是颏部最浅层的肌肉，所以注射点应表浅，30° 斜行刺入，针头进入皮肤后即可推注。部分患者在降口角肌力量减弱后会出现下唇运动的不自然，在颏肌、降下唇肌同时注射后，口角上提，颏部皮肤光亮，轮

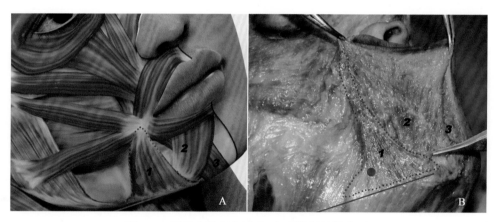

图 5-39　降口角肌示意图（A）及解剖显露（B）

在下颌部位有三块主要的肌肉，由浅入深、由外向内分别是降口角肌、降下唇肌和颏肌。肉毒毒素注射降口角肌的注射点设计在降口角肌的外下方，以免影响到降下唇肌

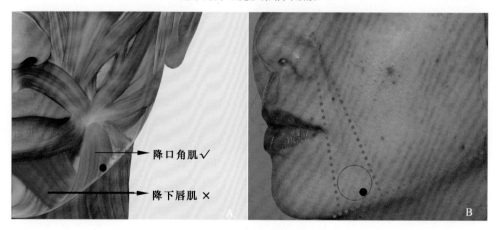

图 5-40　口角提升注射示意图

降口角肌的注射点设计在鼻唇沟连线、鼻翼口角连线和下颌骨下缘形成的三角形的下方，大约直径 1.5 cm 的圆圈内，初学时可将注射点设计在圆圈内的下半部（AB），比较安全。技术熟练后，注射点可以上移，甚至可以在圆圈内注射 2 点。使用肉毒毒素注射 2 U，可减弱降口角肌的力量，使口角上提，出现比较愉悦和年轻化的口角外形（CD）

176

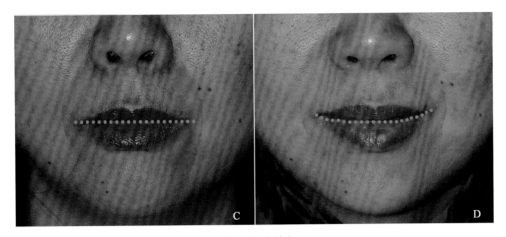

图 5-40 （续）

廓突显。注射后，下唇有时会出现活动不自然，部分患者反映影响下唇的下拉和上提等一系列动作，甚至无法通过运动下唇将唇龈沟中的食物残渣挤出。

（四）下颌线提升

面下 1/3 的下垂是最早表现出来的面部皮肤松垂征象，早期的轻度下垂不适合使用手术除皱，可以通过肉毒毒素注射的方法进行改善。对于面下部而言，下拉的肌肉是颈阔肌，颈阔肌的范围远超想象，通常情况下，其都会越过下颌骨下缘，终止在口角部位，与降口角肌一起参与下拉口角的运动（图 5-41A）。有解剖学研究发现，颈阔肌的止点最高可达眼轮匝肌的下缘。从这种解剖特征来看，颈阔肌长年累月的收缩可以牵拉面下部皮肤软组织和口角，加重面下部的下垂和老龄化外观。可以针对这个部位的颈阔肌做多点表浅的肉毒毒素注射，以削弱颈阔肌的牵拉力，起到提升面下部的作用（图 5-41B），注射后颈部的轮廓会变得更清晰一些。

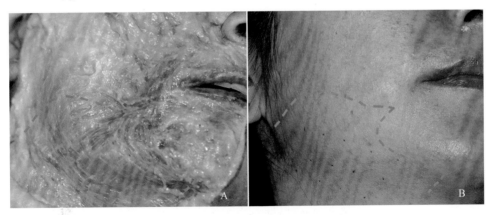

图 5-41　颈阔肌的解剖及肉毒毒素注射点
A. 通常情况下，颈阔肌都会越过下颌骨下缘，终止在口角部位，与降口角肌一起参与下拉口角的运动。B. 可以针对这个部位的颈阔肌做多点表浅的肉毒毒素注射，削弱颈阔肌的牵拉力，起到提升面下部的作用

·九、露 龈 笑·

正常情况下，人类在微笑时只露出上排牙齿的一部分，少数人在微笑时上唇上提过于明显，会露出整颗牙齿甚至部分牙龈，影响容貌，这类情况称之为"露龈笑"。参与微笑时提拉上唇的肌肉主要是提上唇鼻翼肌，提上唇肌也参与了这一动作；而大笑时，颧大肌、颧小肌等肌肉也参与其中。通过注射肉毒毒素松解上述肌肉可以改善露龈笑的症状，针对伴发牙龈增生和过长的患者，可以联合牙龈部分切除术，以达到良好的效果。

注射方法（图5-42）：主要的目标肌肉是提上唇鼻翼肌、提上唇肌、颧小肌，注射点①设计在鼻骨椎体和上颌骨交界线处；点②在鼻翼外侧3 mm处；点③位于鼻唇沟中部上缘隆起处，左右各1点，每点1～2 U点，皮下注射；点④位于鼻小柱与人中交界点，注射2 U，注射深度5～10 mm。

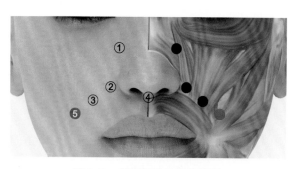

图5-42 露龈笑的注射点设计

图中绿色部分为提上唇鼻翼肌，注射点①设计在鼻骨椎体和上颌骨交界线处，点②在鼻翼外侧3 mm处，点③位于鼻唇沟中部上缘隆起处，这3点起到了提上唇鼻翼肌、提上唇肌、颧小肌的作用；点④位于鼻小柱与人中交界点，深部注射，作用于降鼻中隔肌和口轮匝肌，这7个点的注射可纠正大多数露龈笑。如果口角外翘明显，可追加注射点⑤，位于口角外上方2 cm处，作用于颧大肌

对于普通的露龈笑，通常7点法注射可以达到良好的效果（图5-43）；如果两侧口角过度上扬，伴后上磨牙过度暴露，可以使用9点法注射，即添加注射点⑤，其位于口角外上方2 cm处，皮下注射1～2 U，针对颧大肌，可以降低口角的外翘度（图5-44）。1-2周后观察效果，如果松解不足，可以做浅层的补充注射。对于单侧的露龈笑，只需注射患侧的肌肉（图5-45）。对于上唇位置左右不对称的情况，需要针对具体的情况，注射提上唇鼻翼肌、提上唇肌、提口角肌等，并且对于对侧的口角也可进行适当调整，如注射降口角肌提升口角（图5-46）。

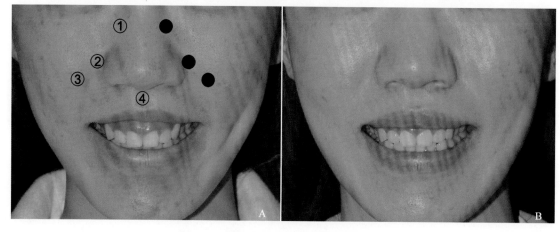

图5-43 露龈笑肉毒毒素7点法注射效果

A. 女性25岁，先天性上唇露龈笑，行肉毒毒素7点法注射，每点2 U；B. 注射后2周，可见外形改善明显，上唇高度明显增加，红唇内卷消失，牙龈基本没有外露

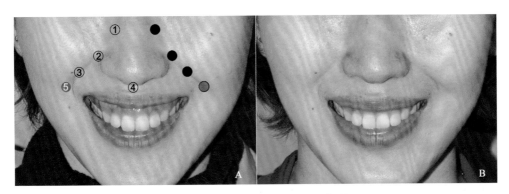

图 5-44　露龈笑肉毒毒素 9 点法注射效果

A. 女性 35 岁，先天性上唇露龈笑，行肉毒毒素 9 点法注射，每点 2 U；B. 注射后 3 个月，可见上唇高度增加，牙龈外露消失，口角没有过度上提

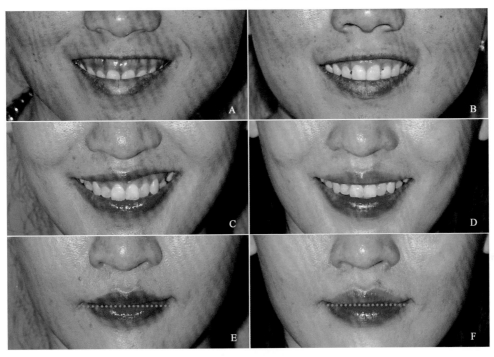

图 5-45　单侧露龈笑肉毒毒素注射效果

A. 女性，30 岁，先天性笑容时上唇歪斜，左上唇偏高；C. 闭口时口角不对称，左侧口角偏高。针对提上唇鼻翼肌、提上唇肌、提口角肌进行点①②③的注射，注射后 1 周开始出现症状改善，20 d 后达到双侧在微笑（B）和闭口（D）时完全对称

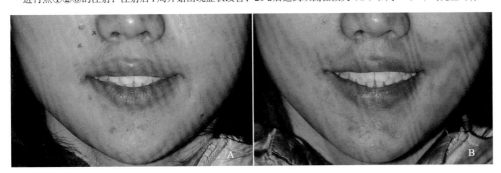

图 5-46　肉毒毒素注射治疗口唇不对称

女性，19 岁，先天性上下唇不对称。A. 第一次注射前，可见上唇位置左右明显不对称，右侧上唇较左侧高，右侧口角较左侧高；下唇左侧略低于右侧。选择在右侧鼻翼旁的鼻唇沟处注射 2 点，每点 1 U，皮下层注射，目标肌肉为提上唇鼻翼肌、提上唇肌、提口角肌。左侧的降口角肌下方注射 2 U，注射层次为皮下层。B. 注射后 9 d，可见口角和上唇的对称度均得到改善。C、E. 第一次注射后 6 个月，上唇和口角的不对称再次出现，闭口时可见上唇有轻度的右侧移位，下唇有轻度的左侧移位，给予与第一次同样的注射治疗。D、F. 再次注射后 43 d 张口闭口位，可见上唇和口角的不对称均得到了改善

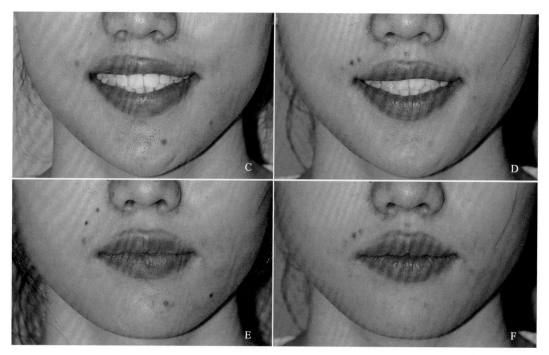

图 5-46 （续）

◦ 十、咬 肌 肥 大 ◦

目前，对于脸型的审美趋势还是以"鹅蛋脸"（oval face）为美，但东方人种的颅面骨和高加索人种相比，前后径较短，横径较大，正面部显得宽度过大和长度不足。咬肌参与构成了面下部的宽度，其厚度为15～20 mm，如果咬肌肥大，可造成面下部较宽，影响到整个面部的长宽比例轮廓，进行肉毒毒素注射可以达到缩小面下部宽度的目的。

注射方法：嘱患者咬紧牙齿，可在双侧下颌角前上方触及咬肌的最膨胀处为中心标记3个间隔15～20 mm的、呈等边三角形的注射点。针头垂直皮肤进针直达下颌骨，如触及骨骼则略退后做深部注射，30 G短针的针头长度约12 mm，可全部没入注射。根据肌肉的体积大小，每侧注射30～50 U，两侧合计不超过100 U。

注意：①注射点要在耳垂和口角连线的下方（图5-47、5-48AB），并且需要注射在肌肉的深部，如果注射过浅或过高，容易影响到表情肌或腮腺。②针头进入肌肉深部后，回抽确认不在血管内，再缓慢轻柔地推注药液，使药液均匀扩散。出针前须稍停顿，确定药液停止外渗后再拔出针头。③注射后2 d左右出现咬合力下降，1个月后开始出现咬肌缩小，效果持续半年以上。对于一些咬肌特别肥大的求美者，需要经过多次注射才能达到良好的效果（图5-48CD）。④咬肌肥大的个体通常喜爱咀嚼较硬的食物（如核桃、甘蔗）或口香糖，注射后应减少咀嚼此类食物，以免肌肉锻炼后重新增大，抵消肉毒毒素注射后的效果。⑤注射后咬合力量会下降大约一半以上，在咀嚼坚硬食物时会感到力不从心。

咬肌肥大注射后效果确切，通常经过1～2次注射即可出现明显的面下部宽度缩小，受术者满意度较高。咬肌注射后可能会出现一些不良反应，具体如下。①肌肉隆起：注射不均匀可引起咬肌部分肌肉未起到作用，依然可以收缩，可以将失去收缩力的咬肌挤压并疝出，使局部出现花生米至小核桃大小的柔软肌肉隆起，如果等待数日仍不消退，则需要在其两侧具有收缩力的肌肉处做补充注射。②口角歪斜：咬肌需要深层注射时，如果不慎将药液注入皮下肌肉层（如注射时边推注边退针），则会影响到局部的表情肌如笑肌（起自咬肌腱膜止于口角），导致口角歪斜。③颊部凹陷：注射部位过高可导致咬肌上部及腮腺区萎缩，出现双颊部下陷的外观，应注意尽量将注射点向下部移动。④颞部隆起：部分患者在注射后咬肌力量减弱，作为咀嚼时的协同肌——颞肌，可以出现代偿性收缩而增厚，甚至表现为颞部的隆起和膨出。

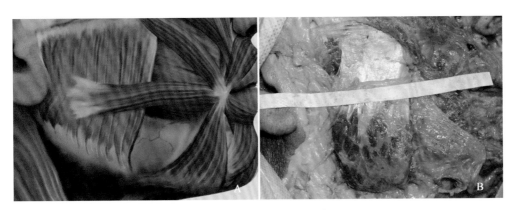

图 5-47　咬肌解剖展示及示意图

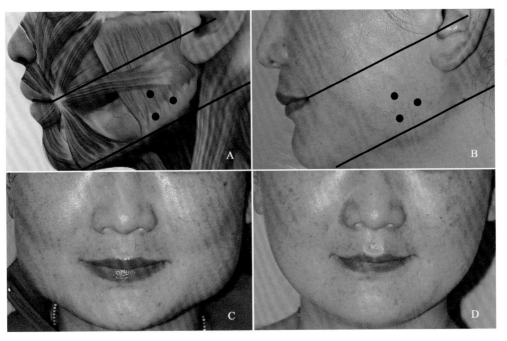

图 5-48　咬肌缩小注射示意图

A. 在耳屏与口角连线下方设计注射点，注射在咬肌的肌腹内。B. 在双侧下颌角上方咬肌最膨胀处标记3个注射点，呈间隔10～15 mm的等边三角形，可分3点进针注射或单点进针后多隧道深部注射，每侧注射25～50 U。C. 女性，35岁，咬肌肥大至面下部宽大，进行咬肌内肉毒毒素注射。D. 通过3次注射（间隔6个月）之后，与注射前相比，面下部的宽度显现出明显的缩窄，面部轮廓得到了明显的改善

十一、腓肠肌肥大（小腿粗大）

　　小腿以外形流畅和粗细适当为美，越来越多的女性正在逐渐地重视小腿的美观，尤其在夏季穿着暴露时。除了面部、胸部和腰部美以外，小腿的外形也不可忽视地参与了全身轮廓美的构成。小腿粗短会影响到小腿美观，注射肉毒毒素可以使肌肉产生局部的缩小，从而减小小腿的周径，增加小腿的美观。作者组织来自全国省市的100余名专家学者，对900余名中国年轻女性（20～35岁）小腿最粗部位的周径进行了普查测量，计算出总平均周径为（34.32±2.85）cm，左侧小腿最粗周径为（34.31±2.85）cm，右侧小腿最粗周径为（34.36±2.86）cm；自觉"小腿偏粗"的女性小腿最粗处的平均周径为（35.55±1.62）cm，自觉"小腿不粗"的女性小腿最粗处的平均周径为（32.30±1.96）cm。从这组数据可以看出，临床工作中对于前来注射小腿的女性，如果小腿最粗处不到35 cm，可以认为该患者的小腿不粗，可以不必做瘦腿注射。

　　小腿注射肉毒毒素的适应证主要有4种情形。①单纯小腿过粗，尤其是小腿中上段较粗；②小腿肌肉轮廓过于明显，尤其是踮脚时肌肉凸显，导致外形不流畅；③小腿中下段较粗，导致比例失调；④双侧小腿外形不对称。

　　小腿后侧的肌肉主要是小腿三头肌，浅面是腓肠肌，有内侧头、外侧头，分别起于股骨内、外侧髁，两个肌肉向下移行后合并，肌腹的下端移行于肌腱；腓肠肌的平均厚度为1.4 cm，长度平均23 cm，宽度为4～6 cm，内外侧头合并一起的宽度约11 cm。腓肠肌肌腹和肌腱的深面是比目鱼肌，比目鱼肌的平均厚度约1.8 cm，平均长度32 cm，平均宽度12 cm。比目鱼肌的肌腱和腓肠肌的肌腱融合形成跟腱。比目鱼肌的主要功能是站立、行走及保持姿势，腓肠肌的功能是加强持续站立的力量以及在跑步时提供速度。腓肠肌与比目鱼肌很大程度地能够相互代偿，适度萎缩浅层的腓肠肌，可以有效改善小腿外形，而又不会影响小腿的功能。小腿肉毒毒素注射的主要目标肌肉是腓肠肌的内侧头、外侧头。此外，如果小腿中下段较粗，可以注射比目鱼肌，如果小腿外侧比较粗大，可以追加注射腓骨长肌。

　　注射方法：小腿中上部粗大的注射目标肌肉为腓肠肌（图5-49A），小腿中下部粗大的注射目标肌肉是比目鱼肌（图5-49C），小腿外侧粗大的注射目标肌肉是腓骨长肌（图5-49C）。在站立位进行注射前的设计，踮脚站立状态可以清晰看到小腿肌肉的突出部位，标记出腓肠肌内外侧头、比目鱼肌、腓骨长肌的体表位置，在此区域间隔2～3 cm标记相互呈三角形的注射点（图5-50A，51A），每侧小腿设计15～20个注射点。如果两侧小腿粗细不均，可以在较粗侧给予较多的注射量。使用30G或4.5号针头按标记点进行腓肠肌肌内注射，注射时患者取俯卧位，放松小腿肌肉，垂直进针到达肌腹后注射，针头插入深度为1.5～2.0 cm。每次推药前回抽，以免直接注射入血管内。注射完毕后，在医院留观30 min。

　　注意事项：①肉毒毒素的剂量。每侧注射100 U即可达到治疗效果，单侧注射不宜超过150 U。②肉毒毒素的配置。可以按照定点的数量，使用容易整数计算的生理盐水稀释肉毒毒素，每点注射0.5 ml；也可以按照操作医生习惯的稀释浓度，使用1.0～2.5 ml生理盐水溶解肉毒毒素，将稀释后的容量除以注射点，计算出单点注射的容量，每点注射7～10 U。③起效时间。注射后2～3 d开始出现肌肉力量的下降，跑步时会有轻度的不自然，踮脚站立时容易疲劳。一般在注射后2周可以观察到小腿外形的改善，在2个月左右达到最佳效果，小腿周径通常可以减少1～2 cm（图5-50，图5-51），效果可维持6～8月。④再次注射。在注射6～12个月之后，踮脚时肌肉出现紧绷和轮廓清晰，就可以再次注射，依据小腿外形的变化可以连续注射3～4次。⑤禁忌证。以小腿活动为工作的人群，如跑步运动员、舞蹈演员等不予以注射，以免影响运动和工作。⑥不宜奔跑。腓肠肌注射后患者会有小腿肌肉收缩力下降的表现，有时会影响到跑步的协调性，注射后2个月内不宜快速或剧烈奔跑。

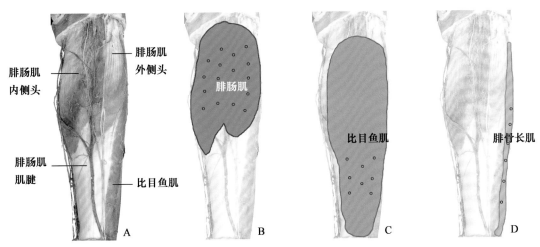

图5-49　小腿肌肉解剖及相关肌肉示意图

A. 右侧小腿的解剖所见，腓肠肌及其肌腱位于最浅层，可以看见；其肌腹的外形被描述在图B中，注射标记点主要设计于其肌腹内；比目鱼肌被腓肠肌覆盖，其外形表示在图C，对于小腿中下段粗大的求美者，可以将注射点设计在比目鱼肌的下半段；腓骨长肌在小腿的最外侧，形状如图D，如果小腿外侧踮脚时肌肉轮廓过于清晰，可以在腓骨长肌上实施注射

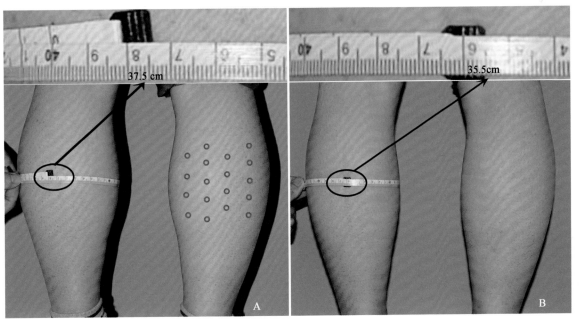

图5-50　单纯小腿粗大注射后效果

以小腿中上部粗大为主，最粗处周径37.5 cm，对腓肠肌内外头实施肉毒毒素注射，每侧注射100 U，注射后3个月，小腿周缩小2 cm，使外观明显改善

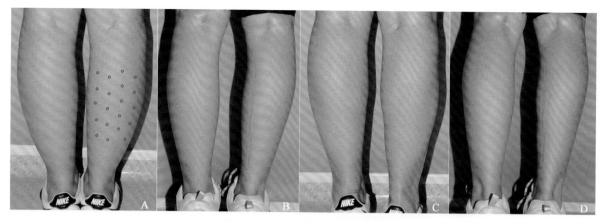

图5-51 小腿外形不佳注射后效果

以小腿中下部粗大为主，小腿中上部并没有明显粗大。针对小腿腓肠肌、比目鱼肌实施肉毒毒素注射后效果。A. 注射前平立位；B. 注射后3个月平立位；C. 注射前踮脚位；D. 注射后3个月踮脚位。从图中可以看到，注射后小腿外形得到了明显的改善，尤其是小腿中下段的缩小比较明显

。十二、眼轮匝肌肥大 。

下睑部眼轮匝肌有时会较肥厚，尤其在笑容时因眼轮匝肌收缩会加重，在接近下睑缘处产生条索状的肌肉隆起，这种隆起被民间称作"眼袋"或"卧蚕"，能提升眼睛的立体感，被部分求美者所喜爱。然而，过分肥大的眼轮匝肌则会缩小眼裂，对眼睛的美感产生"喧宾夺主"的效果，需要进行处理。以往的方法只有通过手术进行部分眼轮匝肌的切除，现在可以通过注射肉毒毒素的方法使其变得平坦或缩小。

注射方法：针对下睑隆起的眼轮匝肌进行注射，注射点应选择在距离睑缘2～4 mm处，不宜超过10 mm，否则会影响到下方的表情肌，如提上唇肌、颧大肌、颧小肌、提口角肌等，导致面中部表情的异常。注射时选择肌肉隆起明显的部位，注射4～5点，点与点之间相隔10 mm左右（图5-52），注入眼轮匝肌内，每点0.5～1.0 U，深度为针眼刚刚没入皮肤，也可做皮内注射。注射后数日，笑容时隆起的眼轮匝肌会变得平坦，有时眼裂也会有微妙的扩大（图5-53）。还有学者将肉毒毒素注射在上下眼睑的眼轮匝肌内，用于治疗轻度的上睑下垂，注射后可减轻眼轮匝肌的收缩力，使MRD平均上提0.9 mm。

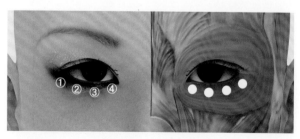

图5-52 下睑部眼轮匝肌肥大的解剖及注射点标记

注射点应选择在距离睑缘2～4 mm处，注射时选择肌肉隆起明显的部位，注射4～5点，点与点之间相隔10 mm左右，注入眼轮匝肌内，每点0.5～1.0 U

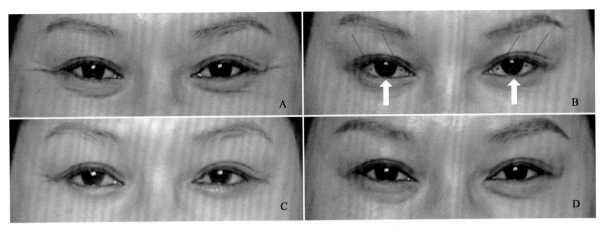

图5-53 下睑部眼轮匝肌肥大肉毒毒素注射的效果

A. 患者女性40岁，注射前下睑眼轮匝肌肥厚，尤其在笑容时明显，伴随有中等程度的鱼尾纹。通过注射眼轮匝肌的外侧部和下部后，眼
轮匝肌表现出平坦化的趋势，效果在注射后1个月（B）表现出明显的效果，一直可以维持到6个月（C），到注射后10个月左右，眼轮匝
肌的收缩力又显现出来。值得注意的是，注射后由于眼轮匝肌的收缩力降低，眼裂有所增大。图中角膜两侧外露的白色巩膜三角区域（红
色箭头处）在注射后面积有所增大，以注射后1个月最明显，6个月时还略有增大，至10个月时已经基本和注射前相似（B＞C＞D≈A）；
下睑缘遮盖角膜的程度（白色箭头处）也有所改变，注射前和注射后10个月遮盖的程度相似，而注射后6个月遮盖略少，注射后1个月时
遮盖最少（D≈A＞C＞B）（图片来自蒋铮铮医生）

◦ 十三、面部肌肉痉挛症 ◦

　　面肌痉挛症指面部出现无法控制的阵发性肌肉抽搐，可以累及一块或多块肌肉。患者以中年女
性为多，在紧张及激动时发病，通常先发作于眼轮匝肌，表现为不自主的闭眼，此后随着病情的加
重，可以波及口轮匝肌，表现为口角肌肉的抽搐。面肌痉挛症一般为单侧发病，其机制是某种未知
的原因导致了面神经出现病理性的传导，造成了其控制的肌肉出现不可控的收缩，可能的病因是中
枢神经系统内的病变压迫面神经、血管袢压迫面神经、外科手术后的神经短路、面瘫后遗症等。可
以使用肉毒毒素注射到痉挛的肌肉内，松弛肌肉，改善症状。

　　功能性眼轮匝肌痉挛症为双侧眼轮匝肌不自主的收缩，表现为无法控制地眨眼或用力闭眼，发
作频繁时甚至无法正常睁眼视物，患者常常需要手指用力向上提起上眼睑或眉毛才能正常视物，非
常痛苦。上睑和眉周的皮肤由于长期拉扯刺激显得异常松弛并伴有色素沉着。功能性的眼轮匝肌痉
挛症一般仅累及眼轮匝肌，不向其他部位扩展。可以使用肉毒毒素注射到痉挛的眼轮匝肌内，松弛
痉挛的肌肉，改善症状（图5-54）。这类眼轮匝肌痉挛症的患者往往需要数年连续多次的注射，一
组130例患者，平均注射时间长达14年，平均注射次数达20次的回顾性调查显示，这种长期多次
的注射是安全而有效的。

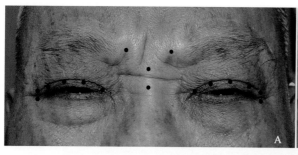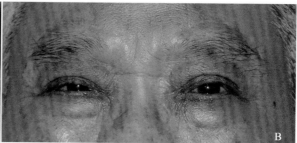

图5-54 眼轮匝肌痉挛症肉毒毒素注射效果

A. 患者，男性，65岁，因眼轮匝肌痉挛症不断加重10年而就诊，期间曾接受眉上皮肤部分切除术，但症状无明显改善，甚至到达不牵扯上眼睑就无法正常视物的程度。由于反复牵扯上睑以及眉区的皮肤，该部位已经变得异常松弛并伴有色素沉着。此后接受肉毒毒素的注射，在该患者的眼轮匝肌上睑部、皱眉肌、降眉肌、降眉间肌等部位进行注射，眼轮匝肌的注射每点1 U。B. 注射后肌肉痉挛的情况明显好转，眼睛可以睁开视物。经过4次同样的注射，已经可以正常生活

∘ 十四、斜方肌注射（瘦肩）∘

近年来对于斜方肌的注射开始增多，部分求美者是出于瘦肩的考虑，希望通过注射使颈肩部的肌肉缩小，凸显颈肩部的曲线流畅；还有一部分求美者是为了"放松肌肉"，此部分人多是从事案头工作的职场女性，其颈肩部肌肉比较僵硬甚至强直，经过肉毒毒素注射后，得到了很大的放松，自我感觉改善明显，会继续来医院要求注射。

斜方肌（trapezius）位于颈肩部和背部皮下脂肪层的深面，起点很长，从枕骨粗隆到全部的胸椎棘突，可长达40 cm，止点位于锁骨外的肩胛冈及肩峰处。整块肌肉是一个底边在脊柱、顶角在肩峰的狭长的三角形，左右两块肌肉合在一起呈斜方形，其名称可能就是因此而来。斜方肌收缩时可上提肩胛骨，后提肩胛骨（俯卧位）。肌肉最粗大的部分位于颈肩部转折处正上方，即挑担子的时候扁担压迫的位置，长期挑担者的斜方肌会增厚。目前的审美是颈肩部转折处应该流畅顺滑接近直角，不可肌肉突粗而呈现出过大的钝角。

肉毒毒素注射斜方肌的注射点设计在颈肩转折处肌肉最粗大隆起的部位，嘱求美者耸肩，可以触及坚硬的肌肉，在肌肉粗大处设计10～15个注射点，间隔2～3 cm，相互呈三角形（图5-55A）。注射时每侧注射50～100 U，深度为15～20 mm，使用30G的针头注射，疼痛度很轻，不需要麻醉。经过肉毒毒素注射后，原来比较粗大的颈肩转折处展示出比较女性化的改变（图5-55）。

∘ 十五、腋 臭 症 ∘

腋臭症又称为腋下多汗症，是很常见的疾病，常规治疗方法是手术切除或刮除腋下大汗腺。肉毒毒素可以通过阻滞胆碱能神经而有效地抑制汗腺的分泌，达到减轻甚至消除腋臭的症状。尤其对一些轻中度的腋臭患者，在青春期期间，每年春季注射一次肉毒毒素，即可达到在3～6个月内基

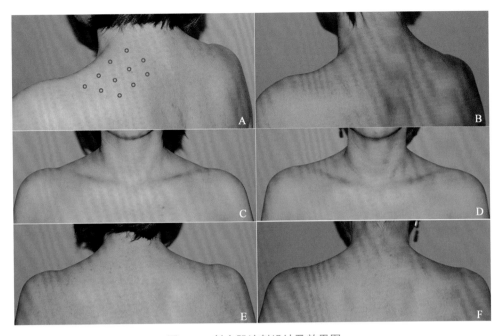

图 5-55 斜方肌注射设计及效果图

注射点设计在颈肩转角处肌肉最粗大隆起的部，设计 10～15 个注射点，间隔 2～3 cm，相互呈三角形。注射后 3 个月，原来比较粗大的颈肩转折处（C、D），肌肉出现缩小和软化，展示出更女性化的改变（D、F）

本没有异味的效果，可以有效地消除该病带来的烦恼。由于注射治疗的微创性，不会影响生活和工作，现在越来越受到医患双方的认可，已成为治疗腋臭症的主要的方法之一。

注射方法：注射区域为腋下有腋毛的区域外扩 1 cm，在注射区域内进行网格设计，经纬相交，形成间隔 1 cm 的网格，覆盖整个腋下分泌汗液的区域。注射时可在网格的交叉点（图 5-56A）或者每个格子正中点（图 5-56B）进行皮内注射，根据腋下毛发区域的大小，通常每侧腋下需要注射 35～60 点。肉毒毒素的稀释浓度可以依据个人的习惯，也可以依据两侧腋下注射点的总数，使用和注射点数整倍的数字设计生理盐水量。比如两侧腋下格注射点数共计是 70 个，则可以使用 1.4 ml 的

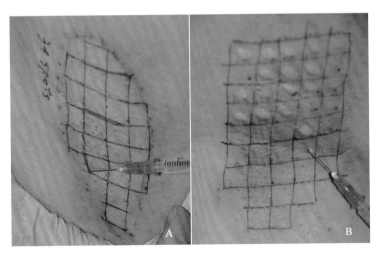

图 5-56 腋部多汗症肉毒毒素注射示意图

注射区域为腋下有腋毛的区域外扩 1 cm，在注射区域内进行网格设计，经纬相交，形成间隔 1 cm 的网格，覆盖整个腋下分泌汗液的区域。在网格的交叉点（A）或者每个格子正中点（B）进行皮内注射，每点 1～2 U，每侧腋下常用注射量是 50 U，面积较大者可适当增加，一般不超过 100 U

生理盐水稀释肉毒毒素，在注射时每一点注射0.02 ml，便于计算和注射。注射时每点1～2 U，每侧腋下的常用注射量是50 U，面积较大者可适当增加，一般不超过100 U。其可以有效地作用于皮肤的汗腺，抑制汗液的分泌。此注射法也适用于手掌多汗症，但手掌注射必须要浅，可注射在皮内，注射过深会影响到手部的肌肉活动和精细功能。

◦ 十六、肉毒毒素的微滴注射（MicroBotox）◦

新加坡Woffles医生最早于2002年提出肉毒毒素微注射技术（MicroBotox）这一概念是指将浓度很低的肉毒毒素注射在真皮或真皮深层的方法，可以使肉毒毒素作用于皮脂腺和汗腺，同时还能轻微作用于面部表情肌的浅层，可以达到温和的美容效果，避免了传统注射法对表情肌影响较大而导致的面部僵硬。肉毒毒素微注射可减少皮脂腺和汗腺的分泌，缩小毛孔，从而改善皮肤的质地和光泽度，可以在不影响面部肌肉运动的情况下减少浅层的细皱纹，提升和改善下颌轮廓线，使颈部和眶下区域曲线柔和。

微注射可应用于眶周、面颊部、前额、发际以及下颌轮廓部，尤其适合于眶下部，可以改善下睑的细皱纹，许多患者被这种细皱纹所困惑，如果使用常规的肉毒毒素注射技术处理下睑皱纹，下睑可能会出现眼袋。总体而言，通过这种微注射可以产生一个更加自然的面部容貌，改善传统注射法导致的僵硬面容。

传统的方法是将肉毒毒素注射于肌内（图5-57A），而微注射是多点密集注射在真皮内或真皮下（图5-57B），其治疗效果的机制如下。①减少皮脂腺和汗腺的分泌（皮脂腺分泌的减少还能对痤疮起到治疗作用），缩小毛孔；②松弛表情肌的浅层纤维，减轻皮肤表面的细皱纹，通过对皮肤和肌肉的双重作用产生一个光滑、紧致、细腻的皮肤外观。

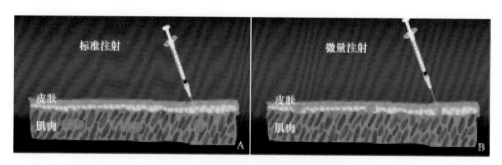

图5-57　肉毒毒素的传统注射和微注射
A. 传统注射法，将肉毒毒素注射至肌肉内，注射量较大，间隔较宽。B. 肉毒毒素的微量注射法，将药液注入真皮或真皮深层，注射量较小，注射层次较浅，间隔较密

注射浓度：先将每瓶100 U的肉毒毒素溶解于2.5 ml生理盐水内，形成标准浓度（40 U/ml）的肉毒毒素；再使用1 ml的注射器抽取一定量的标准制剂，然后抽取生理盐水充满1 ml注射器，则可得到低浓度的制剂。微注射通常将标准浓度稀释5～10倍后使用，即浓度为4～8 U/ml，甚至低至2 U/ml。例如，如果设计整个前额部需要注射总计24个单位的肉毒毒素，那么就抽取0.6 ml的标准

浓度肉毒毒素液体，再加上0.4 ml的生理盐水配制成1 ml的注射液，这样，24个单位的肉毒毒素就包含在1 ml的液体内。

注射技术：如果只想处理皮肤上的毛孔，就只注射在真皮内，通常在每个点注射0.01 ml，注射部位会出现小皮丘。肉毒毒素的微注射需要缓慢和平缓地操作，每两个注射点之间间隔1 cm左右。如果操作熟练注射微滴足够细小，两点之间的间距可以缩小到0.5 cm。应注意排除注射器内所有的气泡，使注射量更精准。

注射容量：传统的肌内注射方法一般每点注射0.05 ml，而微注射要将0.05 ml分解成多个细小的液滴，技术熟练时可分成10～20滴（一般分成10滴已可满足临床需要）。所以需要一定的训练，可以使用1 ml的注射器灌上生理盐水，配合30G的针头，练习向桌面上推注细小的水滴。通过这种简单的训练，大多数医生都能学会如何精准控制微量注射液体，达到每滴注射液体0.005～0.0 010 ml的水平（图5-58），再配合31G～34G的短针头注射，可以非常快速准确地实施微注射。

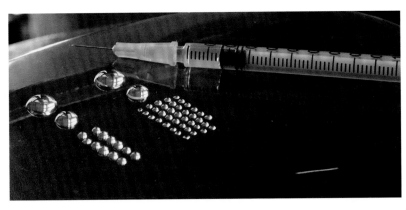

图 5-58　微注射练习

通过训练可以达到熟练注射微小容量的肉毒毒素，上面4滴液体是传统方法的注射容量，0.1 ml（大滴）和0.05 ml（小滴）。下面的两组液滴都是0.05 ml液体的微注射结果，右侧的是极微量，0.05 ml分成了38个微滴，难度很大；而左侧一组分成12个微滴，比较实用

使用微注射弥补常规注射法不足的的3个主要部位如下。（1）额部常规注射后，有时会感到额部紧绷，无法抬起眉毛，甚至眉毛下垂并影响到眼裂的宽度等。使用微注射（低浓度多点密集注射）后可以避免这种情况的产生，却同样可以获得一个光亮的前额。（2）眶周常规注射后，下睑或鼻背的皱纹会增加，如果追加注射下睑，有时会导致眼袋膨出。使用微注射可以消除下睑的细皱纹，而不会导致眼袋外凸。（3）颈部常规注射在颈横纹或颈部条索周围，难以出现整个颈部的年轻化效果，而如果使用微注射，则可以达到下颌缘线的提升、颈部皮肤质地的改善、颈横纹的改善。

◦十七、其　　他◦

1. 预防切口或伤口的瘢痕　将肉毒毒素注射在外科手术切口或外伤创面附近的肌肉内可以减轻瘢痕的形成，这一结果不仅从机制方面容易理解，同时也有高等级的循证医学证据，已经被广泛接受并使用。额部同一瘢痕的双盲随机对照显示，注射肉毒毒素的半条瘢痕较不注射的半条瘢痕明显平整；额部外伤后的创口周围注射肉毒毒素也可以预防瘢痕的增生；还有临床研究显示，唇裂术后在切口周围注射肉毒毒素可以使瘢痕明显淡化。

2. 治疗瘢痕及瘢痕疙瘩 有研究者展示，将肉毒毒素注射在瘢痕组织内可以软化或缩小瘢痕，但尚无等级较高的循证医学证据，其机制还不十分清楚，治疗流程和治疗效果也并未得到广泛的认可。有基础研究显示，肉毒毒素可以抑制成纤维细胞的增生。另有临床研究显示，对于疼痛性的瘢痕，注射后可以明显减轻瘢痕的疼痛。

3. 软化包膜挛缩 有临床应用显示，肉毒毒素注射在挛缩的假体包膜上可以软化隆乳术后的包膜挛缩，甚至可以免去手术治疗，达到良好的改善效果。

4. 调整乳房高度 有医生将肉毒毒素注射到胸大肌，用以调整乳房的高度，达到了明显的效果。其解释的机制为使用肉毒毒素减弱胸大肌下部的力量，可使胸大肌上部的力量相对加强，从而可以使乳腺组织和乳头一起上移。

5. 隆乳术中松解胸大肌 有医生在胸大肌下隆乳术后将肉毒毒素注入胸大肌内，认为可以减少包膜挛缩率及假体上移。

6. 治疗局部硬皮病 有临床病例报道，将肉毒毒素注射在额部的硬皮病凹陷处，可以使凹陷逐渐平整，其机制尚无法解释。

7. 改善心情 有多篇论文显示，肉毒毒素注射面部动态皱纹后，可以令心情得到改善，提高自我愉悦度。这种改变究竟是来自于肉毒毒素的直接作用，还是来自于面部表情改善后（如不皱眉）带动了心情变化，尚不得而知。

8. 基础研究 实验室和动物研究方面，学者们发现，肉毒毒素有抑制表皮化及血管化的作用；浓度为 0.08 U/ml 的肉毒毒素有促进脂肪干细胞分化的作用，能够增加脂肪组织的存活、脂肪干细胞。肉毒毒素可以延长肌皮瓣的缺血再灌注时间，对皮瓣有保护作用，促进皮瓣的存活。此外，对血管有扩张的作用，对大动脉有类似罂粟碱的作用，可缓解动脉痉挛。

上述这些应用，大部分都还处于尝试性应用或个人应用的阶段，期待更多的病例积累和高等级的循证医学研究。相信随着肉毒毒素应用的展开，会有更多更好的应用被开发出来。

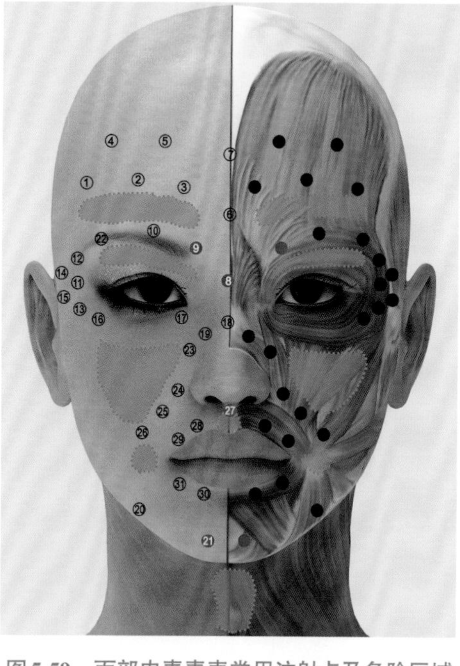

图 5-59 面部肉毒毒素常用注射点及危险区域
点 1～7 为额肌的注射点，点 8～10 为眉间复合体的注射点，点 11～17 为鱼尾纹及内眦部皱纹的注射点，点 18、19 为鼻背纹的注射点，点 20 为降口角肌的注射点，点 21 为颏肌的注射点，点 22 为提高眉尾的眼轮匝肌注射点，点 23～27 为露龈笑的注射点，点 28～31 为口轮匝肌的注射点。黑色的注射点层次位于皮下层，红色的注射点位于深层注射点

◦ 十八、面部注射点及危险区域 ◦

汇总本节中提及的面部各种目的的肉毒毒素注射，常用的注射点有 20 余处（图 5-59），大部分位于浅层，即 SMAS 层，少数几处位于深层。此外，面颊部等几处区域

不宜注射，因为面中部的许多肌肉都参与表情的表达，属于注射的谨慎区域，除非治疗需要，应尽量避免注射到这些区域（图中的虚线内淡蓝色区域），具体如下。①面颊部是面部表情的主要区域，注射后易出现表情异常；②上睑部是上睑提肌的位置，可造成上睑下垂；③口轴处是许多肌肉附着的止点，可造成口角活动异常；④人中部有精细的美学结构，会造成人中外形变化。

第六节　肉毒毒素注射的不良反应及处理

一、肉毒毒素注射的不良反应及并发症

1. 局部注射反应　疼痛、水肿、瘀斑等，一般无须处理，数天内即可消退。疼痛主要集中在注射针眼附近，一般仅持续数分钟。肉毒毒素注射额部和眼周之后，少数受术者会在注射后1～2周出现上睑水肿，晨起时更明显，这种情况可能和肌肉收缩力下降导致的淋巴回流减弱有关。注射时如果碰巧刺破了小血管，如果压迫不确切，可能会在注射针眼附近出现小的瘀斑，瘀斑形成之后，一般需要3～7 d时间才能完全消退。

2. 表情不自然　肉毒毒素注射面部表情肌之后，被注射的表情肌力量减弱，必然会导致整个面部的表情改变。从某种角度讲，动态皱纹就是表情的一部分，动态皱纹减弱后，表情随着就会有所弱化。换句话而言，注射肉毒毒素之后，面部的表情或多或少会出现改变，受术者和周围的人都需要一段时间适应这种改变。对于这种表情不自然的情况，应该在术前告知手术者，以免注射后无心理准备。

3. 肌肉松弛反应　肉毒毒素注射后，注射部位的肌肉会出现松弛和收缩无力，如咬肌注射后的咀嚼无力、额肌注射后的抬眉减弱、小腿注射后跳跃力减弱等，这种收缩力的下降属于正常的药物起效反应。

4. 邻近的正常部位被误作用　由于肉毒毒素注射后会向四周及深部扩散，如果注射点太靠近其他不需治疗的正常肌肉，可导致该肌肉松弛或收缩力下降，产生相应的异常反应，如影响面部的表情肌可导致表情异常、眉毛位置异常、口角歪斜等，影响上睑提肌可导致上睑下垂，影响眼内肌可出现复视，影响咽喉部可致发音异常等。

5. 变态反应　任何药物都有可能引起变态反应，尤其是具有抗原性的制剂。肉毒毒素是一种蛋白质，而且其制剂中还含有各种赋形剂（如白蛋白、明胶、右旋糖酐等），这些物质都具有抗原性，有可能引起变态反应。轻度的变态反应表现为局部的皮疹、红斑、水肿等，而重度的变态反应可表现为全身症状甚至休克和心跳呼吸停止，所以在注射场所必须配备各种急救设备和药品，具体的治疗方法和抢救措施详见第十二章。

6. 免疫抗体反应　机体对所有具有抗原性的物质都会产生抗体，对肉毒毒素可能会产生抗体。如果抗原抗体出现反应，就会导致再次注射时效果不佳。据报道，抗体产生的发生率大约是5%，

抗体作用可持续3年以上。

7.　全身毒性反应　极少数人对肉毒毒素可产生严重的毒性反应，甚至出现危及生命的症状，可能是由于个体对肉毒毒素极度敏感或注射量过大，这种情况罕见，需要进行及时的抢救及血液透析治疗。

8.　全身不适　肉毒毒素局部注射后，全身出现轻微的不良反应，如全身乏力、头痛恶心等全身症状。少数患者可出现流感样症状，持续数日，如38℃以下的轻度发热、头晕、乏力、肌肉酸胀等。其机制还不清楚，有推测认为可能是肉毒毒素进入血液循环或是进入神经系统导致的全身反应。

9.　其他　注射部位麻木、畏光流泪、头痛、额部紧绷感、邻近部位皱纹加深、轻度下睑外翻、暴露性角膜炎等，大多为暂时性。

◦ 二、肉毒毒素注射不良反应的对策 ◦

1.　一般的注射反应　可以在注射时使用细小的针头（30G或更细的针头），注射后局部压迫片刻及冷敷，可以最大程度地减轻注射反应。

2.　作用外延　为了确保注射后作用的局限，需要注意注射剂量、注射容量、注射层次3个因素，在可能起效的前提下，使用最小的注射剂量、高浓度低容量注射到皮内，可以将肉毒毒素的作用局限到最小范围内。反之，如果将高剂量高容量的肉毒毒素注射到皮下，就很容易引起作用范围的扩大。

3.　上睑下垂　在注射额纹时，在眉上1 cm内不要注射，以免作用到上睑提肌。如果出现，根据症状的严重程度，需要等待数周甚至数月才会自行恢复。如果睁眼困难影响工作和社交，可在白天使用交感神经兴奋剂滴眼，如萘甲唑啉或去甲肾上腺素滴眼液，可以暂时地兴奋Muller氏肌而使眼裂增大，从而缓解症状。

4.　复视或斜视　在眼周注射时需要离开眼球，细心准确，避免注射过量，尤其要注意不要注射过深，使药液进入眼眶达到眼球周围的眼外肌。出现复视或斜视的情况时，只能等待其自然恢复。

5.　表情异常　在注射面部各个注射点时，需要注意不要注射大容量，尤其在皮下疏松层内不应过量注射，以免药液扩散过快过泛。表情异常往往在注射后数天出现，一般1~2个月后会逐渐恢复自然。

6.　发音异常　大多由于口唇周围注射、下颌部注射、喉部注射后作用过度引起，轻度表现为下唇活动受限，部分文字发音不准；重度可表现为声音嘶哑甚至吞咽障碍，需要等待数月后自然恢复。

7.　过敏反应　在注射场所必须配备肾上腺素和氧气等必要的抢救药品及设施，注射后嘱患者在医院留观15 min以上。对于高敏患者，可以在注射前做皮试，以确保安全。一旦出现过敏反应，按照常规立即实施吸氧、肾上腺素注射等抢救措施。

8. 免疫抗体反应 抗体产生还无法预测，应该尽量不要短时间重复给药，容易引起抗体产生。对于产生抗体的患者，可以改用其他类型的肉毒毒素，如B型肉毒毒素。

9. 远隔效应及严重全身反应 在可以起效的前提下尽量减少给药量，以防止出现不必要的作用。其发生还无法预防，如果出现危及生命的全身严重反应，需要立即抢救，使用肉毒毒素的抗毒血清及血液透析等全身性治疗。

◦ 三、肉毒毒素中毒及处理 ◦

"肉毒中毒"是由肉毒毒素引起的少见而严重的运动神经麻痹性疾病，按毒素摄入体内的路径不同，既往分为4型，分别为食物中毒型（摄入含有肉毒梭菌食物）、婴儿肉毒中毒（多由于摄入含有肉毒梭菌的蜂蜜）、创伤性肉毒中毒（伤口中进入肉毒梭菌）、吸入性肉毒中毒（细菌战中吸入含有肉毒梭菌的气溶胶）。随着肉毒毒素在医疗方面的应用不断增加，由注射引起的肉毒中毒也开始出现，或者是注射了超大剂量的正规制剂，或者是使用了非法制剂；而使用非法制剂者可引起严重的中毒反应，因为其毒素的含量异常增高，可造成肉毒毒素中毒。

这类注射非法制剂导致的肉毒中毒患者通常有以下流行病学特征。

（1）在发病前数日曾接受"肉毒毒素"注射；接受正规制剂注射者，可准确计算出注射剂量，通常在1~2个月内总计注射剂量超过500 U。

（2）接受非法制剂注射者，由于药物剂量不准确，临床表现远超理论值，如虽然仅仅注射了200 U，却表现出严重的肉毒中毒症状。

（3）对于非法制剂引起的肉毒中毒，依据药品流入市场的时间和地区，可在短时间内在某区域集中出现。

（4）中毒患者常常在接受了大肌肉（如咬肌、腓肠肌）注射后发病，可能是因为大肌肉注射的总量偏大。

注射引起的肉毒中毒的临床表现是对称性、下行性副交感神经松弛麻痹症状，通常以颅神经支配的头面部肌肉麻痹为首发症状。最常见症状有口干、全身乏力、吞咽困难以及眼部症状，如睁眼无力和上睑下垂、视物模糊；其他症状如口齿不清、咀嚼困难等也是患者就诊的主要原因。肉毒中毒症状的出现时间依次为眼部症状-口舌咽症状-吞咽困难-呼吸肌麻痹，症状消退顺序正好与出现的顺序相反。病程长短和病情的严重程度成正比，注射剂量越大，潜伏期越短，加重期越长，病情越重。

中毒症状出现后，其病情的变化过程可分为四个阶段。①潜伏期：注射后至首次出现症状时间，从1~10 d不等，平均4 d；②加重期：指起病后至症状达到高峰状态的时间，为6~14 d，平均9.8 d；③高峰期：指症状严重的高峰状态维持时间，在此阶段内无新发症状，原有症状不再加重，平均为9.1 d；④恢复期：症状开始好转至完全恢复所需时间，轻度中毒患者需要1~2个月，中重度患者需要3~6个月。

根据病情的轻重，其治疗方法也有所不同。轻度患者可门诊治疗并密切随访，中、重度患者应尽早住院治疗。对于轻度中毒的患者，一旦出现吞咽困难，应立即收治入院。轻度患者在家应尽可能卧床休息，避免劳累或外出活动，可口服弥可保、呋喃硫胺片等神经营养药物。中重度患者入院后治疗一般遵循以下原则。①可考虑使用肉毒抗毒血清，有助于症状缓解。②须严格卧床休息，给予一级护理、心电监护，并加强肺部护理。③目前尚无特异性药物治疗，可给予以补充能量和营养神经为主的保守治疗，如补充大剂量维生素C和维生素B$_6$；弥可保、环磷腺苷和胞磷胆碱等保护神经细胞，调节细胞功能；磷酸肌酸、ATP补充能量，沐舒坦雾化吸入稀释痰液。④吞咽功能异常者，可放置胃管肠内营养。⑤重度患者应尽早辅助呼吸。⑥应积极防治因排痰困难导致的肺部感染以及呼吸机相关的并发症，注意调节酸碱平稳和纠正电解质紊乱。⑦所有病例在注射后2～3周内需密切观察病情进展，待高峰期结束后方可出院，后续门诊治疗。

（吴溯帆　王荫椿　吴　华　潘　蕾　徐达传　马越波　Woffles Wu）

参考文献

[1] 张亮, 吴溯帆. 透明质酸与肉毒素联合注射治疗重度眉间纹 [J]. 中国美容整形外科杂志, 2014, 25 (1): 19-22.

[2] 吴溯帆. 注射美容整形技术 [M]. 杭州: 浙江科技出版社, 2015.

[3] GUGERELL A, KOBER J, SCHMID M, et al. Botulinum Toxin A: dose-dependent effect on reepithelialization and angiogenesis [J]. Plastic and Reconstructive Surgery, Global Open, 2016, 114 (8): e837-839.

[4] BAŞAR E, ARICI C. Use of botulinum neurotoxin in ophthalmology [J]. Turkish Journal of Ophthalmology, 2016, 46 (6): 282-290.

[5] 吴溯帆. A 型肉毒毒素在整形外科中的临床应用指南 [J]. 中国美容整形外科杂志, 2016, 27 (7): 385-387.

[6] 赵烨, 梁灵刚, 吴溯帆. 眉间纹分类及 A 型肉毒毒素注射的治疗效果 [J]. 中华医学美学美容杂志, 2016, 22 (3): 129-132.

[7] 吴溯帆. 小腿肌肉肥大的肉毒毒素注射共识 [J]. 中国美容整形外科杂志, 2017, 28 (7): 前插 7-5.

[8] 潘蕾, 孙燚, 曾海峰, 等. 注射性肉毒毒素中毒的诊治 [J]. 中华医学美学美容杂志, 2017, 23 (4): 262-264.

[9] TANG Q, CHEN C, WANG X, et al. Botulinum toxin A improves adipose tissue engraftment by promoting cell proliferation, adipogenesis and angiogenesis [J]. Internation Journal of Molecular Medicine, 2017, 40 (3): 713-720.

[10] PEDRON IG, MANGANO A. Gummy smile correction using botulinum toxin with respective gingival surgery [J]. Journal of Dentistry (Shiraz, Iran), 2018, 19 (3): 248-252.

[11] VIVANCOS-MATELLANO F, RODRÍGUEZ-SANZ A, HERRERO-INFANTE Y, et al. Efficacy and safety of long-term therapy with type A botulinum toxin in patients with blepharospasm [J]. Neuroophthalmology, 2018, 43 (5): 277-283.

[12] MUSTAK H, RAFAELOF M, GOLDBERG RA, et al. Use of botulinum toxin for the correction of mild ptosis [J]. The Journal of Clinical and Aesthetic Dermatology, 2018, 11 (4): 49-51.

[13] 吴溯帆. 注射美容及其安全性 [J]. 中国美容整形外科杂志, 2018, 29 (2): 65-69.

[14] 梁灵刚, 赵烨, 吴溯帆. A 型肉毒毒素治疗多汗症研究进展 [J]. 中华医学美学美容杂志, 2018, 24 (5): 378-380.

［15］ 吴溯帆, 严晟, 孙燚, 等. 微创整形美容相关的上面部解剖 [J]. 皮肤科学通报, 2018, 35 (6): 613-620.

［16］ 赵烨, 潘蕾, 吴华, 等. 两种浓度肉毒毒素在人体皮肤的弥散范围 [J]. 中华医学美学美容杂志, 2019, 25 (5): 368-371.

［17］ 吴溯帆. 注射性肉毒中毒专家共识 [J]. 中华医学美学美容杂志, 2019, 2 (5): 351-353.

［18］ TANYELI O, DUMAN I, DERELI Y, et al. Relaxation matters: comparison of in-vitro vasodilatory role of botulinum toxin-A and papaverine in human radial artery grafts [J]. Journal of Cardiothoracic Surgery, 2019, 14 (1): 15-21.

［19］ KIM SH Lee SJ, Lee JW et al. Clinical trial to evaluate the efficacy of botulinum toxin type A injection for reducing scars in patients with forehead laceration: a double-blinded, randomized controlled study [J]. Medicine (Baltimore), 2019, 98 (34): e16952.

［20］ KARIMI N, KASHKOULI MB, SIANATI H, et al. Techniques of eyebrow lifting: a narrative review [J]. Journal of Ophthalmic and Vision Research, 2020, 15 (2): 218-235.

［21］ DEREBAŞINLIOĞLU H, DEMİRÖZ A, AYDIN Y, et al. Comparison of ischemic preconditioning and BotulinumA Toxin injection for the prevention of ischemia-reperfusion injury in musculocutaneous flaps [J]. Turkish Journal of Medical Sciences, 2020, 50 (6): 1523-1534.

［22］ SOHRABI C, GOUTOS I. The use of botulinum toxin in keloid scar management: a literature review [J]. Scars, Burns and Healing, 2020, 6: 205-216.

［23］ ZIKIRYAKHODZHAEV AD, ALEKSEEVA GS, RESHETOV IV, et al. Botulinum toxin type A as a tool for correcting capsular contracture after reconstructive breast surgery [J]. Plastic and Reconstructive Surgery Global Open, 2021, 9 (1): 3372-3375.

［24］ CRISTEL RT, GANDHI ND, ISSA TZ, et al. A randomized, single-blind, crossover study evaluating the impact of *Onabotulinumtoxin* A treatment on mood and appearance during the COVID-19 Pandemic [J]. Aesthetic Surgery Journal, 2021, 41 (9): NP1199-NP1205

注射美容
新技术

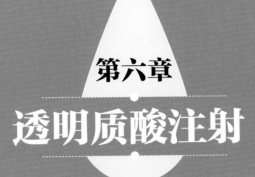

第六章

透明质酸注射

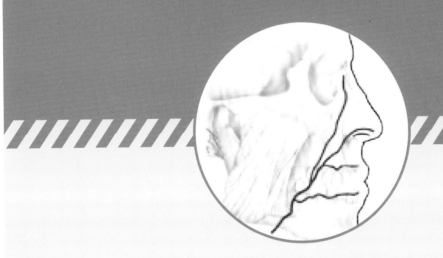

透明质酸是一种透明的胶状体，大量存在于人体的结缔组织及真皮层中，具有强大的吸水能力和保湿功能，还能增强皮肤长时间的保水能力。年轻时，皮肤的透明质酸含量较为丰富，所以皮肤柔软富有弹性。随着年龄的增长，透明质酸逐渐减少，导致了肌肤的老化，失去弹性与光泽，进而产生皱纹。

透明质酸（hyaluronicacid，HA）又名玻尿酸或糖醛酸，1934年美国哥伦比亚大学眼科教授迈耶（Meyer）等首先从牛眼玻璃体中分离出该物质。其是一种高分子的聚合物。1950年，卡尔·迈耶实验室阐明了玻尿酸的化学结构，是由单位 D-葡萄糖醛酸、N-乙酰葡糖胺以及双糖体共同组成的直链高分子多糖，平均分子量为10万～1 000万 Dalton，分子式见图6-1。其广泛存在于结缔组织的细胞外基质成分、关节滑液、玻璃体等组织中。

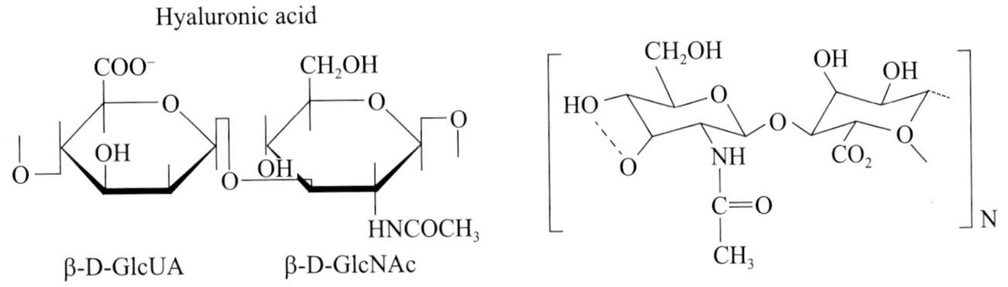

Hyaluronic acid

图6-1　透明质酸分子式

透明质酸结构单一，纯的透明质酸无免疫原性。由于纯的透明质酸性质不稳定，因此在生物体内以及美容整形填充注射剂中都是以其钠盐的形式结合水分子形成的凝胶状态而存在。目前，临床使用的透明质酸大多采用微生物发酵法制备，多以葡萄糖为碳源发酵液，发酵48 h后去除菌丝体和杂质，再沉淀后得到高纯度的透明质酸。可按商品设计选择不同的菌种设定分子量大小。高分子量的透明质酸黏稠弹性佳，多被用于眼科、整形外科等；低分子量的透明质酸多被用于化妆品和滴眼液中的润滑剂。

透明质酸虽具有稳定、高度水化、生物相容性好等特点，但因天然的透明质酸在组织内的半衰期仅1～2 d，因此需要将透明质酸分子相互交联成一种大型分子聚合体，才能作为软组织填充剂。如需长期维持填充效果，需要反复追加注射进行修复。很多透明质酸厂家目前已经开始广泛使用小分子交联剂技术，目的是为了能够有效地控制透明质酸在人体内被降解代谢的速率。使用了不同交联剂和工艺的交联透明质酸可以有效地延长透明质酸的正常代谢时间，一般可维持6个月左右，部分可将其代谢降解时间控制在1年左右（图6-2）。

采用提高透明质酸交联度的方法而获得高弹性的透明质酸材料可以减少透明质酸填充后在靶向区域周围组织内的扩散，且注射后所获得的整形效果不易被局部表情肌运动所影响，因此比较适合于纠正鼻唇沟等部位的组织形态外观。除使用交联材料技术延长透明质酸整形效果维持时间之外，向透明质酸内添加其他生物大分子构成的复合型透明质酸材料也在延长透明质酸代谢半衰期、延长整形效果维持时间方面具有积极意义（图6-3）。

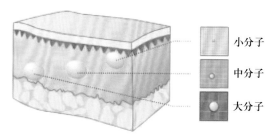

小分子

中分子

大分子

图6-2　不同分子大小的透明质酸填充的组织层次

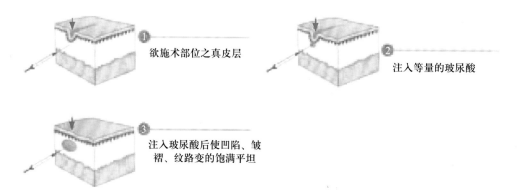

① 欲施术部位之真皮层

② 注入等量的玻尿酸

③ 注入玻尿酸后使凹陷、皱褶、纹路变的饱满平坦

图6-3　透明质酸（玻尿酸）注射填充凹陷效果示意图

透明质酸注射一般采取表面麻醉，如果位置较深或局部血管较多，也可以采用局部麻醉。

表面麻醉：一般采用注射部位涂抹5%复方利多卡因乳膏（其成分为丙胺卡因25 ms/g＋利多卡因25 mg/g），厚度2～3 mm，外用保鲜膜覆盖，以加速药物渗透，30～40 min可以达到麻醉效果。

局部麻醉：可用0.5%利多卡因加1：200 000肾上腺素，在达到麻醉效果的同时，肾上腺素收缩血管，可以减少透明质酸误入血管造成栓塞的并发症，同时可评估达到大致填充效果所需的透明质酸的用量。

◦ 一、额 部 ◦

东方人的标准额部应平坦，微向上凸起，柔和过渡至鼻根部，形成鼻额角135°左右，所以在临床中很多求美者要求将扁平的额部注射的丰满圆润，呈现出活泼生动（图6-4、6-5）。

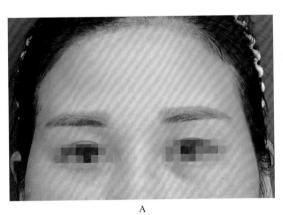 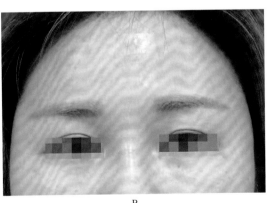

A   B

图6-4 额部注射案例

女，40岁。A. 额部及双侧颞部凹陷，不够饱满，上庭狭窄，泪沟凹陷，黑眼圈重；

B. 透明质酸填充后1个月，额部及双侧颞部饱满圆润。泪沟平坦，黑眼圈淡化

1. 适应证 ①额部真性皱纹；②额部局部凹陷；③额部扁平。

2. 透明质酸选择 额部皮肤较厚，为达到更好的支撑填充效果，需用分子量较大的交联透明质酸。

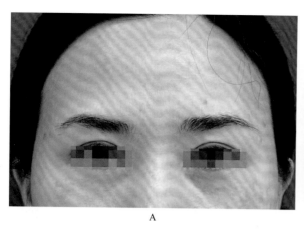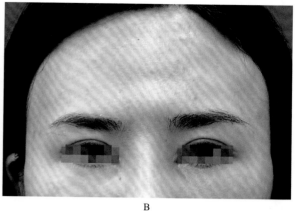

A   B

图 6-5　额部注射案例

女，28岁。A. 额部及双侧颞部凹陷，饱满度差，骨性轮廓明显；B. 玻尿酸填充后 3 d，额部及双侧颞部饱满，稍有凹凸不平

3. 操作步骤　①术前站立位评估患者额部凹陷区域，进针点尽量选择隐蔽部位，如额头正中发际线内、双侧眉尾，均用记号笔标记；②严格无菌消毒；③表面麻醉或局部麻醉；④注射层次多为骨膜上、皮下，注射时可选用钝针，可呈扇形或立体交叉注射，边退针，边注射（视频6-1），主要集中于骨膜上填充支撑、皮下填充作为补充过渡；⑤操作结束后可适当冰敷，以缓解疼痛肿胀。

视频 6-1

4. 注意事项　①针对额部真性皱纹填充时，可结合肉毒素注射放松额肌，效果更佳；②额部填充时，需注意鼻额角、眉毛高度，透明质酸填充时需稍过量注射，避免术后吸收效果欠佳；同时也需注意不能过度填充，避免填充为"寿星头"；③注射过程中出现血管栓塞、皮肤发黑坏死时，需立刻停止注射，及时注射溶解酶等。

◦二、颞　　部◦

颞部凹陷是影响面部美观的常见问题之一，常会导致患者整个面部呈现出一种上窄下宽的表现，显老，同时凸现出颧部高，给人一种刻薄的印象。临床中可用透明质酸注射、脂肪填充等改善凹陷（图6-4、6-5）。

1. 适应证　①先天性颞部凹陷；②衰老所致颞部凹陷；③颞部、眼尾皱纹。

2. 透明质酸选择　浅层次填充选择低交联或非交联透明质酸注射治疗；骨膜上填充选择分子量大的交联透明质酸进行治疗。

3. 操作步骤　①术前站立位评估患者颞部凹陷区域，进针点尽量选择隐蔽部位，如发际线内、双侧眉尾，均用记号笔标记；②严格无菌消毒；③表面麻醉或局部麻醉；④颞部的安全填充层次主要分为四个，即颞部皮下与颞浅筋膜之间、颞浅筋膜与颞深筋膜浅层之间、颞肌筋膜与颞深筋膜深层之间、颞部骨膜下。颞部安全的注射填充区域于体表投影可定位于颧弓上一横指范围内。目前，临床注射多在颞部皮下与颞浅筋膜之间及骨膜上层次。可用钝针扇形注射或低压慢推，注射于皮下或最凹陷处骨膜上（注意回抽），然后通过物理按压铺平。⑤术后冰敷。

    4. 注意事项   颞部血供丰富，注意把握注射层次，避免栓塞血管。

◦ 三、上 睑 凹 陷 ◦

    眼睛是心灵的窗户，上睑是眼睛的重要组成部分，容量缺失，常导致眼窝深陷、重睑形态欠佳等，给人留下一种显老、疲态的印象，严重影响美观。临床中可以通过透明质酸注射增加上睑容量，改善凹陷（图6-6）。

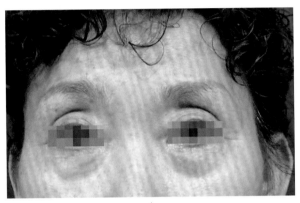 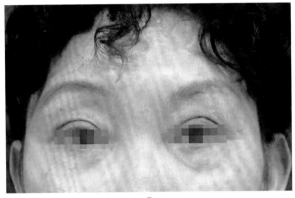

A   B

图6-6 上睑凹陷案例

女，62岁。A. 上睑凹陷明显，重睑过宽，凸显老态，憔悴明显；B. 透明质酸填充后1个月，上睑凹陷改善明显，面部年轻化

    1. 适应证   ①先天性上睑凹陷；②重睑手术去除眶脂较多导致上睑凹陷；③上睑皱纹。

    2. 透明质酸选择   上睑皮肤为面部最薄皮肤层，又需频繁睁闭眼，所以需选择低交联或非交联透明质酸注射治疗。

    3. 操作步骤   ①术前站立位评估患者上睑凹陷区域，用记号笔标记；②严格无菌消毒；③表面麻醉或局部麻醉；④钝针注射，贴眶缘骨膜上由外上方进针，直入眶隔脂肪层，少量点状注射并按压塑形；⑤操作结束后可适当冰敷，缓解疼痛肿胀。

    4. 注意事项   ①术前需严格评估求美者是否有上睑下垂等提上睑肌问题；②上睑填充不宜填充过多，避免睁眼困难。

◦ 四、泪沟部及面中部（苹果肌）◦

    饱满的面中部（苹果肌）和平整的泪沟是年轻、甜美的象征，随着年龄增长，面中部（苹果

（肌）凹陷，泪沟加深，会使整张脸看起来消瘦和憔悴；通过填充剂的注射，可让整个脸更加甜美（图6-7）。注射层次以骨膜上、眼轮匝肌下、皮下为主，可点状或线形注射。

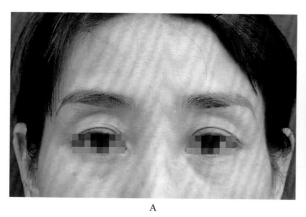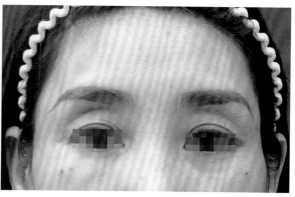

图6-7 泪沟注射案例

女，44岁。A. 泪沟凹陷，黑眼圈重，下睑细纹较多；B. 透明质酸填充后3个月，泪沟变浅，黑眼圈淡化，细纹明显减少

1. 适应证 泪沟及面中部凹陷（苹果肌），下睑区域皱纹。

2. 玻尿酸选择 泪沟处选择低交联或非交联透明质酸注射治疗，面中部（苹果肌）可选择分子量大交联玻尿酸。透明质酸按照交联程度一般分为低交联（<1%，质地柔软，交联剂风险低）、中交联（4%～6%，质地适中，适合填充）、高交联（8%～12%，质地较硬，时间长，适合塑形）。

3. 操作步骤 ①标记注射范围；②严格无菌消毒；③表面麻醉、局部麻醉或眶下神经阻滞麻醉；④骨膜上分子量大交联玻尿酸点状注射（锐针、钝针皆可）联合低交联或非交联玻尿酸眼轮匝肌下注射，达到平缓过度效果。

4. 注意事项 切勿注射过量，可能会加重眼袋外观。

◦ 五、鼻 部 ◦

鼻部位于整个面中线最显眼位置，被誉为五官之王。一个鼻子美观与否，需关注很多问题，如鼻根鼻背高低、鼻尖、鼻翼、鼻小柱、鼻骨、鼻基等，所以大部分情况下解决鼻部问题首选还是手术治疗。但针对一些仅仅要求增加鼻根、鼻背高度的求美者，玻尿酸注射可满足其需求（图6-8）。

1. 适应证 鼻根、鼻背低平。

2. 透明质酸选择 分子量较大的交联透明质酸。

3. 操作步骤 ①术前标记鼻部需填充部位，站立位，嘱患者睁眼，标记上至鼻根处上睑缘连线位置，下至鼻尖上转折点。②严格无菌消毒。③表面麻醉或局部麻醉。④注射方法A：从鼻尖下小叶处进针，沿软骨上、鼻骨上至鼻根，沿中线线性逆行注射；注射方法B：从鼻根处开始点状非连线注射，局部按压塑形。⑤术后冰敷。

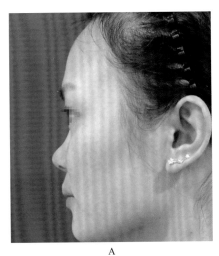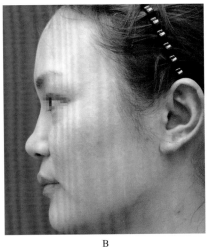

A   B

图6-8　鼻部注射案例

女，25岁。A. 鼻根鼻背低平，面中部突出度差；B. 玻尿酸注射后3个月，鼻根鼻背挺拔，面中部立体感增强

4. 注意事项　①鼻尖、鼻小柱尽量不选用玻尿酸注射，组织致密、血供丰富，容易栓塞，且支撑效果欠佳；②填充注意鼻额角，避免鼻根过高过宽，形成"阿凡达鼻"；③填充次数不宜过多，避免鼻根鼻背变宽；④隆鼻术后假体取出者，建议6个月后再注射。

○六、鼻 唇 沟○

　　鼻唇沟又名法令纹，始于鼻翼外侧，于上唇和面颊之间斜向下走形。随着年龄增长，皮肤和颧脂垫下垂，颊内侧深部脂肪萎缩以及脂肪成分的变化使鼻唇沟变得更长更深（图6-9）。

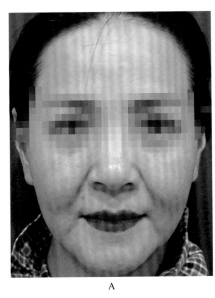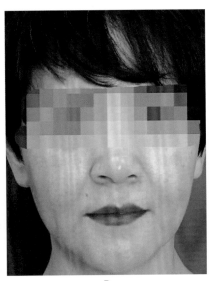

A   B

图6-9　鼻唇沟注射案例

女，48岁。A. 双侧鼻唇沟法令纹、木偶纹明显，松弛下垂；B. 玻尿酸注射后2周，鼻唇沟法令纹、木偶纹明显变浅

1. **适应证** 鼻唇沟明显的患者。

2. **透明质酸选择** 分子量较大的交联玻尿酸。

3. **操作步骤** ①术前标记鼻唇沟需填充部位，站立位，嘱患者睁眼，标记鼻翼沟到鼻翼下缘，外侧边是鼻唇沟，内侧边是鼻唇沟下的凹陷区域，主要填充部位为此区域。②严格无菌消毒。③表面麻醉或局部麻醉。④注射方法：进针点建议选择在鼻唇沟末端下1 cm处或口角外侧1 cm、下方1 cm。可先用钝针穿刺至鼻唇沟顶部靠近鼻部内上方，在确定未损伤血管后，再缓慢逆行注射，注射层次为皮下和骨膜下。⑤术后冰敷。

4. **注意事项** 鼻唇沟处有两处危险区，第一处位于鼻翼外侧缘，第二处位于口角外上方，注射时应使用钝针，轻柔操作，避免出血和栓塞。

∘ 七、颊　　部 ∘

颊部凹陷多见于消瘦者，会让人有尖酸刻薄和病态忧郁感，首选注射填充，以改善颊部凹陷（图6-10）。

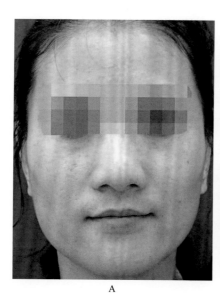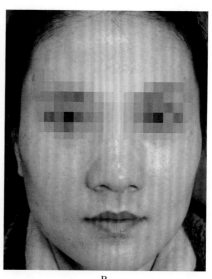

A   B

图6-10　颊部注射案例

女，36岁，A. 双侧颊部凹陷，骨性轮廓明显；B. 玻尿酸填充后1月，颊部凹陷改善明显

1. **适应证** 颊部凹陷。

2. **透明质酸选择** 填充低交联或非交联透明质酸注射治疗。

3. **操作步骤** ①术前站立位评估患者颊部凹陷区域，用记号笔标记；②严格无菌消毒；③表面麻醉或局部麻醉；④扇形注射玻尿酸至皮下、浅筋膜层，按压均匀；⑤术后冰敷。

4. **注意事项** 均匀填充，避免凹凸不平。

◦ 八、唇　　部 ◦

丰满的口唇普遍被认为更有女性魅力，口唇填充主要是对唇珠、唇红部、唇红缘和人中嵴进行修饰，通常上下唇厚度比例约为2∶3（图6-11）。

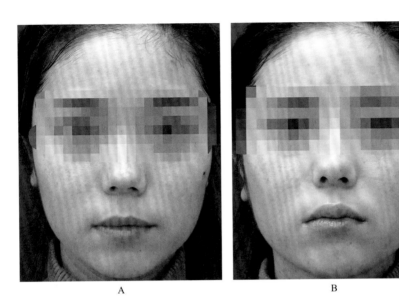

图6-11　唇部注射案例

女，31岁。A. 唇珠平坦，不饱满；B. 玻尿酸填充后7 d，唇珠饱满，水润

1. **适应证**　唇部不饱满、唇红缘等不明显。
2. **透明质酸选择**　选择低交联或非交联透明质酸注射治疗。
3. **操作步骤**　①标记注射范围。②严格无菌消毒。③表面麻醉或局部麻醉。④皮下、黏膜下点状或连续注射，常见嘟嘟唇注射方法，唇珠处点状黏膜下注射0.1～0.2 ml玻尿酸；以唇珠为顶点，下唇为底边的等边三角形两点，分别点状黏膜下注射0.1～0.2 ml玻尿酸。⑤术后冰敷。
4. **注意事项**　唇部因长期进食较热食物及活动，使得玻尿酸吸收较其他部位快，术前需充分与患者沟通。

◦ 九、颏　　部 ◦

下颏位于面部正中线，颏部的长度、翘度对面部美观立体至关重要。注射治疗可改善下颏短缩，改善脸形，达到立体年轻化效果（图6-12）。

1. **适应证**　轻中度下颏短缩。
2. **透明质酸选择**　分子量较大的交联透明质酸。

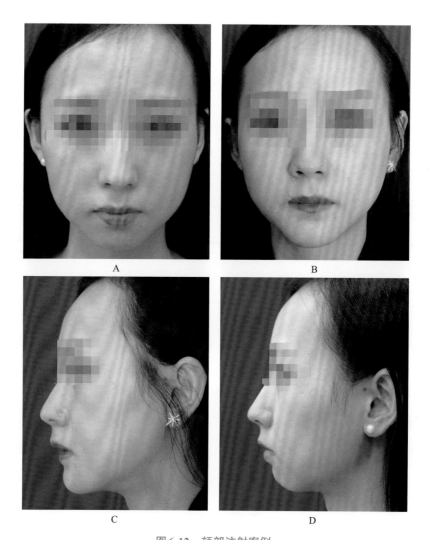

图6-12　颏部注射案例

女，22岁。A. 正面观，颏部短小较平；B. 玻尿酸填充后半月，正面观，颏部加长饱满；

C. 侧面观，颏部后缩，位于Ricket美学线之后；D. 玻尿酸填充后半月，侧面观，颏部明显前移饱满，达到Ricket线美学线

3. 操作步骤　①标记下颏位于正中线最突出点，标记注射范围。②严格无菌消毒。③表面麻醉、局部麻醉或颏神经阻滞麻醉。④操作方法：选择骨膜上结合皮下注射，锐针点状非连线注射，或点状结合扇形注射，按压铺平，具体见视频6-2。

4. 注意事项　①玻尿酸注射同时可结合肉毒素松解颏肌。②注射时需注意下颏正中最高点、上唇唇珠、鼻尖表现点位于一条连线上（Ricket线）。③注意双侧下颌缘衔接，避免下颏过突失真。

视频6-2

◦十、颈　　部◦

　　颈部皮肤菲薄，活动多，火鸡样纵纹，可以通过肉毒素注射松解颈阔肌缓解；还有一种颈横纹，注射填充时需要慎重选择产品，否则很容易出现条索状的隆起（图6-13）。

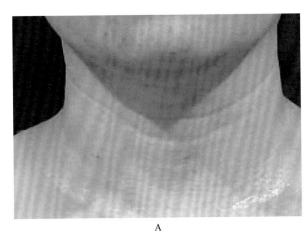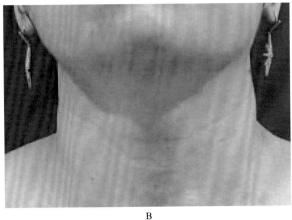

| A | B |

图6-13　颈部注射案例

女，42岁。A. 颈横纹2条，凹陷明显；B. 玻尿酸填充3周后，颈横纹明显变浅

1. 适应证　颈横纹明显的患者。

2. 透明质酸的选择　嗨体是经过CFDA批准的用于皮肤真皮层注射的三类医疗器械产品，注册证号为国械注准20163461804，具体见图5-15。非交联型透明质酸复合溶液的内聚力和黏弹性均较低，专门针对颈纹治疗，可明显降低包块结节的发生率。其主要成分为透明质酸钠，其他营养成分是丙氨酸、甘氨酸和脯氨酸、L-肌肽、维生素B_2等。其中丙氨酸、甘氨酸和脯氨酸是胶原蛋白中含量较多的氨基酸，能更加有效地刺激胶原蛋白增生。L-肌肽具有抗氧化作用，对胶原纤维有保护作用。维生素B_2又名核黄素，其缺乏可能影响胶原的生成（图6-14）。

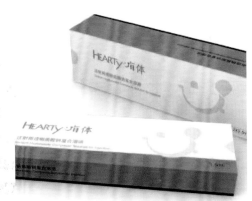

图6-14　非交联型嗨体透明质酸

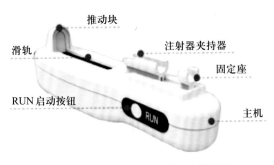

图6-15　全自动微整形辅助注射装置

3. 注射装置的选择　颈横纹表浅且较长，注射难度较大，可用助推器进行注射。全自动微整形辅助注射装置（浙江拱东医疗器械股份有限公司生产，批号：浙械注准20202140018）由壳体、注射器卡槽、推缸及速度和复位按钮组成（图6-15），头侧安装有微型直流减速电机，尾部装有锂电池，可以消毒无菌使用。使用时先将推注滑块移至丝杠末端，然后将注射器卡入注射器卡槽内，按压速度按钮，驱动注射器推柄向前推注；注射完成后更换针筒，按压复位按钮，即可脱离丝杠，快速回位。

与传统手工注射相比，应用助推器注射透明质酸治疗颈横纹，具有以下优点。①注入的透明质酸分布更均匀，大大降低了因暴力注射引起透明质酸栓塞的严重后果；②注射后的颈部皮肤更平整，衔接流畅、过渡自然，手感匀称致密，可以减少凹凸不平及硬节的现象发生；③手工推注时每点注射量无法精准控制，药液骤然进入皮下，张力突然增大引起剧烈疼痛；在助推器辅助下，微量匀速注射，组织受压均匀，疼痛感明显减轻，提高了注射的舒适度，极大地减少受术者对注射的恐惧心理。④注射者操作轻松省力，特别适合日常注射工作量较多的情况。

4. 操作步骤　①标记注射范围，颈横纹最明显处；②严格无菌消毒；③表面麻醉或局部麻醉；④于颈部真皮层注射（视频6-3）；⑤术后冰敷。

5. 注意事项　真皮内是一个非常安全的注射层次，毛细血管分布较少，不易出现淤青，极少出现栓塞等严重并发症，轻柔操作可避免瘀青。

视频 6-3

◦ 一、MD Codes™ 注射法 ◦

虽然求美者常因皱纹和褶皱等面部缺陷来就诊，但这些缺陷并不是外表不佳的主要原因，而是求美者在他人面前表现出来的情绪外观，因此巴西整形外科医师Maurı́cio de Maio提出了集中改善面部的情绪信息，以提高求美者对治疗结果的满意度。

MD Codes™类似于铆钉固定的作用原理，将人的一张脸分成许多小的注射点，通过对人脸的划分，在非常精准的注射点位进行注射，对剂量和填充做了精确的计算和研究，可以帮助求美者获得更加高效的塑形提拉以及年轻化的体验（图6-16）。

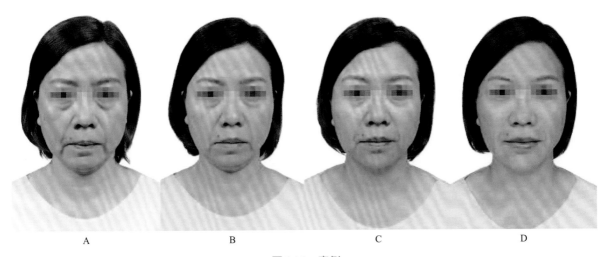

| A | B | C | D |

图6-16　案例

女，53岁，应用MD Codes™注射法填充透明质酸。A. 填充前；B. 填充4 ml透明质酸后；C. 填充8 ml透明质酸后；D. 填充17 ml透明质酸后。随着填充量的增加，求美者面部凹陷下垂改善明显，情绪乐观，面部年轻化

（一）适应证

需要面部提升并改善面部愁容等情绪外观的求美者。

（二）透明质酸选择

高浓度、高交联、高凝聚力特质的透明质酸。

（三）注射方法

1. "8"点提升 先找到在颧骨斜上方的位置，将皮肤做提升固定，在相应的点注射透明质酸，然后找到鼻唇沟，再采用直接法注射填充，可以让面部提拉效果加强，塑造出个性化的脸部线条（图6-17）。

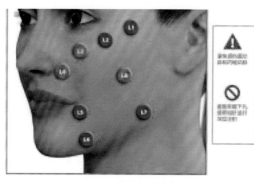

图6-17 MD Codes™ 8点提升

L1为颧弓位置，注射后可提升面颊，支撑下眼睑，注射深度为骨膜表面及外侧眼轮匝肌下脂肪处；L2为颧骨隆起处，可增加面颊的立体感并缩短睑颧沟，注射深度为骨膜表面及外侧眼轮匝肌下脂肪处，此次应注意颧面动脉；L3为颊部前内侧，可改善内侧睑颊联合并改善泪沟，注射深度为骨骼颧深部脂肪垫处以及内侧眼轮匝肌下脂肪处，应注意避开眶下动脉；L4为鼻唇沟，可改善鼻唇沟深度，注射深度主要为真皮下；L5为嘴角纹，可提升口角并改善木偶纹，注射深度主要为真皮下；L4、L5均需注意避开面动脉；L6为下颌前沟，主要改善下颌前沟的深度，注射深度主要为骨膜表面及皮下；L7为下颌角，能重塑并提升下颌线，注射深度主要为骨膜表面及皮下；L8为腮腺和颧弓下区域，可改善凹陷区域并改善颧弓下及其前区的容量丢失，并提升下颌线，要注意要避开腮腺区域、颊神经和面动静脉。

2. 额部塑形 F1为前额内侧，F2为前额外侧，F3为前额正中；主要目的是为改善额部皱纹以及重塑额部形态，注射层次均为深层注射；F1要避免损伤眶上动脉，F3要避免损伤滑车上动脉；避免在眶上2 cm内注射（图6-18）。

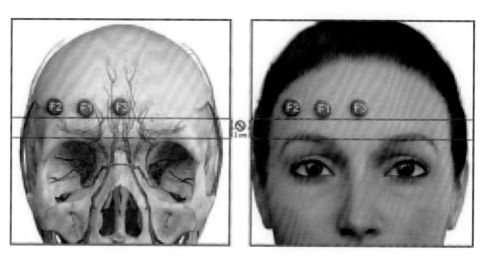

图6-18 MD Codes™额部塑形

3. 颞部塑形 T1为颞部前侧，T2为颞部后侧；主要目的为颞部形态的重塑，应注意深层注射，注射时注意回抽避开颞深静脉（图6-19）。

4. 眉部填充 E1、E2、E3分别为眉尾部、眉中部、眉头部，注射层次为眼轮匝肌下脂肪垫处，注射时应缓慢推注并注意保护眼睛（图6-20）。

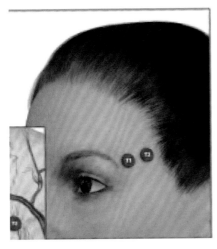 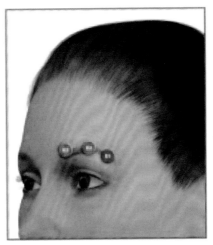

图 6-19　MD Codes™ 颞部塑形　　　　图 6-20　MD Codes™ 眉部填充

5. 眉间塑形 G1为眉间纹，G2为眉部中间；主要目的为改善静态眉间纹；注射层次方面，G1主要为皮下注射，G2主要为深层注射；G1注意避开滑车上动脉，G2注意避开眶上动脉（图6-21）。

6. 眼部塑形 O1、O2、O3为眶周中部、眶周下部、眶周上部，填充目的主要为改善眶外侧区域的容量丢失；注射层次为真皮下，注射时注意不要损伤眼球（图6-22）。

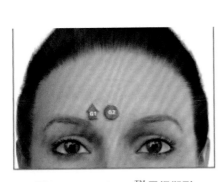 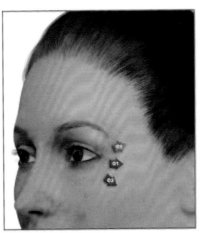

图 6-21　MD Codes™ 眉间塑形　　　　图 6-22　MD Codes™ 眼部塑形

7. 泪沟注射 Tt1、Tt2、Tt3分别为眶下中部、眶下外部、眶下内部；填充目的为改善眶下区域的容量，注射层次主要为骨膜上；Tt1应注意避开眶下动脉，Tt3应注意避开内眦动静脉（图6-23）。

8. 颊部塑形 Ck1为颧弓处，可提升面颊，支撑眉毛和下眼睑，注射层次主要为骨膜上；注射时注意回抽，避免损伤颧面动脉。Ck2为颧骨隆起出，可增加面颊的立体感并缩短睑颧沟，注射深度为骨膜表面及外侧眼轮匝肌下脂肪处，应注意颧面动脉。Ck3为颊部前内侧，改善内侧睑颊联合并改善泪沟，注射深度为骨骼颧深部脂肪垫处以及内侧眼轮匝肌下脂肪处，应注意避开眶下动脉。Ck4为颊部外侧，可纠正腮腺水平及耳前凹陷区域的容量丢失，并提升下颌线，注射深度为皮下，注意要避开腮腺；Ck4为颧弓下区域，纠正颧弓下区域凹陷并改善容量流失，注射深度为皮下，注意避开颊神经和面动静脉（图6-24）。

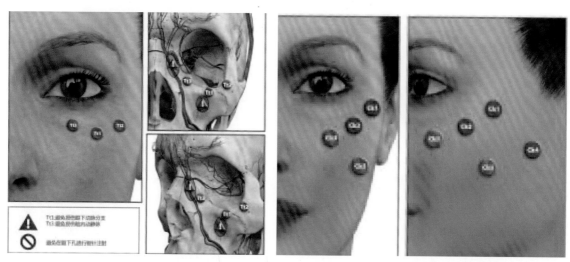

图6-23　MD Codes™泪沟注射　　　　图6-24　MD Codes™颊部塑形

9. 鼻唇沟塑形 NL1、NL2、NL3分别为鼻唇沟上段、中段、下段，填充目的为改善鼻唇沟，注射层次为真皮下注射，NL1注意避免损伤面动脉（图6-25）。

10. 唇部填充 Lp1为唇红处，填充目的为增加唇部的丰满度，注射层次为黏膜层注射；Lp2为唇弓处，填充目的是增加唇弓的结构，注射层次为黏膜层注射；Lp3为唇缘处，填充目的是塑造唇缘结构并减轻口周纹，注射层次为黏膜层注射；Lp4为内侧唇珠，填充目的是增加上唇丰满度，注射层次为黏膜层注射；Lp5为外侧唇珠，填充目的是增加下唇靠内双侧丰满度，注射层次为黏膜层注射；Lp6为口角，填充目的是提升并纠正口角下垂，注射层次为皮下注射；Lp7为人中脊，填充目的是凸显人中脊，注射层次为皮下注射；Lp8为口周纹，填充目的改善口周纹，注射层次为皮下注射，要注意微量注射（图6-26）。

11. 颏部注射 C1为颏唇沟处，注射目的为减少下唇的突出度，并延长下巴，注射层次主要为皮下；C2为下颏尖部，注射目的为增加颏部的高度，注射层次为骨膜上；C3为下颏前部，注射目的为增加颏部的凸出度，注射层次为骨膜上和皮下，注射时需注意外侧的颏动脉；C4为软组织颏下点，注射目的为增加C1、C2的作用，增加颏部的垂直距离和突出度并使下巴微翘，注射层次为皮下；C5为颏部外下部，注射目的为加宽下巴，并在侧面予以支撑，可形成方形下颏，主要用于男性，注射层次为骨膜上；C6为下颌前沟，注射目的为减轻下颌前沟的深度，注射层次为骨膜上或皮下（图6-27）。

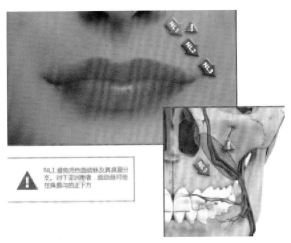

图6-25　MD Codes™鼻唇沟塑形

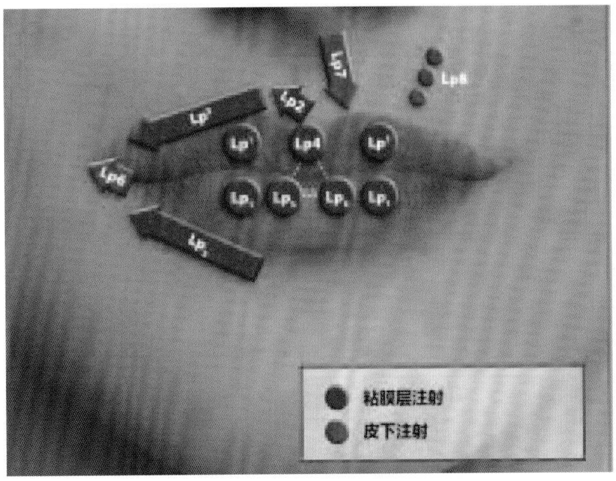

图6-26　MD Codes™唇部填充

12. 下颌轮廓塑形　①Jw1：下颌角，注射目的为增宽面部，提升并突显下颌角，主要针对有男性化需求的患者，主要注射层次为皮下和骨膜上；②Jw2：前耳区，注射目的为提拉皮肤并减少下颌线处的伸垂，主要注射层次为皮下，应注意避免损伤腮腺；③Jw3：下颌骨区，注射目的为突显下颌线，主要注射层次为皮下，应注意避免损伤面动脉；④Jw4：下颌前沟，注射目的为减轻下颌前沟的深度，主要注射层次为骨膜上或皮下；⑤Jw5：下巴，注射目的为增加下巴高度，主要注射层次为骨膜上（图6-28）。

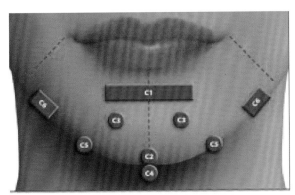

图6-27　MD Codes™颏部注射

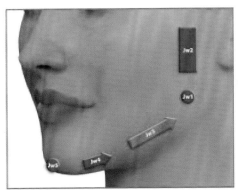

图6-28　MD Codes™下颌轮廓塑形

13. 嘴角纹塑形　M1、M2、M3分别为嘴角纹（木偶纹）上段、中段、下段，注射目的为减轻嘴角纹，注射层次可在真皮下注射，注射范围在颏唇沟内侧（图6-29）。

◦二、水 光 注 射◦

水光注射又叫水光针，是在微电脑控制下利用负压仪提起皮肤，根

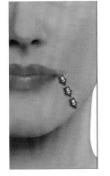

图6-29　MD Codes™嘴角纹（木偶纹）塑形

据不同的肌肤状况和需求采用点对点超微渗透技术，定位、定层、定量，将透明质酸等药物直接透过表皮输送到皮肤相应部位内。其将传统的点状充填改为面状充填，以解决真皮层缺少水分的问题，改善肤色和减少皱纹。

1. 适应证 肌肤干燥缺水、毛孔粗大、肤质较差的求美者。

2. 透明质酸选择 采用小颗粒交联透明质酸钠，其在体内的降解时间是非交联的数倍之多，因此在体内维持时间较长。

3. 操作步骤 ①严格无菌消毒。②表面麻醉。③采用德玛莎第1代水光注射仪（韩国德玛莎仪器厂，型号：Panasi-Ds-10）（图6-30）。抽取注射量的药物，将装有药物的注射器固定在德玛莎水光枪上，根据注射不同部位调节参数；注射时左手绷紧皮肤，由上到下、由外到内进行注射，注射顺序依次为双侧面颊-双侧太阳穴-下颌缘-额头-鼻翼、鼻头-眼周，必要时双侧面颊可以重复1遍。④术后冰敷。

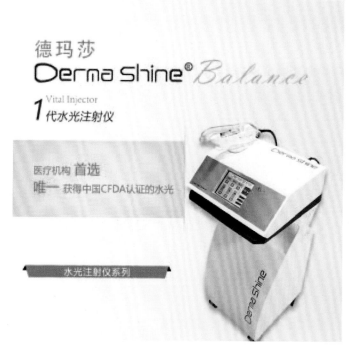

图6-30 德玛莎一代水光注射仪

4. 注意事项 水光注射后皮下细胞合成速度加快，此时皮肤需要大量水分，否则早期皮肤会干燥。注射后使用医用补水面膜≥7 d，1次/d；不要在治疗部位进行按摩，减少面部肌肉频繁运动，如大笑、哭泣等，以保持注射部位透明质酸均匀分布；注射部位1周内避免暴露在高温或寒冷环境下，如阳光暴晒、桑拿或者剧烈运动；环境温度<0℃时，应佩戴口罩。

透明质酸面部填充常见的并发症有轻度疼痛、瘙痒、肿胀、局部硬结、瘀斑、增生性瘢痕、肉芽肿、色素沉着、变态反应、蜂窝织炎、血管栓塞等。其中血管栓塞造成的后果最为严重，治疗的难度较大，预后不良，轻则出现瘀点瘀斑，皮肤坏死，重则失明，常见处理方法有以下几项。①局部透明质酸酶精准注射：主要作用于透明质酸分子中的葡萄糖胺键，使之水解和解聚，产生以丁糖为主的偶寡糖，使透明质酸的黏滞性明显下降，从而降低体液粘度，使细胞间液易流动扩散，注射后数小时即可见效。②改善微循环治疗：药物治疗可应用丹参多酚酸盐、盐酸罂粟碱注射液，低分子右旋糖苷、低分子肝素等；及时、足量的高压氧舱治疗也非常重要。③抗感染：主要为预防感染，避免因感染导致创面加深。④后期抗瘢痕治疗：如因不良反应导致瘢痕形成，应进行正规抗瘢痕治疗，将不良影响降到最低。⑤DSA介入透明质酸酶溶栓治疗：如发生因透明质酸注射栓塞血管，导致眼失明或颅内血管栓塞等严重不良后果，越早越好，不超过24小时内，进行DSA介入透明质酸酶溶栓治疗，眼部动脉栓塞时间窗应尽量在60分钟内。

总之，采取透明质酸进行注射填充具有操作速度快、创伤小、恢复快、安全性高等优点。采用透明质酸注射填充技术进行面部整形安全有效，但同时也需要注意风险防控。在了解局部解剖的前提下，使用正规透明质酸产品并细致操作，可以很好地避免注射美容填充的急、重、罕见并发症的发生。

（刘剑毅　姚　恒）

参考文献

［1］ 中华医学会整形外科学分会微创美容专业学组. 玻尿酸皮肤填充剂的临床治疗指南 [J]. 中华整形外科志, 2015, 31 (1): 3-4.

［2］ 任荣鑫, 马小兵. 面部注射填充材料的临床应用进展 [J]. 中国美容整形外科杂志, 2021, 32 (2): 96-98.

［3］ 王英杰, 窦茂梅, 杨燕华. 冷敷联合表面麻醉预处理在透明质酸注射填充鼻唇沟中的应用 [J]. 中国美容整形外科杂志, 2019, 30 (10): 637-639.

［4］ 杨柠泽, 孙妍娜, 李萌. 多平面注射填充玻尿酸治疗泪沟畸形的临床观察 [J]. 中国美容整形外科杂志, 2020, 31 (12): 727-730.

［5］ GALADARI H, KROMPOUZOS G, KASSIR M, et al. Complication of Soft Tissue Fillers: Prevention and Management Review [J]. Journal of Drugs Indermatology, 2020, 19 (9): 829-832.

［6］ KEANEY TC, CAVALLINI M, LEYS C, et al. Efficacy, Patient-Reported Outcomes, and Safety in Male Subjects Treated With OnabotulinumtoxinA for Improvement of Moderate to Severe Horizontal Forehead Lines [J]. Dermatologic Surgery, 2020, 46 (2): 229-239.

［7］ CHEON HI, JUNG N, WON CH, et al. Efficacy and safety of *Prabotulinumtoxin* A and *Onabotulinumtoxin A* for crow's feet: a phase 3, multicenter, randomized, double-blind, split-face study [J]. Dermatologic Surgery, 2019, 45 (12): 1610-1619.

［8］ ALOUF E, MURPHY T, ALOUF G. Botulinum Toxin type A: evaluation of onset and satisfaction [J]. Plastic Surgical Nursing, 2018, 38 (3): 105-113.

［9］ BHANDARI M, BANNURU RR, BABINS EM, et al. Intra-articular hyaluronic acid in the treatment of knee osteoarthritis: a canadian evidence-based perspective [J]. Therapeutic Advances Musculoskeletal Disease, 2017, 9 (9): 231-246.

［10］ KHOSRAVANI N, WEBER L, PATEL R, et al. The 5-step filler hand rejuvenation: filling with hyaluronic acid [J]. Plastic and Reconstructive Surgery, 2019, 14, 7 (1): e2073-2082.

［11］ VAN LOGHEM JAJ. Use of calcium hydroxylapatite in the upper third of the face: Retrospective analysis of techniques, dilutions and adverse events [J]. Journalof Cosmetic Dermatology, 2018, 17 (6): 1025-1030.

［12］ MICHAUD T. Rheology of hyaluronic acid and dynamic facial rejuvenation: Topographical specificities [J]. Journal of Cosmetic Dermatology, 2018, 17 (5): 736-743

［13］ ALAM M, TUNG R. Injection technique in neurotoxins and fillers: Indications, products, and outcomes [J]. Journal of the American Academy of Dermatology. 2018, 79 (3): 423-435

［14］ VALLEJO A, GARCIA-RUANO AA, PINILLA C, et al. Comparing efficacy and costs of four facial fillers in human immunodeficiency virus-associated lipodystrophy: a clinical trial [J]. Plastic and Reconstructive Surgery, 2018, 141 (3): 613-623.

［15］ YOUN, HONG JY, PARK KY, et al. A review of hydrolifting: a new modality for skin rejuvenation [J]. Journal of Cosmetic and Laser Therapy, 2018, 20 (1): 28-33.

［16］ 宋玫, 刘毅, 汪净, 等. 恒压恒量微创颗粒脂肪注射移植装置的研制 [J]. 中国美容整形外科杂志, 2014, 25 (7): 405-407.

［17］ SCHEUER JF, SIEBER DA, PEZESHK RA, et al. Anatomy of the facial danger zones: maximizing safety during soft-tissue filler injections [J] Plastic and Reconstructive Surgery, 2017, 139 (1): 50-58.

［18］ BERTOSSI D, NOCINI PF, RAHMAN E, et al. Non surgical facial reshaping using MD Codes [J]. J Cosmet Dermatol, 2020, 19: 2219-2228.

［19］ MAURI´CIO, DE MAIO, CODESTM. A methodological approach to facial aesthetic treatment with injectable hyaluronic acid fillers [J]. Aesthetic Plastic Surgery, 2021, 45: 690-709.

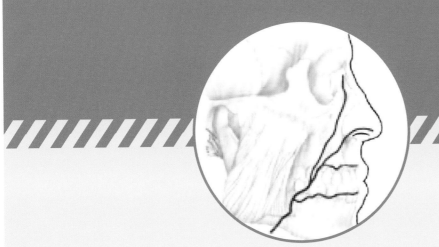

第七章

胶原蛋白注射

　　胶原蛋白作为可注射型材料已有多年的历史，但是在我国近5年才开始得到许多医师及求美者的广大认可。众所周知，面部衰老和胶原蛋白的不断流失密切相关。因此，补充流失的胶原蛋白确实有其必要性。胶原蛋白本身不仅是营养剂，也是填充剂，可以起到即刻塑形的效果。本章节针对胶原蛋白在专家共识中总结的特性、适用范围和适用部位进行详细描述，并介绍相关注射方法、相关原理以及注意事项。

第一节　可注射胶原蛋白概述

一、可注射胶原蛋白特性

（一）生物学特性

胶原蛋白属于一种结构性蛋白，呈白色，含有少量的半乳糖和葡萄糖，是细胞外基质最主要的成分，为哺乳动物含量最多、分布最广的功能性蛋白，在皮肤中构成了一张细密的弹力网。胶原蛋白占人体总蛋白的30%以上，在皮肤中占70%以上，在真皮层中占80%以上。

目前，临床研究已发现的胶原蛋白有29型，其中I型胶原蛋白占80%以上。胶原蛋白由三种氨基酸所构成，分别为甘氨酸、脯氨酸、羟脯氨酸，其中甘氨酸占1/3以上。胶原蛋白具有堆叠缠绕特性，经由三种主要氨基酸、至少200个氨基酸重复缠绕组成α-chain，α-chain再和其他肽链缠绕组成三股螺旋，形成原胶原蛋白。具有三股螺旋结构的胶原蛋白才是完整的活性胶原蛋白，其分子量为30万道尔顿。原胶原蛋白在人体胶原蛋白中为微纤维，微纤维经过堆叠后组成细纤维，细纤维再经过堆叠形成纤维束，胶原蛋白纤维束为人体胶原蛋白的主要结构。胶原蛋白的主要功效为修复皮肤、营养紧致以及美白肌肤。

人体皮肤的胶原蛋白每年以1%的量快速流失，若皮肤中缺乏胶原蛋白，胶原纤维就会发生联固化，使细胞间黏多糖减少，供应皮肤营养的血管萎缩，血流量减少，血管壁弹性降低，进而使皮肤表皮变薄，皮肤失去柔软、弹性和光泽，呈现老化表现；同时真皮的纤维断裂、脂肪萎缩、汗腺及皮脂腺分泌减少可使皮肤出现色斑、皱纹、轮廓改变等一系列老化现象。在25岁时，胶原蛋白流失达到临界点速率开始增快。面部衰老最快的部位在眼周，主要原因如下。①眼周皮肤厚度薄，仅0.4 mm；②平均眨眼15次/分钟，2万次/日，频繁眼轮匝肌的收缩极易产生皱纹；③无皮脂腺与汗腺，极易缺水。因此，适宜地补充胶原蛋白产品无疑可以延缓衰老以及达到面部年轻化的目的。

（二）应用特性

1. 祛黑　改善黑色素、遮盖黑眼圈。胶原蛋白经体内降解可生成丰富的氨基酸，其中的酪氨酸残基可以与皮肤中的酪氨酸竞争，从而抑制酪氨酸酶的活性，减少催化酪氨酸转化为多巴醌，从而阻止黑色素的形成；而且胶原蛋白产品本身具有白色色泽、即时遮盖黑眼圈的色素的作用。可注射胶原蛋白在体内能够长期刺激新生胶原的形成，可以持续改善黑色素的沉积。临床观察证实，可注射胶原蛋白的祛黑效果显著。

2. 营养　改善肤质肤色。主要原因为胶原蛋白的注入可以刺激新生血管以及新生胶原的合成，让肌肤维持健康活力的状态，淡化色斑，从而改善肤质。

3. 紧致　可注射胶原蛋白类似"生理胶水"，黏附性强、收缩性强，能使肌肤组织致密。

4. 效果自然　可注射胶原蛋白黏弹性高（不位移、不变形）、不吸水肿胀，注射在面部更加自然灵动。

5. 胶原再生　可注射胶原蛋白能够激活成纤维细胞活力，有效诱导优质胶原再生，从而产生叠加效应。

6. 注射安全性高　可注射胶原蛋白的推注阻力很小，因此容易把控注射量以及注射压力，有助于规避注射风险；胶原蛋白颗粒微细，在水溶液以及血液中并非呈现凝胶状态，可以共同混合存在，因此完全栓塞的可能性大幅降低。针尖经注射后仍可进行有效回抽。若微量胶原蛋白进入到血管，胶原蛋白会紧贴血管壁沉积，可以和血液混合，顺血流走行，经相应处理预后较好。近三年来，石冰教授及团队对此现象进行了分析，并从动物实验中或许找到了部分或者全部的答案。①胶原蛋白产品推注阻力很小，因此很容易判断注射层次的偏差，部分规避风险；②胶原蛋白颗粒微细，在水以及血液中并非呈现凝胶状态，可以共同混合存在，因此完全栓塞的可能性大大降低（图7-1、7-2、7-3）；③针刺入血管回抽即刻回血，注射胶原蛋白后再回抽仍可以短时间内回血，充分保证了安全预警（图7-4）；④栓塞后的动静脉可以在较短时间再通，发生不可逆栓塞的概率很低（图7-5、7-6）。

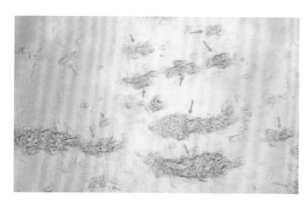

图7-1　生理盐水中的交联胶原蛋白呈现松散大小不一乱麻团状

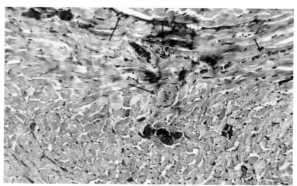

图7-2　交联型胶原蛋白在大鼠心肌血管中状态（Masson染色×250倍），箭头示意胶原在心肌小动脉、微动脉和毛细血管中与血液共同沉积

◦ 二、可注射胶原蛋白适应证与禁忌证 ◦

1. 适应证　①改善黑眼圈：包括血管型、色素型、结构型、混合型。②改善肤色肤质：包括弹性缺乏、毛孔粗大、面部细纹等。③轻、中度全面部皮肤软组织松弛：包括眼睑皮肤松弛、面颊

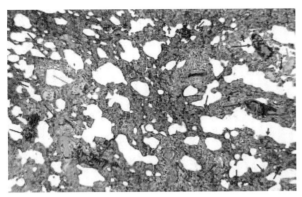

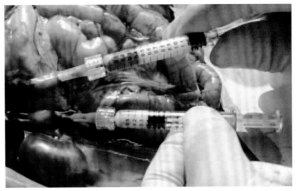

图7-3　交联型胶原蛋白在大鼠肺小动脉和毛细血管中状态（Masson染色×250倍），蓝色箭头示胶原在肺小动脉和肺泡毛细血管中与血细胞共同沉积

图7-4　肠系膜静脉推注胶原蛋白后回抽即刻回血情况

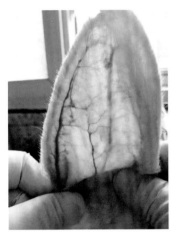

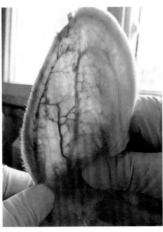

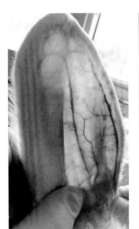

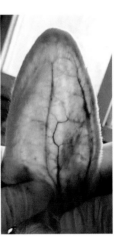

图7-5　左侧耳缘静脉栓塞后24 h再通

图7-6　耳廓中央动脉栓塞后48 h再通

部皮肤松弛、下颌缘皮肤松弛，颈部皮肤松弛等。④面部轮廓修饰与美化：包括五官轮廓美学平面的调整。

2. 禁忌证　①有严重过敏或自体免疫病史求美者。②对胶原蛋白过敏的求美者，包括曾使用胶原蛋白制品，如注射剂、植入剂、止血棉、缝合线、生物胶等，既往产生明显过敏的求美者。③局部皮肤感染或过敏者。④正在使用抗凝药物者，如阿司匹林或非类固醇抗炎药物等。⑤月经期、妊娠期或哺乳期女性。

第二节 可注射胶原蛋白在眶周年轻化的临床应用

胶原蛋白在眶周年轻化的应用具有显著理化优势，可重复注射治疗，不仅眶周凹陷的容量问题能得到改善，还能持续改善眶周皮肤衰老等问题，临床效果得到广泛认可。

◦ 一、术前评估及分型 ◦

（一）黑眼圈的临床分型

1. 色素型 为皮肤浅表性色沉为主，通常因先天性、炎症性、长期日晒等原因产生，色素可即刻淡化之效果来自于胶原蛋白材料的乳白色特性，并非即刻抑制黑色素效果，因此想要系统性完善黑色素问题需经过疗程规划并联合光电仪器取得最终效果（图7-7）。

2. 血管型 为过敏性鼻炎、敏感性皮肤、过敏体质、熬夜、用眼过度、皮肤老化变薄为主，即刻效果来自于胶原蛋白乳白色不透光特性，达到即刻遮盖的效果，因此血管型人群使用透明质酸钠注射产生丁达尔现象的概率较高（图7-8）。

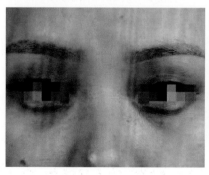

图7-7 色素型黑眼圈

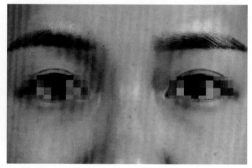

图7-8 血管型黑眼圈

3. 结构型 为骨性流失、脂肪萎缩下移、眼轮匝肌变薄等原因形成，由于胶原蛋白的注射为即刻占位性改变，因此结构型人群的即刻效果最为显著（图7-9）。为了更加客观地评估泪沟问题，其中接受最广泛的是Hirmand分型法和Barton分型法，这里介绍Hirmand分型法，具体如下。（1）Ⅰ型：局限于内侧的泪沟处组织容量减少，可伴有延伸区轻度的中面部地平；（2）Ⅱ型：表现为眶下外侧和内侧区域组织容量减少，可伴颊部扁平及轻度面中部组织容量减少；（3）Ⅲ型：兼具Ⅰ、Ⅱ型特点，表现为从内侧至外侧整个眶下区域的圆弧形凹陷以及面中部及颊部软组织容量减少。透过笔者多年的注射经验及患者分类可将Ⅰ型与颧内侧深层脂肪萎缩造成相关（图7-9），Ⅱ型与SOOF萎缩和颧内侧深层脂肪萎缩相关（图7-10），Ⅲ型与眶隔脂肪疝出相关（图7-11）。

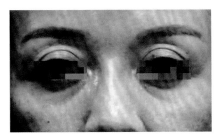
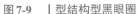
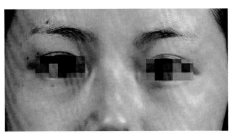

图 7-9　Ⅰ型结构型黑眼圈　　　　　图 7-10　Ⅱ型结构型黑眼圈

4. 混合型　其为合并眶隔脂肪疝出型，该类型需从术前动态面容评估是否可通过注射手段改善眶隔脂肪疝出，从而减轻泪沟的呈现。动态面容评估包括笑和推，若眶隔脂肪能够在此表情及运动下改善则可通过注射改善，反之则建议透过外科手术解决眶隔脂肪疝出的问题（图7-12）。动态评估常用六步评估法，主要包括轻微低头（Tilt）、提拉（Snap）、笑（Smile）、眯眼（Squint）、拉（Pull）、推（Push）。其中轻微低头和提拉是为了帮助判断松弛型泪沟，笑和眯眼为表情测试，拉是为了观察泪沟韧带的附着情况，推则是为了模拟治疗后效果。通过6步评估法可以达到四个目标，具体如下。①检查下睑皮肤是否松弛，从而确认患者归于何类；②评估患者表情对局部组织的影响；③观察泪槽韧带附着范围，以帮助制订治疗计划；④模拟治疗后的外观，方便患者做出决定。

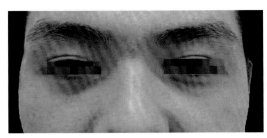
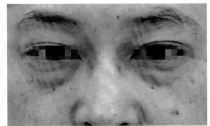

图 7-11　Ⅲ型结构型黑眼圈　　　　　图 7-12　混合型黑眼圈

（二）注射技巧及注射点位

1. 血管型或色素型黑眼圈胶原蛋白的注射技巧

（1）进针点设计：对于钝针进针点，经眼内眦和外眦眶缘的弧线做一个直角，直角与眶缘的交点为进针点；对于锐针进针点，泪槽韧带与眼轮匝肌支持韧带与颧骨皮肤支持韧带交点。

（2）注射方法：对于锐针，27G锐针在颊深脂肪和soof内侧叶层注射，单侧0.2～0.4 ml（图7-13示1）。对于钝针，25G钝针在皮下脂肪层注射（图7-14），注射下睑范围，注射时立即按压，使用点状回退注射，每点0.01 ml，每条线4个点，共注射3～5条线，单侧0.1～0.2 ml（图7-13示2）具体注射剂量以实际评估为准。

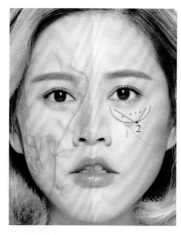

图7-13 血管型或色素型进针点与注射方法

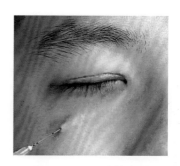

图7-14 皮下脂肪注射

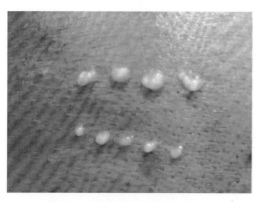

图7-15 点状回退不连续性注射

（3）疗程规划：首次注射肤丽美1～2 ml，每隔4个月补充肤丽美1支，可与泪沟同时治疗。疗程建议每年3～4次，3～4个月1次。

（4）注意事项：值得注意的是，以点状回退不连续性注射时（图7-15），注射后需立即按压平整，否则可能会出现术后异常凸起或条索样改变，此注射方式适用于轻度软组织萎缩凹陷并伴有血管型或色素型人群。

2. 结构型黑眼圈胶原蛋白的注射技巧

（1）进针点设计：对于眶外侧增厚区（1 cm×1 cm）注射范围（图7-16示1紫色），眶外缘处soof范围（1.2 cm×1.4 cm）及眶限制韧带处注射（图7-16示1紫色），在泪槽韧带与眼轮匝肌支持韧带与颧骨皮肤支持韧带交点注射（图2-16示2橙色），根据眼内眦和外眦眶下缘的弧线做一个直角，直角与眶下缘的交点为进针点（图7-16示3红色）。

（2）注射方法：25G/27G钝针/锐针在眶外侧增厚区骨膜层上和soof外侧叶单侧注射0.1～0.4 ml（图7-16示1紫色），27G锐针在颊深脂肪和soof内侧叶注射0.2～0.5 ml（图7-16示2橙色）；25G钝针在泪沟处眼轮匝肌下层微量注射（图7-17），使用点状退针注射法，每条线注射5个点，

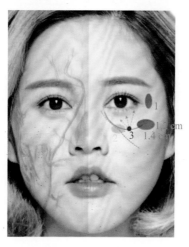

图7-16 结构型或色素型进针点与注射方法

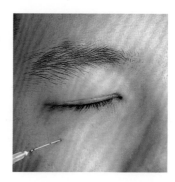

图7-17 泪沟处眼轮匝肌下层微量注射

每点0.02 ml，共注射2～4条线，单侧0.2～0.4 ml（图7-16示3红色），具体注射剂量以实际评估为准。

（3）疗程规划：首次注射肤丽美2～3 ml，每4个月补充肤丽美1～2支，可与黑眼圈同时治疗，疗程建议每年2～3次，每4～6个月注射1次。

（4）注意事项：锐针每点注射前需做有效回抽，钝针以点状退针不连续注射时，注射完需立即按压平整，否则可能会出现术后异常凸起，此方式适用于混合型的人群。

可注射胶原蛋白有皮肤紧致提升的作用是因为胶原蛋白的内聚力以及再生特性。胶原蛋白作为全层注射型材料，不同部位和层次的注射有着不同效果的区分，全面部皮肤软组织松弛的人群要做到提升年轻化的效果，这需要熟知材料特性以及注射在相应层次产生的效果。

◦ 一、术前评估及理念 ◦

在对求美者进行评估时应将衰老分为"松弛"与"下垂"，如图7-18，7-19。

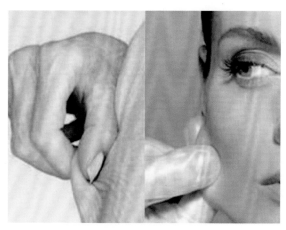

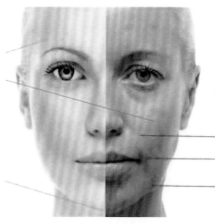

垂

鼻唇沟区域
松弛加深（法令纹）

口角区域（口角
松弛下垂 囊袋）

下颌区域
轮廓模糊

图7-18 面部松弛 图7-19 面部下垂

松弛是指皮肤的回弹能力差，其相对的词是紧致，皮肤回弹实验弱，表现为揪起来的皮肤组织是皮肤层（表皮、真皮）＋浅层脂肪垫，也就是时常说的皮肉分离现象。紧致的皮肤的真皮层和皮下组织同时回弹；而松弛的皮肤皮下组织先回弹，延后一会皮肤回弹，所以整体的回弹时间更长，此现象多见于偏瘦、皮下软组织较薄弱者。

下垂指的是面部浅层脂肪垫随着年龄增长出现下移和部分萎缩，而深层脂肪垫随着年龄增长出现萎缩，其相对的词是提拉，下垂通过以下几个特征去判断，即鼻唇沟的外侧是否有脂肪堆积（鼻唇沟的形成）、下面部是否形成口角囊袋（口角囊袋沟的形成）、下颌区域的轮廓比较模糊，此现象多见于面部软组织较丰厚者。

使用胶原蛋白在进行面部紧致提升最为适合的适应证是皮肤的松弛，而不是下垂，因为胶原蛋白的再生修复及内聚特性能使松弛的皮下组织得到相应的收紧，并非单纯物理性复位提拉，若松弛与下垂同时存在，建议采用联合线技术以及透明质酸钠的方式进行联合治疗。

◦ 二、注射部位及注射点位技巧 ◦

（一）注射部位

可注射胶原蛋白在面部紧致提升注射中的部位可涉及到的层次包括各种间隙、韧带以及浅层脂肪，如颞深筋膜浅层、颞颧外侧面颊脂肪、眶外侧脂肪、鼻唇沟浅层脂肪、颧颊中间脂肪、颊下侧脂肪、颞上隔、颧弓韧带、咬肌皮肤支持韧带、耳前颈阔肌支持韧带、颊上颌韧带、下颌韧带、眶限制韧带、颞浅间隙、咬肌前间隙、颧骨前间隙、上颌前间隙。

（二）注射点位及技巧（图7-20、表7-1）

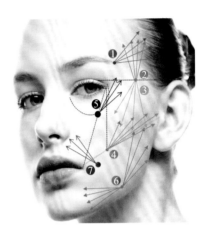

图 7-20　注射点位

表 7-1　面部紧致提升注射的注射部位与层次

	注射部位及层次	钝（锐）针型选择	注射剂量	规避区域
1	眉尾处进针注射于颞深筋膜浅层	25G 50 mm 钝针	单侧 0.5 ml	注意避开颞浅动脉额支及哨兵静脉
2	颧弓上缘处进针注射于颞深筋膜浅层	25G 50 mm 钝针	单侧 0.5 ml	注意颞中静脉及哨兵静脉及颞浅动脉额支
3	颧弓上缘进针下行注射于皮下脂肪层	25G 50 mm 钝针	单侧 0.5 ml	注射时辅助手向上提拉退行线性注射
4	外眦与口角耳屏连线交点进针，注射于皮下脂肪深面	25G 50 mm 钝针	单侧 0.5～1.0 ml	注射时避免损伤面横动脉及腮腺
5	眶下与外眦口角连线交点进针，注射于颧骨前间隙	25G 50 mm 钝针	单侧 0.2 ml	注意点状不连续性注射，量不宜过大，以免形成水肿
6	咬肌前缘进针，上行注射外侧面颊脂肪及下行注射下颌缘	25G 50 mm 钝针	上行 0.3 ml 下行 0.5 ml	注射层次宜行皮下浅层注射，顺序为先上行后下行
7	口角外侧>2 cm处进针，注鼻唇沟皮下浅层脂肪	25G 50 mm 钝针	单侧 0.5 ml	由于面动脉走形层次原因，应避免多层次注射

第四节 可注射胶原蛋白在美塑疗法的应用

◦ 一、胶原蛋白在美塑疗法的特性 ◦

美塑疗法在皮肤年轻化的应用中有着多年的历史，大多由复合式透明质酸钠为主材料，近几年透过石冰教授团队的实验研究证明胶原蛋白在美塑疗法中的应用有着重要的效果、特性及依据。豚鼠实验表明，注射肤柔美28 d后，注射区域 I 型胶原纤维大面积增加，并且正在向波浪状胶原束转化（图7-21）；与胶原蛋白联合注射后表皮厚度增加，真皮层局部成纤维细胞增生，合成并分泌 I 型胶原纤维明显增加（图7-22A）；与透明质酸联合注射后表皮厚度无改变，无成纤维细胞增生（图7-22B）。

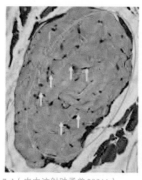 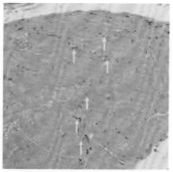 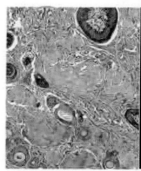 

7 d（皮内注射肤柔美200×）蓝色框区域的注射肤柔美区域刺激成纤维细胞分泌 I 型胶原纤维，黄色箭头为成纤维细胞

14 d（皮内注射肤柔美100×）**真皮组织**内肤柔美外周及内部可见成纤维细胞增生和迁入

28 d（皮内注射肤柔美200×）注射肤柔美胶区域 I 型胶原纤维大面积增加

28 d（皮内注射肤柔美200×）偏振镜下胶原纤维变化，图中金色的部分为胶原纤维

图7-21 豚鼠皮内注射肤柔美后成纤维细胞与胶原纤维变化

◦ 二、皮肤老化原因及其区别 ◦

（一）皮肤自然老化

也称内源老化、时程老化或固有老化，受遗传、激素变化、代谢过程等因素影响。发生原因为胶原蛋白合成<胶原蛋白降解＝发生自然老化，随着年纪增长→活性 O_2 升高→激活蛋白质→活

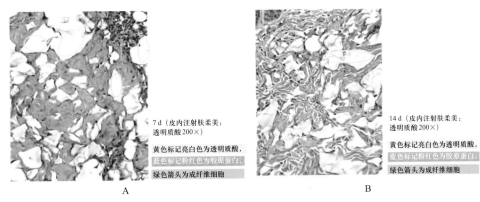

7 d（皮内注射肤柔美：
透明质酸200×）

黄色标记亮白色为透明质酸，
蓝色标记粉红色为胶原蛋白，
绿色箭头为成纤维细胞

A

14 d（皮内注射肤柔美：
透明质酸200×）

黄色标记亮白色为透明质酸，
蓝色标记粉红色为胶原蛋白，
绿色箭头为成纤维细胞

B

图7-22　豚鼠皮内注射后成纤维细胞与胶原纤维变化
A. 肤柔美+胶原；B. 肤柔美+透明质酸

化基质金属蛋白酶（MMp）→胶原蛋白降解增加→老化，活性O_2升高→转化生长因子TGF-β受体2降低→胶原蛋白合成减少→老化。皮肤老化会伴随细小皱纹、皮肤松弛、干燥和粗糙等症状的出现。

（二）皮肤光老化

指由环境因素如紫外线、吸烟、空气污染、生活方式等引起的老化，其中日光中的紫外线长期照射是最重要的因素，故外源性老化一般又被称为光老化。表现为皮肤不规则增厚（皮肤增生肥厚区）或萎缩、细胞成分不规则增多或减少，真表皮连接变平或消失，Ⅰ型胶原减少。紫外线长期照射使得弹性蛋白酶活性下降→弹性蛋白降解减少→弹性蛋白沉积增加→弹性组织变性→进而发生光老化，从而产生暴露部位粗糙、皱纹加深加粗、不规则色素沉着、血管扩张、表皮角化不良和异常繁殖等症状。

（三）可注射型胶原蛋白美塑疗法治疗原理

1. 避免流失　直接向真皮内添加胶原蛋白，即刻亮白，立即增加真皮的厚度与张力，恢复皮肤的平整性，改善皮肤暗沉、松弛、皱纹。

2. 修复再生　促使成纤维细胞合成再生自身胶原蛋白、弹性蛋白及细胞外基质成分，修复皮肤的弹性及光泽。

3. 营养循环　胶原蛋白经体内降解后可释放出约2 442个氨基酸，持续为肌肤提供营养成分。

（四）可注射型胶原蛋白美塑疗法的配置方法

（1）推荐用双美肤柔美与稀释液（械字号小分子无交联或微交联透明质酸和生理盐水）进行1：2：2稀释。

（2）用5 ml针筒（建议选择螺旋口针筒）抽取4 ml稀释液（械字号小分子无交联透明质酸和生理盐水）。

（3）取出肤柔美，并观察有无变色或出现气泡等情况，以上情况正常方可使用。

（4）借助一个三通阀，使两针管交替对冲配比液，为保证混合均匀，至少需进行80次以上混合动作，以看不见胶原颗粒为准（图7-23）。

（5）混合后需立即注射，避免静止过久产生沉淀分层。

（五）可注射型胶原蛋白在美塑疗法的注射方法

此注射方式为双美胶原蛋白专利MC32术式（图7-24），将面部皮下脂肪区分为三大板块及200个注射点位，依次将靶向制剂注入到相应皮肤层次，以获得疗效最大化。手针的优势在于防止漏药、层次把控精准、单点推注量精准。三大板块分别由三种颜色区分。

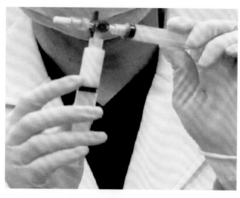 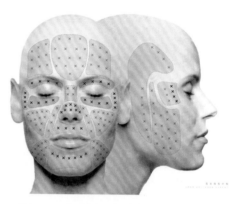

图7-23　可注射型胶原蛋白美塑疗法的配置　　图7-24　双美胶原蛋白专利MC32术式

1. 灰色区域　分别由额中央脂肪、额中间脂肪、额颞外侧面颊脂肪、颧颊中间脂肪、颧脂肪、鼻唇沟脂肪、颊下侧脂肪、鼻根部脂肪组成。注射方式采用32G 4 mm锐针斜角进针，注射于真皮深层形成微皮丘状，单点推注量0.025 ml。

2. 蓝色区域　分别由眶上脂肪、眶下脂肪、眶外侧脂肪组成。注射方式采用32G 4 mm锐针斜角进针，注射于真皮下层形成微皮丘状，单点推注量0.025 ml。

3. 红色区域　由唇上脂肪、唇下脂肪、鼻尖部脂肪组成，此区域敏感度较高、疼痛度较高以及脂肪纤维成柱状样，故注射方式采用32G 4 mm锐针垂直进针，注射于皮下脂肪层，此区域无法形成微皮丘，单点推注量0.025 ml。

（六）可注射型胶原蛋白美塑疗法疗程规划及注意事项

1. 疗程规划　前三个月每月1次，而后每三个月1次。

2. 术后注意事项　①针孔处适度涂抹消炎药膏。②使用冰敷袋（垫纱布）冷敷10 min（请注意不要冻伤）。③6 h后可洗脸或干净水擦拭（维持平常洗净方式即可）。④24 h后可浅淡化妆。⑤1周内避免烟、酒、辛辣刺激、海鲜等食物。⑥1周内避免去高热的环境，例如桑拿；不能长期曝晒于阳光下，避免紫外线照射。⑦体重急降、疾病或疲劳等也会缩短治疗效果维持时间，规律的生活作息、避免过度的劳累是必要的。⑧可预防性服用3 d息斯敏类抗组织胺药物。

可注射胶原蛋白在轮廓修饰与美化的应用

胶原蛋白作为单纯的增容剂使用时，应考虑到产品的支撑力、黏弹性、塑型力、维持时间等。多年来经临床医师经验反馈以及透明质酸钠注射后远期不良反应，归纳总结出两个部位适合胶原蛋白注射，在此部位注射可以得到即刻效果与重复注射的远期效果都较其他增容剂更优的结果。一为鼻部，鼻部美化为东方人的主要求美诉求部位之一，注射隆鼻与手术隆鼻不同，其需要定时定量补充，并非永久，所以在材料选择方面需要一个重复性注射也不会造成远期鼻部腔隙过大以及瘢痕挛缩的注射美容材料，可注射型胶原蛋白的内聚力、黏弹性、安全性可避免以上不良反应。二为额部，额部的皮下组织薄弱，活动度高，有天然间隙供临床医师注射，所以在材料方面需选择移动度较低、组织相容性高并且能适度改善额部肤质的注射材料，胶原蛋白在额部的注射有较明显的效果，其网状结构、再生修复特性、高黏弹性便可使反复多次注射的额部形成较为自然且立体的状态。

◦ 一、鼻部的注射技巧及注意事项 ◦

鼻部的注射范围包括鼻额角、鼻根、鼻背、鼻尖点、鼻小柱基底，鼻小柱、翼面沟、鼻眉点。

鼻部注射并非单一使其鼻根抬高，要综合考虑鼻形态以及鼻部审美角度才能达到相对自然的效果，在注射时需全面考量，利用注射达到鼻部自然美化的效果。

注射时可锐针、钝针联合使用，其注射点位见图7-25。图示1为鼻额角注射，使用27G 13 mm锐针，骨膜上注射，单点量不超过0.2 ml，确保有效回抽，注射后即刻按压避免形成可触及硬结；图示2为鼻根部注射，使用27G 13 mm锐针，骨膜上注射，单点量不超过0.5 ml，确保有效回抽，注射后即刻按压避免形成可触及硬结；图示3为鼻背部注射，使用25G 50 mm钝针，鼻尖上软骨转折区注射，此区域由于细小血管分支较多，锐针回抽并非完全有效，使用钝针轻柔进针注射相对较安全，线性退行注射约0.3 ml，注射后即刻按压；图示4为鼻尖点注射，此区域可与鼻背部注射同时完成，由于鼻尖点的组织张力较大，为了不影响张力性血运循环故此区域注射量建议不超过0.2 ml，注射后即刻按

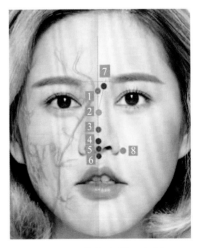

图7-25 鼻部注射示意图

压；图示 5 为鼻小柱注射，使用 27G 13 mm 锐针，垂直鼻小柱动脉进针，注射于鼻翼软骨骨缝当中，单点注射约 0.2 ml，禁止退行推注，确保有效回抽，鼻小柱注射是为了延长小柱并将小柱向下延伸，使其正面观及侧面观小柱低于双侧鼻翼连线；图示 6 为鼻小柱基底注射，使用 27G 13 mm 锐针，由鼻小柱及人中夹角处 45° 角进针，辅助手捏起鼻尖点使其向上抬高，单点量为 0.3～0.5 ml，确保有效回抽；图示 7 为鼻眉点注射，使用 27G 13 mm 锐针，在鼻眉连线处捏起组织，骨膜上注射，单点量不超过 0.1 ml，确保有效回抽，注射后即刻按压避免形成可触及硬结；图示 8 为翼面沟注射，使用 25G 50 mm 钝针，皮下浅层脂肪线性注射，此区域并非必须注射点位。

◦ 二、额部的注射技巧及注意事项 ◦

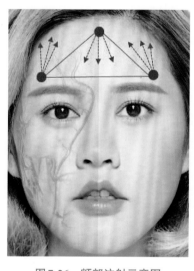

图 7-26 额部注射示意图

1. 额部的解剖层次及血管分布 分别为皮肤、皮下脂肪、额肌、帽状腱膜、额骨。滑车上动脉与内眦动脉相连接行走于额肌深面向上行走并逐渐浅行于额肌浅面，眶上动脉由眶上切迹发出沿眶缘向上行走并于眉弓上约 2 cm 穿出额肌行走于额肌表面。需要注意的地方是血管走形层次，眉弓上一横指以下应行皮下脂肪层注射。

2. 额部的注射技巧 额部的进针点选择见图 7-26，需要注意的地方是血管走形层次，眉弓上一横指以下应行皮下脂肪层注射，一横指以上应行帽状腱膜层注射，使用 23G 50 mm 钝针，线性退行注射，注射量为 3～5 ml，边注射边按压，避免形成不平整现象。

1. 可注射胶原蛋白眶周年轻化案例展示 见图7-27、7-28、7-29、7-30。

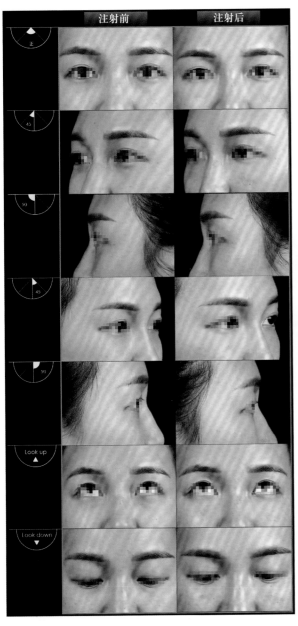

图7-27 可注射胶原蛋白眶周年轻化注射前后

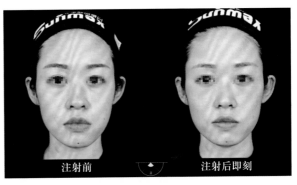

图7-28 可注射胶原蛋白眶周年轻化注射前后

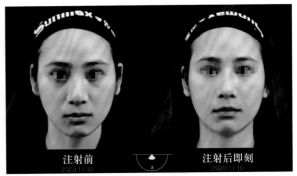

图7-29 可注射胶原蛋白眶周年轻化注射前后

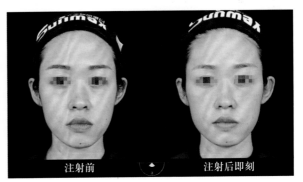

图7-30 可注射胶原蛋白眶周年轻化注射前后

235

2. 可注射胶原蛋白面部美化及年轻化案例展示 见图7-31。

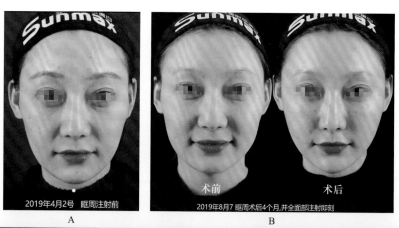

2019年4月2号 眶周注射前   术前   术后
A   2019年8月7 眶周术后4个月, 并全面部注射即刻
    B

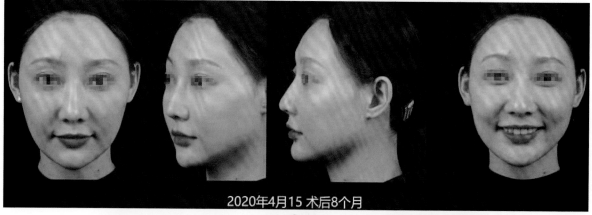

2020年4月15 术后8个月
C

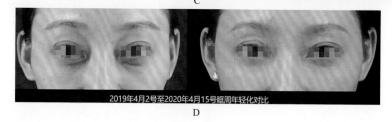

2019年4月2号至2020年4月15号眶周年轻化对比
D

图7-31 可注射胶原蛋白面部美化及年轻化注射前后

3. 可注射胶原蛋白美塑疗法案例展示 见图7-32、7-33。

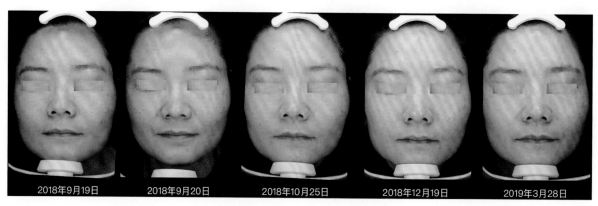

2018年9月19日   2018年9月20日   2018年10月25日   2018年12月19日   2019年3月28日

图7-32 可注射胶原蛋白美塑疗法注射前后

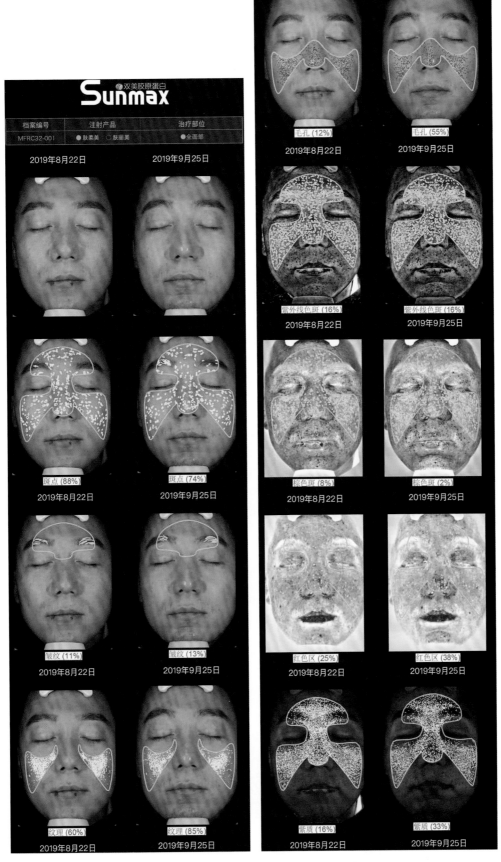

图7-33 可注射胶原蛋白美塑疗法注射前后检测图

4. 可注射胶原蛋白轮廓美化案例展示（鼻部与额部） 见图7-34。

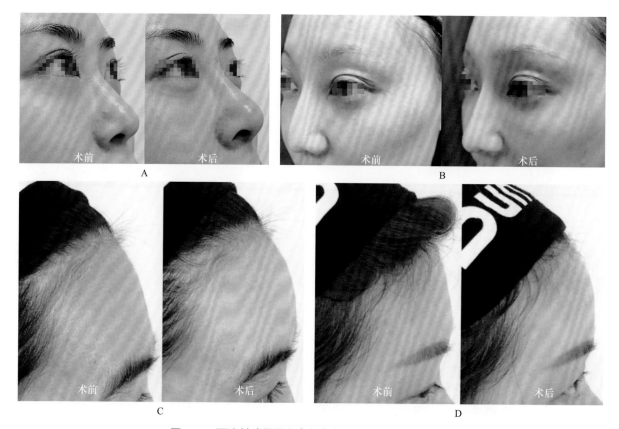

图7-34　可注射胶原蛋白鼻部与额部轮廓美化注射前后

参考文献

［1］ 付俊, 鲍峰, 裴璐, 等. 皮肤年轻化领域美塑配方的应用现状、功效及展望 [J]. 中国美容医学, 2018, 27 (10): 21-25.

［2］ 陈程, 闫言, 王宝玺. 中胚层疗法在医学美容的应用 [J]. 中华整形外科杂志, 2017, 33 (2): 136-138.

［3］ SCHURINK M, BERKEL WJ, WICHERS HJ, et al. Novel peptides with tyrosinase inhibitory activity [J]. Peptides, 2007, 28 (3): 485-495.

［4］ 刘城宏, 王太玲. 泪沟畸形的解剖解剖、分型与治疗 [J]. 世界最新医学信息文摘, 2020, 20 (36): 126-128.

［5］ HIRMAND H. Anatomy and nonsurgical correction of the tear trough deformity [J]. Plastic and Reconstructive Surgery, 2010, 125 (2): 699-708.

［6］ 石冰, 李勤, 吴溯凡. 线技术面部年轻化与形体塑造 [M]. 北京: 北京大学医学出版社, 2019.

（石　冰　林合晟　刘　争）

第八章

软骨微粒注射

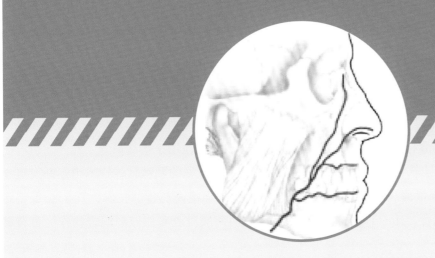

第一节 软骨微粒注射技术在鼻整形的应用

○ 一、软骨微粒鼻整形应用的历史及进展 ○

近年来，肋软骨鼻整形术在国内的接受度越来越高，发展迅速，而鼻综合整形术后的并发症也逐渐引起整形外科医师的重视。在鼻整形术中通常会采用整块的肋软骨作为鼻背移植物，术后有时会因鼻背皮肤薄而显露移植物的形态，或者出现歪曲、偏斜等情况。另外，由于肋软骨本身的特性，鼻背移植物难免出现卷曲的情况，造成鼻背形态变形，需要进行修复手术。为了克服这些并发症，将肋软骨切碎成微粒用于鼻背移植物的技术逐渐发展。2000年土耳其学者Erol报道了2 365例患者采用可吸收止血纱布包裹切碎的肋软骨颗粒进行隆鼻的方法，并被称为"土耳其软糖"。因其较好地避免了肋软骨卷曲的发生，临床效果良好，得到了逐步的发展。2008年，Daniel报道了以颞深筋膜包裹肋软骨颗粒的方法，其能够较好地保护软骨，使鼻背部更加平滑。后来为了减少供区的损伤，Cerkes和Basaran报道利用腹直肌筋膜包裹切碎的肋软骨颗粒用于垫高鼻背。此外，也有研究使用不同的材料与颗粒肋软骨混合作为鼻背移植物，这种非包裹的颗粒软骨技术也逐渐发展起来，如Yu等发表了以纤维蛋白黏合剂将压碎的肋软骨黏合用于垫高鼻背的技术，Tasman等将颗粒肋软骨和纤维蛋白胶混合，Hanci等将颗粒肋软骨与透明质酸凝胶和血液的混合物作为鼻背移植物。

针对鼻整形的探索从未停止，颗粒肋软骨的技术不断改进和创新。2017年，Erol使用不锈钢注射器将颗粒软骨注射于鼻部取得了较理想的效果，其将颗粒软骨置入注射器后推挤并压紧，形成一团具有黏性的软泥状物，随后注射到鼻部。对亚洲人的颗粒肋软骨鼻整形也在不断探索和优化，在亚洲人中开放式鼻整形的鼻小柱切口会有瘢痕增宽、凹陷，形成切迹，色素沉着等并发症。因此，对于鼻尖不需要下旋太多的人群，采用闭合入路的颗粒肋软骨注射隆鼻技术既可以避免鼻小柱的切口瘢痕，又可以取得良好的临床效果。相关临床经验总结分别于2015年及2016年发表，文章报道了闭合入路的颗粒软骨隆鼻术采用单侧的鼻翼缘切口，切口隐蔽，不需要筋膜包裹软骨颗粒，通过注射完成手术，更加微创、便捷，术后恢复快。经过长期随诊发现，颗粒软骨隆鼻的吸收率并不高，部分患者会因注射颗粒软骨隆鼻过矫而进行修复手术；对修复手术中采集的颗粒软骨进行组织学检测，发现颗粒软骨呈瓷白色软骨样外观，为典型的软骨陷窝样结构，胞外基质含量丰富。

◦ 二、软骨微粒注射技术的创新性 ◦

（一）手术方式

1. 麻醉及切口设计　患者取平卧位，采用气管插管全身麻醉或局部麻醉镇静，局部浸润麻醉采用0.5%利多卡因＋1：40万U盐酸肾上腺素。鼻整形手术采用闭合性入路，于患者一侧鼻孔沿着鼻翼软骨内侧脚与外侧脚边缘行鼻翼缘切口。肋软骨采取术于右侧胸部第6肋或第7肋设计切口，以局部麻醉注射器探到肋软骨结合部，自结合部向胸骨方向设计长约2 cm的切口。

2. 肋软骨采取及雕刻　结合患者术前胸部CT检查结果确定切取肋软骨位置，一般为右侧第6、7肋软骨。根据患者鼻部基础及预期效果，预估所需肋软骨量，切取合适量的肋软骨。于右胸约第6肋软骨或第7肋软骨对应皮肤表面设计一长约2 cm切口。沿美兰设计线切开皮肤、皮下组织，钝性分离肌层，暴露肋软骨；以骨膜剥离子将第6或第7肋软骨小心分离、取下，长约3 cm，检查无气胸后，将肌肉、皮下、皮肤分层缝合。以排水法测量肋软骨的体积，首先将肋软骨采用斜切的方法切成薄片，然后将薄片再切成细条状，观察细条状肋软骨的卷曲情况，将无卷曲变形的细条用于鼻小柱的支撑备用，将发生卷曲的肋软骨切成直径＜0.5 mm×0.5 mm的颗粒软骨，并装于去除前端乳头的1 ml注射器内备用（图8-1）。拟放置于鼻小柱的细条状肋软骨置于盐水纱布内包裹备用。

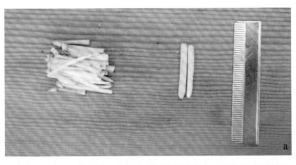
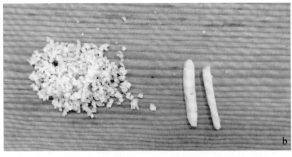
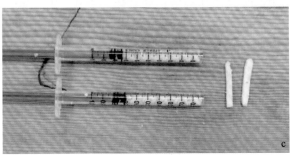
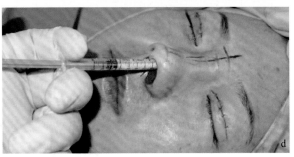

图8-1　游离颗粒肋软骨注射隆鼻的术中照片

a. 先将肋软骨切成细条；b. 再将发生卷曲变形的肋软骨条切碎成＜0.5 mm×0.5 mm的细小颗粒；

c. 将颗粒肋软骨移至切去前端的1 ml注射器内；d. 闭合入路游离颗粒肋软骨注射隆鼻术

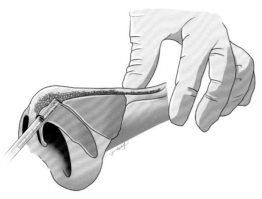

图 8-2　颗粒肋软骨注射隆鼻技术的示意图

3. 鼻整形手术　于单侧鼻翼缘切口切开皮肤及皮下组织，小弯钳分离皮下组织；以鼻背剥离子于鼻背筋膜下分离至合适的腔隙，用 1 ml 注射器将颗粒状肋软骨填充至鼻根、鼻背及鼻尖处（图 8-2），调整至合适形态，适当延长鼻尖；将若干细条状的软骨置于鼻小柱以支撑鼻尖；6-0 单丝尼龙线缝合鼻翼切口。

4. 术后护理　于切口侧鼻孔内放置碘仿纱条，24 h 后拔除。铝塑鼻夹板外固定，每 2 天更换鼻夹板，并清洁鼻部皮肤，外固定至少 2 周。术后 7 d 拆鼻部缝线，术后 9～10 d 拆胸部缝线。

（二）适应证与禁忌证

1. 适应证　低鼻或鞍鼻；初次鼻整形或鼻修复手术患者。

2. 禁忌证　鼻背皮肤较薄者慎用，以避免远期鼻背颗粒软骨显形的可能。

（三）并发症

1. 鼻整形相关　远期鼻背颗粒软骨显形、鼻背轮廓凹凸不平、颗粒软骨移位、低鼻过度矫正、颗粒软骨移植物的部分吸收等。

2. 肋软骨采取相关　胸部瘢痕增生、气胸、出血等。

（四）手术要点

（1）在肋软骨的处理方面，肋软骨容易卷曲变形造成鼻部形态变化，因此肋软骨的雕刻非常重要。采用肋软骨斜切法将肋软骨首先切成薄片，然后将薄片再切成细条状，观察细条状肋软骨的卷曲情况，将无卷曲变形的细条用于鼻小柱的支撑备用，将发生卷曲的肋软骨切成直径＜0.5 mm×0.5 mm 的颗粒软骨。

（2）颗粒肋软骨应尽量切细、切小，其颗粒直径应＜0.5 mm×0.5 mm，颗粒越细小，鼻背显露颗粒感的风险越低（图 8-3）。

（3）用于支撑鼻小柱的条状肋软骨一旦发生弯曲变形，可能会造成鼻小柱偏斜，所以术中要将雕刻好的细条置于盐水纱布的环境下，观察至少 30 min，选取较直的肋软骨细条用于鼻小柱的支撑。

（4）注射的颗粒肋软骨更加微创，手术操作简单，容易塑形，术后恢复快。要注意的是，在剥离鼻背腔隙时，应剥离合适的范围，范围不宜过大，避免软骨颗粒移位。术后鼻夹板的外固定可

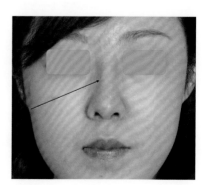

图 8-3　颗粒肋软骨注射隆鼻术后鼻背颗粒感

以避免软骨颗粒移位。

（5）颗粒软骨的吸收率较低，在注射隆鼻时，不需要过度矫正，以避免鼻背及鼻根过高。该手术最容易出现的并发症即注射填充隆鼻过多，鼻根鼻背高度过高。

（6）对于肋软骨采集部位的瘢痕，胸部切口应仔细逐层减张缝合，若皮肤边缘因拉钩磨损较重，可修剪切口边缘的皮肤，尽量避免切口瘢痕增生。一般切口愈合良好，术后供区瘢痕不明显（图8-4）。

（五）典型病例（图8-5、8-6）

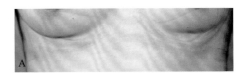
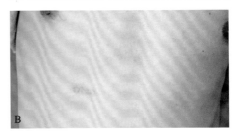

图 8-4　肋软骨采取处的胸部切口瘢痕

A. 女性，术后11个月；B. 男性，术后10个月

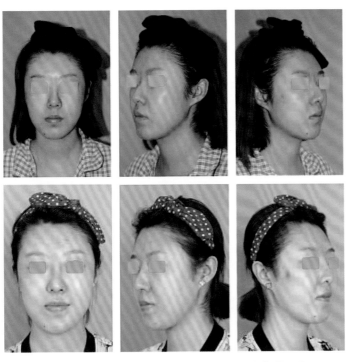

F/28y
术前

术后10个月

图 8-5　游离的颗粒肋软骨注射鼻整形术

28岁女性低鼻，上排照片为术前，下排照片为术后10个月

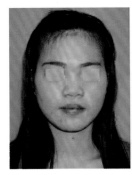
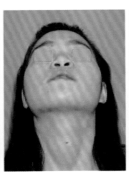
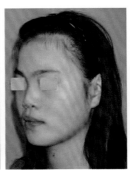
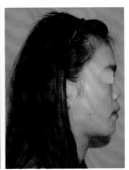

图 8-6　游离的颗粒肋软骨注射鼻整形术

19岁女性鞍鼻，短鼻，鼻尖明显上旋，上排照片为术前，下排照片为术后6个月

第八章　软骨微粒注射

243

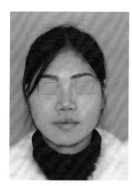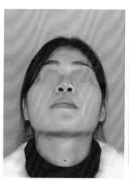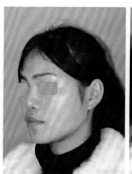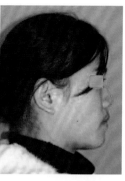

图 8-6 （续）

◦ 三、软骨微粒在鼻基底填充的应用 ◦

（一）创新性

1. 手术方式及手术要点　患者取平卧位，采用气管插管全身麻醉或局部麻醉镇静，局部浸润麻醉鼻基底术区。鼻基底填充手术采用闭合性入路，单侧鼻翼缘切口，大多与肋软骨鼻整形同时进行。用于填充鼻基底的软骨颗粒利用的是肋软骨雕刻后剩余的或有明显卷曲的肋软骨，将剩余的肋软骨切成 0.5 mm×0.5 mm 的肋软骨颗粒，并将软骨颗粒移至切掉前端针乳头的 1 ml 注射器内备用。经单侧鼻翼缘切口钝性剥离鼻中隔降肌及部分口轮匝肌，沿鼻前嵴的骨膜层剥离梨状孔周围的骨膜层腔隙，松解鼻小柱及鼻翼旁鼻基底区域，减少软组织的张力。术者一只手在鼻基底区域确定梨状孔周围拟填充区域，另一只手将装满软骨颗粒的 1 ml 注射器经已剥离的隧道放置于拟填充的腔隙中，将软骨颗粒缓慢推注填充于鼻基底的骨膜层，约注射 1 ml。可适度对鼻基底区域塑形，但避免过度按摩压迫造成软骨颗粒移位。

2. 优势与创新性

（1）微创性：对于鼻基底的填充，常采用的方法包括颌面的截骨手术和假体填充鼻基底等，传

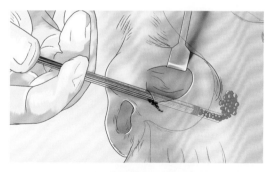

图 8-7　闭合入路肋软骨颗粒注射填充鼻基底手术示意图

统的手术方式效果确切，但手术范围较大，或存在假体异物带来的相关并发症。自体肋软骨颗粒填充鼻翼基底通常与肋软骨鼻整形一起进行，可充分利用肋软骨雕刻的碎颗粒填充，无附加切口，无附加的创伤，经闭合入路鼻整形术的切口就可实现梨状孔周围鼻基底抬高的效果，手术时间短，术后恢复快（图 8-7）。

（2）自体材料的安全性：填充鼻基底的颗粒软骨，材料来源于自身，不存在排异或者植入物外露的风险，感染的风险也较低。另外，软骨颗粒被切碎成 <0.5 mm×0.5 mm 的小颗粒，并且填充鼻基底的层次紧贴骨膜层，层次较深，不易显形或凹凸不平，术后满意度高。

（3）塑形：软骨颗粒能均匀地分散压力，易在术后即刻塑形，使术后形态更自然。但也要注意避免过大的压力按摩造成颗粒软骨的移位。注射填充的颗粒软骨受力均匀，不易在术后出现局部张力过高或有明显的异物感。

（二）典型病例（图8-8、8-9）

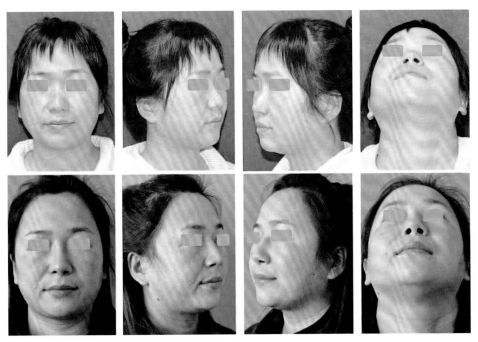

图8-8　细条状肋软骨注射隆鼻，颗粒肋软骨注射填充鼻基底术

29岁女性低鼻、鼻基底凹陷，上排照片为术前，下排照片为术后6个月

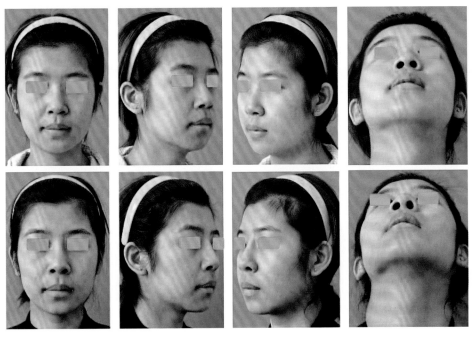

图8-9　细条状肋软骨注射隆鼻，颗粒肋软骨注射填充鼻基底术

22岁，女性，低鼻、鼻基底凹陷，上排照片为术前，下排照片为术后3个月

第二节 细条状软骨注射技术在鼻整形的应用

○ 一、从颗粒肋软骨到细条状肋软骨注射技术的转变 ○

整块自体肋软骨作为鼻背移植物对术者的雕刻技术要求较高，且整块肋软骨植入后有可能发生卷曲变形。相比较而言，将自体肋软骨切碎成颗粒，用作鼻背移植物既制备简便，又可以最大程度地避免术后弯曲变形的风险。国内外有诸多文献报道证实了颗粒肋软骨技术的安全性和可行性。伴随着这项技术在临床中的应用，一些并发症开始显现，虽然发生率较低，但仍然影响了这项技术的术后满意度。报道的相对发生率较高的并发症有鼻背轮廓凹凸不平、颗粒软骨移位、过度矫正和颗粒软骨移植物的部分吸收。笔者应用颗粒肋软骨注射技术有将近 10 年的临床经验，在随访中发现该技术术后效果满意、稳定，但颗粒肋软骨植入后颗粒显形、移位的问题偶有发生，是进行修复手术的最主要原因。

为最大程度避免上述问题的发生，对技术进行改良，将肋软骨切成细条状注射隆鼻。因为细条状肋软骨较颗粒肋软骨平滑面更大，支撑力更强，不易受压移位，也不易显形。笔者探索将细条状肋软骨作为鼻背植入物应用于闭合入路注射鼻整形术，并将相关的临床经验总结发表。同时，国内外也涌现了细条状肋软骨鼻综合整形的相关技术。Cevizci 等报道了将整块肋软骨使用模具制备成牙签状，再植入鼻背部，较短小的软骨条植于鼻背较低处，较长的软骨条植于鼻背较高处，术后效果良好。Liu 报道了将耳软骨或鼻中隔软骨或肋软骨采集后切成细条状，然后以颞深筋膜或腹直肌筋膜包裹后作为鼻背移植物，临床效果显著。笔者的技术有所不同，采用的仍是闭合入路，仅经单侧鼻翼缘切口通过注射条状肋软骨完成隆鼻术。

○ 二、细条状肋软骨注射技术的创新性 ○

（一）手术方式及手术要点

1. 麻醉及切口设计 同前。

2. 肋软骨采取及雕刻

（1）肋软骨采取：根据患者鼻部基础及预期效果，预估所需肋软骨量，切取合适量的肋软骨；于右胸约第6肋软骨或第7肋软骨对应皮肤表面设计一长约2 cm切口；沿美兰设计线切开皮肤、皮下组织，钝性分离肌层，暴露肋软骨；以骨膜剥离子将第6或第7肋软骨小心分离、取下，长约3 cm；检查无气胸后，将肌肉、皮下、皮肤分层缝合。

（2）肋软骨雕刻：首先将采集的肋软骨切成薄片，髓质部最中央的薄片厚度为2 mm，其余薄片厚度为1 mm。将最中央薄片分割，切成2 mm宽的细条状肋软骨，使截面为2 mm×2 mm，长度略长于患者原有的鼻小柱长度，用于鼻小柱位置的延伸支撑（图8-10）。用于鼻小柱支撑的肋软骨条需要经过至少30 min的观察，查看有无弯曲变形的情况。剩余厚度1 mm的薄片，首先分割制备成宽约1 mm的细条状肋软骨，然后将截面为1 mm×1 mm的肋软骨细条斜切分割，制备成长度约1.5 cm的牙签状肋软骨（图8-11），其将用作鼻背填充。将牙签状肋软骨转入去乳头的1 ml注射器中（图8-12、8-13）。值得注意的是，已经明显弯曲的移植物需要弃去，同时移植物长轴要和注射器长轴平行以避免放置时弯曲移植物。为了让移植物在鼻根处更好地与骨骼贴合，放入注射器头端的移植物需要斜切的更薄，以避免移植物在鼻根处显形。

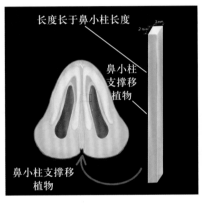

图8-10　鼻小柱移植物示意图选取笔直的条状肋软骨，长度略长于原鼻小柱高度

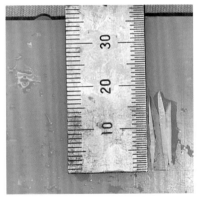

图8-11　牙签状细条肋软骨用于鼻背移植物，移植物的两端要斜切以减少移植物显形

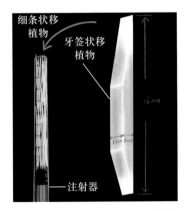

图8-12　将牙签状细条肋软骨移入1 ml注射器内的示意图

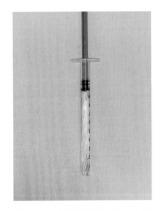

图8-13　牙签状细条肋软骨移入1 ml注射器的术中照片

3. 鼻整形手术 采用单侧鼻翼缘切口的闭合入路。对于初次接受鼻整形的患者，在骨膜下层次用鼻背剥离子剥离出合适大小的腔隙；对于鼻整形术后的患者，在剥离时取出此前的植入物，同时去除包膜及瘢痕组织，彻底冲洗腔隙，剥离的腔隙应尽量在原腔隙的深面。将充满移植物的1 ml注射器经切口插入至鼻根处，注射器缓慢退出时，均匀推注牙签状细条肋软骨至预制腔隙中（图8-14），将准备好的笔直的肋软骨条置入鼻小柱腔隙用于支撑鼻小柱（图8-15），缝合切口。术者从外部塑形，调整鼻部形态至满意。塑形时必须遵循从鼻根至鼻尖方向，避免较粗移植物向上移位，致使鼻根处移植物显形。同时，塑形时需要尽可能挤压移植物以减少移植物之间缝隙，帮助准确判断鼻部形态。对于鼻背皮肤较薄的患者，塑形时对于鼻背轮廓的检查需要格外小心谨慎。塑形后第一时间使用铝塑板外固定，外固定时亦遵循鼻根至鼻尖的顺序，对于鼻根的外固定需要尤其确切。

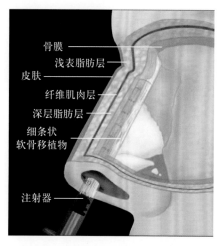

图8-14 通过注射的方式将细条状肋软骨填充于鼻背的示意图

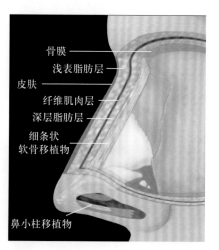

图8-15 将笔直的细条状肋软骨放置于鼻小柱的腔隙中，用于支撑鼻小柱的示意图

4. 术后护理 同前。

（二）与颗粒肋软骨注射技术的不同

1. 可避免鼻背凹凸不平或颗粒软骨显形的风险 对比单个移植物，细条状肋软骨的平滑表面较颗粒软骨更大。对比同体积的移植物，细条状肋软骨之间的连接点更少。因此，细条状肋软骨注射技术的优势体现在注射后整体更加平滑，鼻背轮廓凹凸不平的并发症风险较小。这一点和笔者的临床观察相符。颗粒肋软骨注射后凹凸不平可能发生在鼻根至鼻尖的各个位置，而细条状肋软骨注射后仅在鼻根位置观察到移植物显形。在上文中，笔者已详细阐述了避免鼻根处移植物显形的手术注意事项。

2. 减少注射后移植物移位的风险 无论是对比单个或是同等体积移植物，细条状软骨都较颗粒软骨支撑力更强，不易受压移位。因此，细条状肋软骨注射技术的另一优势体现在注射后移植物移位的发生率较低。同时，颗粒肋软骨注射术后产生鼻背轮廓凹凸不平的一部分原因是小部分颗粒的移位，因此换成支撑力更强的细条状肋软骨可以减少这部分鼻背轮廓凹凸不平的发生。在移植物注入鼻背后，上覆软组织会持续给移植物施加压力，鼻背软组织越紧致，注射量越大，移植物受到的压力也越大。为尽可能避免移位，使用细条状肋软骨更加适合。因此，笔者通过临床观察，认为细条状肋软骨注射技术的适应证范围会比颗粒软骨注射技术更广。特别是需要较大量填充改善鼻部外形及鼻背软组织紧密的患者，优选细条状肋软骨注射技术。

（三）典型病例（图8-16、8-17）

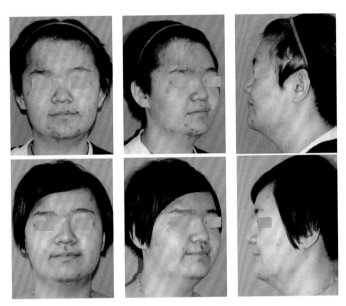

图8-16　细条状肋软骨注射鼻整形术
22岁女性低鼻，上排照片为术前，下排照片为术后6个月

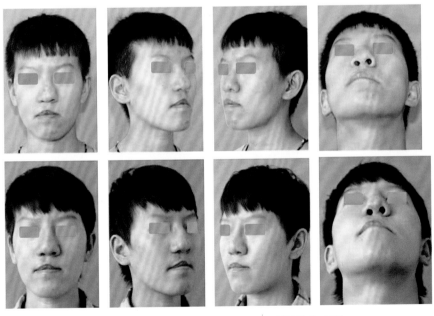

图8-17　细条状肋软骨注射矫正唇裂继发鼻畸形
17岁男性唇裂继发鼻畸形，上排照片为术前，下排照片为术后3个月

（马继光　李芯　于璐　顾天一　杨晓宁）

［1］ 孙思捷, 王克明, 马继光. 肋软骨隆鼻术后并发症的研究进展 [J]. 中国美容整形外科杂志, 2018, 29 (1): 45-47.

［2］ 田乐, 范飞. 肋软骨隆鼻术后变形的原因分析及预防措施 [J]. 中国美容整形外科杂志, 2017, 28 (5): 315-317.

［3］ 刘跃, 王克明, 马继光. 预防肋软骨弯曲技术的研究进展 [J]. 中国美容整形外科杂志, 2019, 30 (1): 24-27.

［4］ 朱玲. 自体肋软骨隆鼻术后弯曲变形的防治进展 [J]. 中国美容整形外科杂志, 2020, 31 (1): 30-32.

［5］ EROL. The Turkish delight: a pliable graft for rhinoplasty [J]. Plastic and Reconstrurtive Surgery, 2000, 105 (6): 2229-2241.

［6］ DANIEL RK. Diced cartilage grafts in rhinoplasty surgery: current techniques and applications [J]. Plastic and Reconstructive Surgery, 2008, 122 (6): 1883-1891.

［7］ CERKES NK, BASARAN NR. Diced Cartilage Grafts Wrapped in Rectusic and Abdominis Fascia for Nasal Dorsum Augmentation [J]. Plastic and Reconstructive Surgery, 2016, 137 (1): 43-51.

［8］ YU MS. Combined use of crushed cartilage and fibrin sealant for radix augmentation in Asian rhinoplasty [J]. Plastic and Reconstructive Surgery, 2015, 135 (2): 293e-300e.

［9］ TASMAN AJ, SUÁREZ GA. The Diced Cartilage Glue Graft for Radix Augmentation in Rhinoplasty [J]. Facial Plastic Surgury, 2015, 17 (4): 303-304.

［10］ HANCI D. Camouflage of the Nasal Dorsum in Thin-Skinned Patients with Diced Cartilage Combined with a New Cross-Linked Hyaluronan (NCH) Gel and Blood: A New Method [J]. Aesthetic Plastic Surgery, 2019, 43 (3): 786-792.

［11］ 赵钊, 王克明, 马继光. 肋软骨在亚洲人鼻整形术应用中的研究进展 [J]. 中国美容整形外科杂志, 2020, 31 (8): 498-500.

［12］ EROL. Injection of Compressed Diced Cartilage in the Correction of Secondary and Primary Rhinoplasty: A New Technique with 12 Years' Experience [J]. Plastic and Reconstructive Surgery, 2017, 140 (5): 673e-685e.

［13］ MA JG. Diced Costal Cartilage for Augmentation Rhinoplasty [J]. Chinese Medical Journal (Engl), 2015, 128 (19): 2679-2681.

［14］ 李芯, 马继光. 闭合入路肋软骨颗粒游离移植隆鼻术的前瞻性临床对照研究 [J]. 中国美容整形外科杂志, 2016, 27 (10): 584-588.

［15］ 李洁. 颗粒肋软骨游离移植隆鼻术后的组织学检测 [J]. 组织工程与重建外科杂志, 2019, 15 (2): 89-91.

［16］ TAS S. Ultra Diced Cartilage Graft in Rhinoplasty: A Fine Tool [J]. Plastic and Reconstructive Surgery, 2021, 147 (4): 600e-606e.

［17］ LEDO TO. Outcome of Free Diced Cartilage Grafts in Rhinoplasty: A Systematic Review [J]. Facial Plastic Surgery, 2021, 37 (1): 117-121.

［18］ KREUTZER C. Free Diced Cartilage: A New Application of Diced Cartilage Grafts in Primary and Secondary Rhinoplasty [J]. Plastic and Reconstructive Surgery, 2017, 140 (3): 461-470.

［19］ 李芯, 马继光. 细条状肋软骨作为鼻背移植物在鼻整形术中的应用 [J]. 中国美容整形外科杂志, 2019, 30 (1): 3-6.

［20］ CEVIZCI R. Dorsal Augmentation of Saddle Nose Deformity With Toothpick-Shaped Costal Cartilage Grafts in the Secondary Septorhinoplasty [J]. The Journal of Craniofacial Surgery, 2017, 28 (8): 2063-2065.

［21］ LIU L. Augmentation of the Nasal Dorsum Using the Multistrip Autologous Cartilage Technique [J]. Plastic and Reconstructive Surgery, 2017, 140 (6): 1163-1166.

［22］ 杨明洁. 自体软骨颗粒填充鼻翼基底的临床应用 [J]. 中国美容整形外科杂志, 2019, 30 (2): 109-111.

第九章

自体软组织匀浆注射

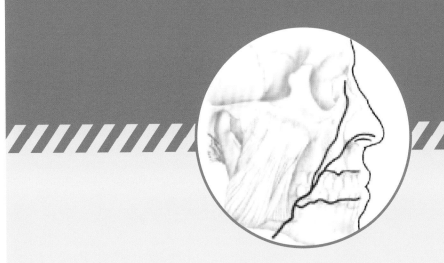

第一节 自体软组织匀浆器的研发

匀浆器的作用是对动植物组织进行分散、匀质及乳化，从工作原理方面分为机械式和非机械式两大类。机械方式基本都是通过高速刀具搅碎组织，不同的是刀具的形式不同。非机械方式基本以超声波粉碎为主，当大振幅超声波辐射到液体介质中时，导致介质分子发生剧烈的振荡，分子之间发生断裂，实现匀浆过程。匀浆器主要用于流失分析、细胞培养、DNA扩增等生物领域。在医学中应用时，不仅要求将组织加工为黏稠状流体，实现组织的破碎，同时需保证组织的成活率，因此具有更高的要求。

现有的匀浆器为了提高匀浆效果，机械式采用大功率电机，在各种速度情况下实现匀浆，而超声波匀浆器采用大功率超声波发生器，通过调整超声波的幅值和频率实现匀浆。无论是机械式或超声波形式，在破碎匀浆过程中，由于大功率机械或超声波作用，使得匀浆介质温度升高，在医疗领域，当人体组织细胞温度高于摄氏43℃时细胞开始死亡。目前的匀浆器在医疗中除了药物和实验中使用外，在临床中需要保证组织细胞成活率的前提下，无法应用于人体自体组织的匀浆。因此，针对这种情况，研发了专门应用于临床的匀浆器。

◦ 一、医用自体软组织匀浆器的技术参数 ◦

1. **介质温度** 组织匀浆过程中，介质温度均低于40℃，保证细胞组织的存活率。

2. **机械方式** 采用机械方式，通过内外动刀和静刀的相互运动对组织实现切削式匀浆，在动、静刀之间采用滚动轴承，保证小间隙下的精度，通过医用硅胶密封圈与介质隔离。

3. **刀具** 刀具具有能够粉碎纤维的能力，要求有一定的锋利度。

4. **材料** 匀浆器接触介质部分均必须为医用材料，包括刀具、密封圈和匀浆容器。

5. **体积与质量** 整体设备要求体积小巧，质量小于5 kg，易于搬动。

6. **电压与功率** 适用电源电压为AC220 V±10%，功率<200 W。

。二、医用自体软组织匀浆器工作原理。

1. 结构组成 如图9-1所示，医用自体组织匀浆器由粉碎电机、动刀、静刀、匀浆容器、导轨和机体组成，在机体内部安装有冷却系统和控制系统。冷却系统由循环泵、冷却器和风扇、管路等组成，作用是对匀浆容器进行强制散热，防止匀浆介质温度超过40℃。控制系统采集粉碎电机速度传感器、冷却水温度传感器数据，通过微控制器实现对粉碎电机转速、循环泵转速、冷却风扇转速的控制，通过接口接收输入按键指令和显示当前电机转速及温度。

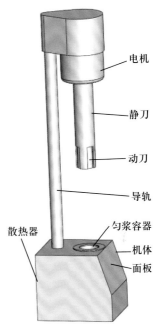

图9-1 匀浆器结构图

粉碎电机通过联轴器连接动刀，静刀和电机外壳通过螺纹固定连接，带动动刀旋转，由于静刀固定，因此在介质搅动作用下，组织碎片通过静刀开口进入切削口，实现对组织的粉碎。

2. 匀浆容器的结构 为了保证介质温度不高于40℃，同时兼具很好的力学特性、工艺性和经济性，介质匀浆容器选用具有高导热系数的医用不锈钢Su316加工而成。其结构为直径30 mm、壁厚为0.5 mm、高度为100 mm的圆筒状容器，通过螺纹和机体部分连接，并在端口下部安装有密封垫，防止冷却液渗漏。结构如图9-2所示。

3. 冷却部分及冷却腔 冷却系统原理图如图9-3所示，其由循环泵、冷却腔（内部活动安装匀浆容器）、散热器和风冷散热风扇、管路等组成。当控制器检测到冷却腔内部温度升高时，控制循环泵和风冷风扇提高转速，增加冷却液的流量和散热功率。如提高到最高转速时温度依然上升，则控制粉碎电机降低转速，直至停止粉碎，实现精确的温度控制，保证组织的成活率。

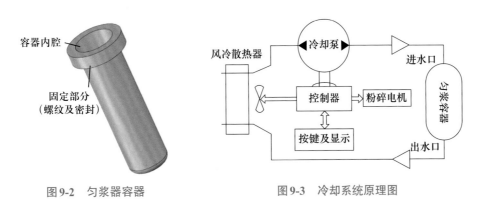

图9-2 匀浆器容器　　　　　图9-3 冷却系统原理图

当匀浆容器安装于机体时，其和冷却腔共同组成类似于中空的双层结构。在冷却腔的外层安装有冷却液进口和出口，为了提高冷却效果，冷却液出口靠近底部，如图9-4所示。匀浆容器和冷却腔形成了双层结构，通过循环泵的作用，将通过散热器降温的冷却液泵入匀浆容器和冷却腔形成的夹层中，并不断循环，实现冷却作用。

253

4. 控制系统 控制系统选用16位微控制器STM32为核心组成，其外围电路有传感器检测电路、键盘输入和数码管显示电路、冷却风扇、循环泵和粉碎电机驱动电路。传感器检测电路包括粉碎电机速度传感器、冷却液温度传感器及处理电路。转速传感器安装于电机尾端，通过磁感应霍尔检测器检测电机的转速；冷却液温度传感器安装于冷却腔内部，且靠近冷却液出口位置，实时检测冷却液温度。控制系统的流程图如图9-5所示。

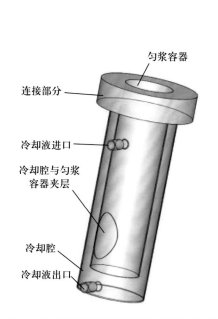

图9-4 冷却腔和匀浆容器连接局部结构图

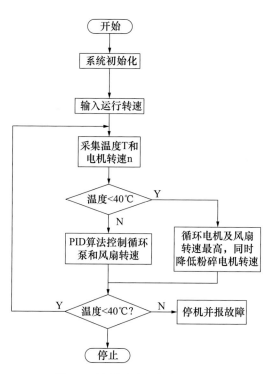

图9-5 控制系统程序流程图

◦ 三、医用自体软组织匀浆器的特点 ◦

根据上述的技术要求和工作原理开发的医用自体软组织匀浆器（图9-6）应用了现代微控制器技术和传感器技术、驱动技术，实现了匀浆过程中的温度稳定性，同时具有体积小、重力轻等优

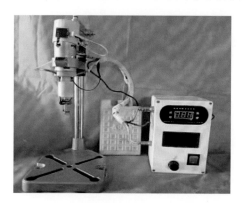

图9-6 医用自体软组织匀浆器

点。为了防止刀具和容器之间出现干涉，兼具切削效率高、发热小的优点，经过优化设计，结合医用特点，该匀浆器具有以下优点。①恒温控制：应用PID控制算法，通过控制循环泵、冷却风扇和粉碎电机三个对象实现精确的温度控制，控制精度为±0.5℃，设定最高温度为40℃，保证了匀浆过程中组织的成活率。②恒速控制：为了保证粉碎效果，达到良好的匀质化，在介质温度低于40℃时，控制粉碎电机按照设定的速度匀速运转，转速精度小于±3%。③适当的刀前角：刀具的前角决定其锋利程度，角度越小，锋利

254

程度越高，但是强度和寿命也相应降低。人体组织在粉碎过程中，存在很多纤维，当刀具锋利程度不足时，无法切断，因此须选用适当的前角和动静刀之间的间隙。④动静刀小间隙：动静刀之间存在相互运动，因此其之间必须存在适当的间隙，间隙越小，粉碎效果越好，但是也容易发生摩擦干涉。因此，在动静刀前段安装有精密轴承，保证在小间隙下不发生干涉，提高了粉碎效果。

（汪　诤）

第二节 脱细胞真皮基质（ADM）匀浆的制备与应用

○ 一、ADM匀浆的研究现状 ○

（一）ADM匀浆的制备

1. ADM制备方法的演变 1975年，Meezan采用4%的脱氧胆酸钠从牛视网膜和脑血管、兔肾小管和大鼠肾小球中分离出超微结构纯净、完整的脱细胞基底膜，目前ADM的制备方法大多是以此为基础改进而来。Compton等将不含细胞的异体真皮成功应用于大面积烧伤患者的创面修复，进一步证实了异体真皮移植在临床应用中的有效性。现在ADM制备方法有DispaseⅡ-Triton法、高渗盐水-SDS法（十二烷基硫酸钠）、反复冻融法配合超声波震荡法以及NaOH消蚀法等方法，各种方法各有其优缺点。DispaseⅡ-Triton法脱细胞彻底，但会破坏基底膜，不利于移植后的再上皮化；高渗盐水-SDS法能保留完整的基底膜，细胞成分少，但残留较多Ⅳ型胶原，且有一定的HLA-DR，因而抗原性相对高；反复冻融法配合超声震荡法制备的ADM保留了完整的真皮基质，且细胞成分少；NaOH消蚀法得到的ADM抗原性较低，但基底膜不完整。不同ADM制备方法所具有的优缺点使其在临床应用中面临与之相关的并发症，而且上述制备方法都难以避免细胞碎片的残留，因此目前多主张多种方法相结合，以期得到细胞去除干净、免疫原性低而又有较完整基底膜的ADM。姜涛等联合高渗盐水去表皮、2% NaOH 45℃摇床处理，PBS冲洗，再冷冻干燥制成ADM，与传统方法制备的ADM比较，孔径更大，孔隙率更高，更适合宿主细胞向内生长。此外，还常联合戊二醛交联以提高ADM性能。姜笃银等在早年就使用戊二醛交联ADM，并发现交联后ADM的厚度、韧性和颜色均有所增加，且组织抗原性降低，抗降解能力增强。但经戊二醛长时间交联的ADM存在复合移植后网状皮片网孔内上皮爬行缓慢、上皮化所需时间较长等缺陷，即戊二醛皮存在"占位性"。究其原因，可能是由于醛基（-CHO）具有细胞毒性所致。经实验证实，戊二醛交联型ADM能有效减缓异种ADM移植早期的免疫排斥反应，并起到复合皮真皮支架及减轻迟发性异种排斥反应的作用，但仍不可避免迟发性免疫排斥反应的发生，而戊二醛交联后组织不易降解是导致该结果的重要原因之一，同时由于醛基有细胞毒性作用。由此，这种处理方法导致滞后的炎性细胞浸润和异物巨细胞反应。对于戊二醛醛基矛盾性的作用，还有待进一步的深入研究。姜笃银等利用戊二醛交联使ADM中的抗原被封闭，但移植后ADM血管化缓慢，抗感染能力和成活率下降，易发生创面破溃且经久不愈；同时使用戊二醛交联的ADM有轻度细胞毒性，醛基不易清除，容易残留，不利于细胞向ADM内生长、爬行。因此，制备ADM需尽量避免化学类制剂的联合使用或残留。

2. ADM匀浆的制备与保存 ADM匀浆是在不同方法制备的ADM基础上通过切割和研磨等物理方法获得。汪海轮等将改良消蚀法制得的ADM经冷冻干燥后，使用物理方法切割成约0.3 mm×0.3 mm×0.3 mm，PVC袋分装、^{60}Co照射灭菌后保存，并通过细胞毒性实验以及皮下埋藏实验以检验其组织相容性，结果表明，该种ADM微粒脱细胞完全，未见基底膜和乳头层残留，胶原纤维较疏松但其结构完整，且抗原性低、相容性好。也有学者将同种异体ADM补片用物理法切割成100 μm×100 μm×100 μm微粒，每100 mg分装入5 ml注射器，^{60}Co辐照灭菌，并将其与溶媒（0.5%普鲁卡因）按0.2 g/0.8 ml制备，放入1 ml注射器中备用，以作为兔声带注射填充物。王莹等则将制成的异种（猪）ADM经物理法切割成直径0.35 mm的微粒，以PBS作为保存液，每3 g微粒加PBS至5 ml，PVC包装，常温下能保存1年。目前，尚有商品化的ADM微粒，如由Life Cell公司推出的异体脱细胞真皮基质产品Alloderm常温下可以保存2年；Dermagraft因没有Ⅳ型胶原且其胶原纤维间隙较大，内部无细胞，利于血管长入及宿主组织的替代。微粒化的Alloderm和Dermaplant可用于注射美容，植入体内1年后容积保有率为30%～40%。

（二）ADM的结构、组织学特点及免疫原性

正常真皮主要由胶原、弹性蛋白、细胞外基质、汗腺、皮脂腺等皮肤附属器、血管、淋巴管以及表皮和真皮结合处的基底膜等构成，异种及同种异体皮移植可引发免疫排斥反应，主要是因为表皮细胞、真皮组织中的成纤维细胞和血管内皮细胞等具有免疫原性，真皮的非细胞成分则无免疫原性。ADM主要是同种异体皮或异种皮经一系列物理与化学方法去除了表皮，并将真皮中具有免疫原性的所有细胞去除，只保留真皮组织中含胶原纤维网架结构的细胞外基质及基底膜复合物（ECM）。ADM主要由纤维性结构构成，包括多种胶原蛋白（Ⅰ、Ⅲ、Ⅳ型）以及层黏连蛋白、硫酸角质素、弹力素和纤维结合素等，具有去表皮、脱细胞、无细菌、低毒性、无免疫原性，有弹性、质地柔软等特点。祁少海等利用包皮制备ADM，行HE染色未见细胞残留，无皮肤附属器等其他结构，且胶原纤维结构完整，排列整齐。透射电镜结果显示，结构疏松，基底膜完整，无细胞成分，胶原纤维交错连接成网状，具有一定的三维空间结构，并可见许多相互连通的直径介于100～180 μm的网孔形成。制备的ADM移植于大鼠皮下后，有炎性反应存在，但无超急性排斥反应发生，且随移植时间的延长，炎性反应逐渐减轻至消失，同时机体成纤维细胞逐渐长入真皮支架孔隙中，真皮基质被重塑，说明该研究制备的ADM在大鼠体内仅发生轻微的免疫排斥反应，有较好的组织相容性。有学者认为，由于真皮内含有毛囊上皮，可能会形成皮样及表皮样囊肿，而ADM保留了真皮的细胞外成分，但不含细胞，降低了免疫原性，并不会形成皮样及表皮样囊肿。ADM微粒是将异种或同种异体脱细胞真皮基质经物理方法切制成颗粒状后行注射移植，综合了以上方法的优点，避免了缺陷。

（三）ADM匀浆的应用及转归

ADM可来源于人、牛或猪的皮肤组织，并且均有临床应用的报道。其最先应用于烧伤患者的

救治，后因其良好的临床治疗效果，其他学科也相继尝试，如食管裂孔疝的修复、口腔黏膜的修复、腭裂的修复、肛瘘的治疗以及气管支气管成形术等，更有使用ADM填充修复腮腺深叶多形性腺瘤摘除后的继发性凹陷的报道，术后获得良好效果，且后期在重力作用下，ADM填充部位不断被重塑改建，效果良好。Cole等利用人ADM对9例跟腱断裂患者进行了跟腱修复，术后随访显示修复效果良好。Sun等针对26例甲状腺相关眼病患者的上睑提肌退缩，采用牛ADM作为眶隔垫移植行上睑提肌延长术，术后69%的患者的手术效果非常满意，23%的患者对手术效果满意。Skovsted等使用猪ADM修复硬脑膜缺损，取得了预期效果，脑脊液外漏被封闭，临床应用效果满意。Bramhall等使用异种ADM进行乳头重建，术后效果较好，患者满意度较高，术后12个月乳头的平均直径仍保持在术后即刻的80%，说明ADM在乳头重建方面有优于其他材料的优势。近年来，使用ADM进行乳房重建也一直是国内外研究的热点，有很多文献争相对其进行报道，大多均以临床病例的成功应用为依据，突出了ADM应用于乳房重建的优势，并与其他传统的重建方式完美结合，取得了较好的术后效果，尤其可作为乳腺癌患者乳房切除术后乳房再造的优选。随着注射美容技术的兴起，注射材料的研发经历了高分子化学阶段、高分子生物化学阶段和生物组织工程阶段。异体ADM微粒为生物组织工程阶段的代表性材料，因其具有很好的临床应用前景而受到整形美容领域的关注。有文献报道，异体ADM微粒用于皱纹的改善和组织凹陷的填充是安全有效的。Sclafani等将微粒化ADM（Cymetra）注射至萎缩的唇部皮下作为填充材料改善老年性唇萎缩，并与已有20多年注射填充历史的牛胶原作对比，术后随访观察发现，微粒化ADM矫正老年性唇萎缩有较好的临床效果，主要体现在上唇中线水平唇红增加的比例、下唇厚度的增加以及鼻唇角的减小程度等。同时发现，在一定阈值范围内，随着微粒化ADM注射剂量的增加，唇部填充的效果能维持更长的时间。但微粒化ADM也有其明显的缺陷，就是黏度较低，使其在注射填充后固定困难。Sclafani等发现，与微粒化ADM皮内注射相比，其在皮下注射吸收明显加快，这可能是由于微粒化ADM虽然最初注射在一个固定的区域，但皮下结缔组织疏松可能使微粒化ADM更容易迅速弥散，这与片状ADM形成了鲜明的对比。片状同种异体ADM不分散，具有广阔连续的表面，能快速锚定周围组织。微粒化ADM与片状ADM间的这一差别使得这两种不同形式的ADM在实际应用中各有其优缺点，片状ADM易固定，适用于较大范围软组织凹陷的填充；而微粒化ADM更适合于痤疮瘢痕等小范围软组织凹陷的填充以及不适合片状ADM填充而需要更精确的轮廓重塑的部位，如鼻唇沟注射填充、面部皱纹的改善等。同时，该研究的组织学分析显示，微粒化ADM生物相容性好，支持填充部位组织向填充物内生长，并伴有成纤维细胞的生长和胶原沉积；而且片状ADM组和微粒化ADM组均可见有活性的成纤维细胞，但牛胶原组未见有活性的成纤维细胞，3组均可见轻微的移植物周围炎性反应，但均无巨细胞反应。究其原因，牛胶原较微粒化ADM皮内注射时吸收明显，但皮下注射时两者吸收程度无明显差异，而牛胶原在皮下注射和皮内注射时的吸收程度无明显差异。由此推测，与微粒化ADM在皮内注射时可引起周围软组织向内生长并伴有成纤维细胞生长和胶原沉积有关，成纤维细胞的生长与胶原重塑是微粒化ADM注射后在组织内重塑的过程，而牛胶原注射后可能无明显重塑过程，这一差异使得微粒化ADM作为注射用软组织填充物有其优越性，可能会使其在临床应用中有广阔的前景。为了提高微粒化ADM注射填充后的效果，Yoo和Lim将微粒化ADM（微粒化Alloderm）作为支架材料，与脂肪源性干细胞（adipose-derived stem cells, ADSCs）混合后移植，结果表明，填充2个月后其内可见印戒细胞和大的毛细血管长入，许多印戒细胞染色提示，分化而来的脂肪细胞来源于ADSC-Alloderm复合体，而微粒化ADM内仅可见成纤维细胞和小的毛细血管长入；同时，复合体填充组织因为伴有脂肪组织的生长，较微粒化ADM填充组织更柔软。基于上述研究结果，研究者认为，微粒化ADM为脂肪组织工程的ADSCs提供了合适的支架，而将ADSC-Alloderm复合体作为一种更柔软、更自然的可注射软组织填充材料具有一定的潜力。

（四）ADM匀浆适宜注射条件的探索

由于ADM匀浆由片状ADM经物理切割或研磨获得，多以固体微粒形式低温无菌保存或在保存液中无菌保存，注射时加入溶媒配置为可注射剂型；而ADM匀浆适宜注射的粒径、配制的溶媒、注射的适宜浓度以及与其他复合材料的复合使用目前均尚无明确的标准。美国Life Cell公司的Cymetra将Alloderm在无菌条件下切成细条，在液氮中用匀浆机将其粉碎至产生微细裂缝，再将其冻干后真空密封保存，使用时用生理盐水，通过离心并多次悬浮得到粒径范围为1.3～1 000.0 μm的ADM微粒，且68%的颗粒粒径分布于58～593 μm，$d_{0.5}$为123 μm。但粒径<52 μm倾向于更易被宿主吞噬细胞所吞噬，而ADM微粒在细胞内较难降解，因而使机体的免疫系统受影响；粒径太大又不利于注射，且颗粒的几何形状会影响其在体内诱导不同组织细胞分化的能力。相关研究发现，较大粒径（74～420 μm）骨基质颗粒在体内会诱导软骨内骨分化，精细（44～74 μm）粒径骨基质颗粒则不能。左海斌等切割制备的新型颗粒状脱细胞真皮基质（particulate acellular dermal matrix，PADM）粒径分布更集中，规格为0.2 mm，其80%（$d_{0.1}$～$d_{0.9}$）的粒径分布于233～487 μm，$d_{0.5}$为335 μm，胶原纤维束形态和胶原分子的二级结构保存良好，其与人脐静脉内皮细胞（human umbilical vein endothelial cells，HUVEC）体外培养24 h结果显示，体外HUVEC较易黏附于PADM。配制微粒化ADM注射剂型常用的溶媒有1%利多卡因、0.5%普鲁卡因、生理盐水、林格液等，已应用于临床的产品Cymetra是将330 mg ADM微粒与1%利多卡因1～2 ml进行配比。由于ADM微粒比重较大，若与生理盐水或林格氏液及利多卡因或普鲁卡因混合，常沉淀于底部。王莹等用低分子右旋糖酐作为溶媒，与微粒化ADM混合，混悬效果较生理盐水好，并做了注射实验，未发现注射后异常，这一结果或许又为微粒化ADM溶媒提供了更多选择。微粒化ADM注射浓度太高不易注射，而太低又不能有良好的注射效果，适宜的注射浓度也是临床应用效果的关键，Cymetra的配比浓度是165～330 mg/ml，其他动物实验报道多在150～600 mg/ml之间。

（五）问题与展望

虽然ADM已在不同学科被广泛应用于临床，并都取得了很好的效果，但由片状ADM而来的ADM匀浆的相关研究报道却较少，尤其是缺乏关于ADM匀浆与其他注射填充材料在整形美容外科领域应用效果比较的研究，这使得ADM匀浆在临床中的应用效果缺乏一定的证据支持，对其推广有一定的限制。其次，ADM的制备方法尚无统一标准，且ADM匀浆的制备工艺及微粒的粒径大小参差不齐，使ADM匀浆在临床应用中的效果存在诸多不确定性。ADM匀浆适宜的注射浓度应当对其注射填充效果有重要影响，目前尚缺乏这方面的对比研究，对于不同的治疗目的，适宜注射浓度没有明确的界定。此外，ADM匀浆可由同种异体皮或异种皮制备，前者来源缺乏，且面临传播疾病等的风险，而后者面临异种皮肤免疫原性较强，更易发生免疫排斥反应而制约应用效果，因此对制备工艺较严苛。尽管有诸多不确定因素存在，但ADM匀浆作为可注射的生物组织工程材料已初显其优势和前景，未来应开展有针对性的研究以解决前述问题。

◦ 二、人ADM匀浆的制备与应用 ◦

ADM最初在临床中的应用多以片状覆盖创面或修复缺损，或者适当剪裁后用于较大范围软组织凹陷填充，但因其面积较大和塑形困难，不适用于痤疮瘢痕、凹陷性瘢痕等小范围软组织凹陷的填充以及需要更精确的轮廓重塑的部位，如鼻唇沟注射填充、面部皱纹的改善等，而ADM匀浆可以避免这些缺点。可注射ADM主要以微粒形式存在，加以溶媒配成可注射剂型，用于皱纹的改善、表浅凹陷的填充等。以往报道的制备方法均以大块ADM为基础，通过物理方法切割获得，制备工艺复杂，要求较高。因此，本团队提出了一种新的制备方法，即利用自行研制的医用自体软组织匀浆器，将制备的块状人ADM，通过设定一定的转速、加入适当比例的生理盐水以及匀浆时间，探索一种更简单方便的制备ADM匀浆的方法，并对所制备的ADM匀浆予以性能检测、细胞毒性实验和大鼠皮内注射实验。

（一）人ADM匀浆的制备

1. 人ADM制备　将取自健康供皮者的皮肤组织用生理盐水冲洗，组织剪修剪皮下脂肪，将大块皮肤组织剪成约1.0 cm×1.0 cm大小皮片，0.25%胰蛋白酶4℃下作用48 h去表皮，制得真皮组织，0.5% Triton-X100常温下作用48 h脱细胞处理制得块状ADM。

2. 人ADM匀浆的制备

（1）人ADM匀浆制备参数的探索：医用自体软组织匀浆器参数设置方面，转速为1 000、3 000、5 000 rpm/min，匀浆时间为9、10、12 min，ADM与加入生理盐水比例为1∶1、1∶3、1∶5，转速、匀浆时间与加水比例分别排列组合，形成27组参数。用医用自体软组织匀浆器将制备好的ADM在不同参数组合条件下进行匀浆处理，以通过80目滤网及120目滤网后可通过27G针头为纳入及排除标准，以此确定利用该装置制备ADM匀浆组织的适宜条件，即可注射人ADM充填材料的制备条件。结果显示，当参数组合为转速3 000 rpm/min，ADM与加入生理盐水比例1∶5，匀浆时间10 min时，制备的ADM匀浆组织液通过80目滤网及120目滤网后可通过27G针头。

（2）人ADM匀浆的制备：设置匀浆参数，转速为3 000 rpm、ADM与生理盐水比例为1∶5、匀浆时间为10 min，利用医用自体软组织匀浆器制备分别通过80目和120目滤网的可注射人ADM匀浆。离心后ADM匀浆组织液分为两层，上层为生理盐水，下层为ADM匀浆组织，弃去上清液，加入与ADM匀浆组织等量生理盐水充分混匀，即分别制得ADM匀浆组织Ⅰ与ADM匀浆组织Ⅱ，将其密封后^{60}Co 1 kGy辐照灭菌，4℃冰箱保存。

3. 人ADM匀浆的一般性能检测

（1）人ADM匀浆的肉眼观察　　人ADM匀浆为乳白色、混悬状态液体（图9-7），HE染色观察可见，与未脱细胞真皮组织（图9-8A）相比，ADM（图9-8B）未见明显的细胞及完全的毛囊、汗腺等皮肤附件。胶原纤维结构疏松、排列尚整齐，未见明显结构破坏。DAPI染色荧光显微镜下观察可见，真皮组织内含有大量被荧光着色的细胞核（图9-9A），而ADM内只残留有极少量被荧光着色的DNA及细胞核碎片（图9-9B）。扫描电镜（SEM）观察可见ADM匀浆组织Ⅰ（图12-10A）及ADM匀浆组织Ⅱ（图9-10C）有大小不均一的颗粒，并且可见呈网状的胶原纤维，

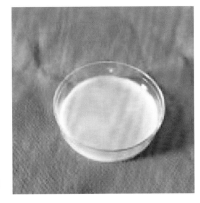

图9-7　可注射人ADM充填材料
肉眼观察

相互交织，粒径分布如图9-10B、图9-10D所示，ADM匀浆组织Ⅰ颗粒粒径为（0.5470±0.2156）μm，ADM匀浆组织Ⅱ颗粒粒径为（0.4415±0.2128）μm。

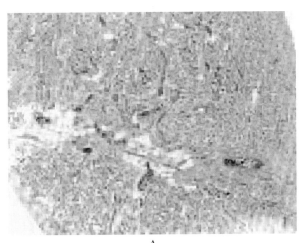
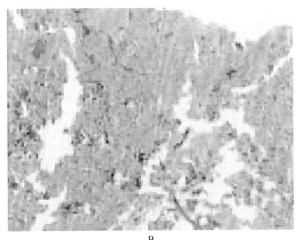

A　　　　　　　　　　　　　　　　　　　B

图9-8　显微镜下HE染色观察
A：真皮组织HE染色（×40）；B：ADM HE染色（×40）

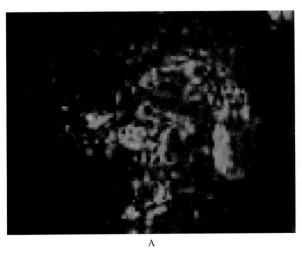
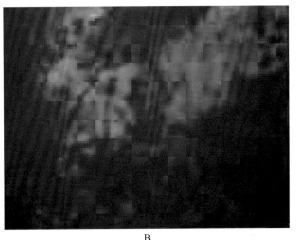

A　　　　　　　　　　　　　　　　　　　B

图9-9　荧光显微镜下DAPI染色观察
A：真皮组织DAPI染色（×100）；B：ADM DAPI染色（×100）

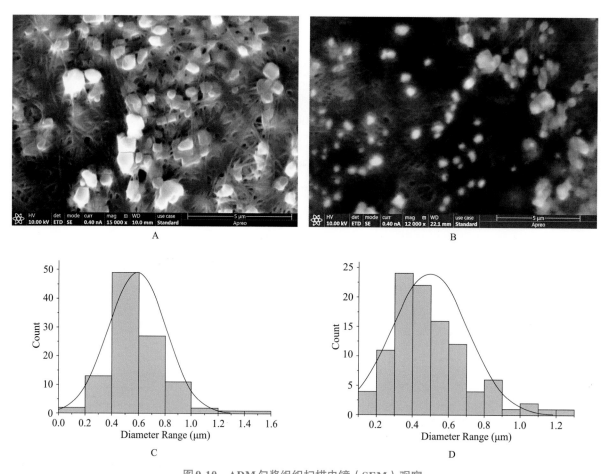

图9-10 ADM匀浆组织扫描电镜（SEM）观察

A. ADM匀浆组织 I SEM观察（15 000×）；B. ADM匀浆组织I粒径分布图；

C. ADM匀浆组织 II SEM观察（12 000×）；D. ADM匀浆组织 II 粒径分布图

（2）细胞毒性实验   随着L929细胞与不同浓度ADM匀浆组织 I 混悬液（图9-11A）及不同浓度ADM匀浆组织 II 混悬液（图9-11B）共培养天数的增加，细胞整体均呈增殖趋势。不同浓度ADM匀浆组织 I / II 混悬液及阴性对照组各组间进行统计学分析，结果显示差异均无统计学意义（$P>0.05$），提示不同浓度ADM匀浆组织 I 及ADM匀浆组织 II 无明显细胞毒性。

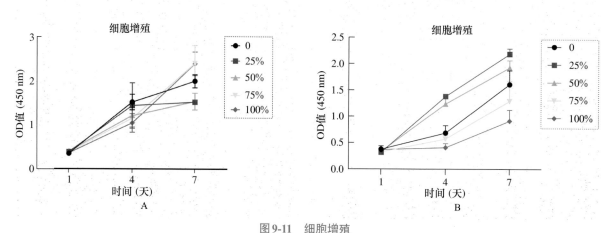

图9-11 细胞增殖

A. ADM匀浆组织 I 细胞增殖趋势；B. ADM匀浆组织 II 细胞增殖趋势

（二）可注射人ADM匀浆的应用

1. Wistar大鼠皮内注射　清洁级雄性Wistar大鼠15只，体质量（250±20）g，10%水合氯醛（0.3～0.4 ml/100 g）腹腔注射，剃去背部毛发，脊柱两侧选取直径约1.5 cm圆形区域，每侧4个，两侧对称，从头侧到尾侧，依次如下。A组（实验组1）皮内注射ADM匀浆组织Ⅰ（注射量：0.2 ml/部位）；B组（实验组2）皮内注射ADM匀浆组织Ⅱ（注射量：0.2 ml/部位）；C组（对照组）不注射任何物质，4号半针头在标记范围内均匀扎至真皮层（20次/部位）；D组（空白对照组）不做任何处理。酒精消毒，按上述方法处理各组，文眉液标记范围，编号1～15号，单笼饲养。

2. 观察指标　观察注射部位皮肤有无红肿、破溃等炎性反应，并于注射术后2、4、6周剃毛后切取各组皮肤组织（$n=10$），大体观察注射部位皮肤及周围组织有无明显炎性反应。标本以4%多聚甲醛固定后进行HE染色和Masson染色，组织学观察，并测量真皮层厚度，进行统计学分析。

3. 应用结果　注射部位初期可见皮肤发白，局部稍隆起，随时间变化，逐渐与周围皮肤相近，无明显红肿、发热等炎性反应，无明显硬结、破溃等形成，背部剔除毛发区域逐渐有新生毛发生长。注射术后2、4、6周，切取大鼠皮肤组织进行HE染色（图9-12）及Masson染色（图9-13）。组织学观察示，A组及B组各种炎性细胞集聚，早期可见较多中性粒细胞，后期以淋巴细胞为主，并可见嗜酸粒细胞以及异物巨细胞；C组可见少量炎性细胞。A组及B组皮肤组织内初期均可见大量成纤维细胞产生，纤维组织生成，后期成纤维细胞减少，纤维组织大量增生并逐渐胶原化，结构重塑；C组在早期可见少量成纤维细胞产生。每个HE染色切片在40倍镜下选取5个视野进行拍照，用Image-Pro Plus 6.0软件进行真皮厚度的测量表9-1，制作真皮层厚度随时间变化的趋势图见图9-14。各组间皮肤真皮层厚度进行统计学分析，结果显示，A组及B组的真皮层均较C组、D组的真皮层厚，且A组的真皮层较B组的真皮层厚；A组分别与C组、D组间真皮层厚度的差异在术后2、4、6周时均有统计学意义（$P<0.05$）；B组分别与C组、D组间真皮层厚度的差异在术后2、6周时均有统计学意义（$P<0.05$），在术后4周时无统计学意义（$P>0.05$）；A组与B组间真皮层厚度的差异在术后4周时有统计学意义（$P<0.05$），在术后2、6周时无统计学意义（$P>0.05$）；C与D组间真皮层厚度的差异在术后2、4、6周均无统计学意义（$P>0.05$）。

表9-1　不同时间点各组皮肤组织真皮层厚度（μm，$\bar{x}\pm s$）

分组	术后2周	术后4周	术后6周
A组（$n=10$）	952.97±109.49	907.82±150.01	843.12±86.56
B组（$n=10$）	871.92±139.80	740.80±114.00	782.87±118.52
C组（$n=10$）	703.12±82.11	661.67±87.61	626.69±118.64
D组（$n=10$）	618.58±76.65	621.28±73.63	634.70±90.15

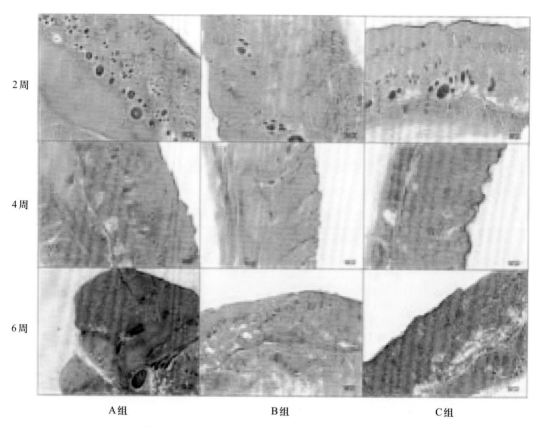

2周

4周

6周

A组　　　　　　　　　　B组　　　　　　　　　　C组

图9-12　2、4、6周皮肤组织HE染色观察（×40）

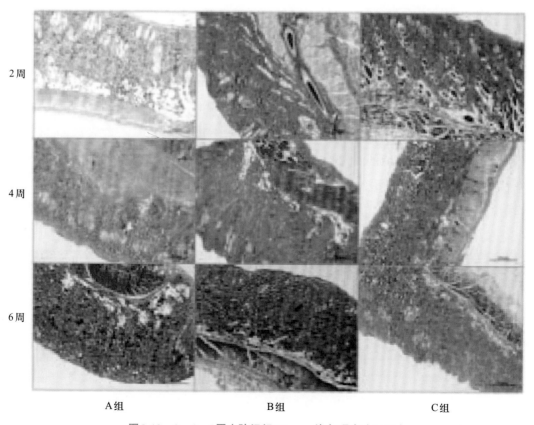

2周

4周

6周

A组　　　　　　　　　　B组　　　　　　　　　　C组

图9-13　2、4、6周皮肤组织Masson染色观察（×40）

（三）结果分析

临床多个学科应用的ADM大部分是大块形式，应用效果良好，但可注射填充剂型较少。商品化的产品有美国Life Cell公司生产的微粒化的Alloderm（Cymetra）以及美国Advanced Tissue Science公司的Dermagraft，微粒化的ADM产品可用于注射美容，植入体内1年后容积保有率为30%～40%。微

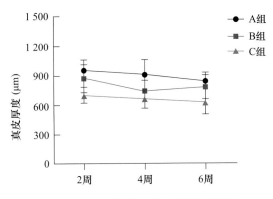

图9-14　真皮层厚度随时间变化趋势图

粒化ADM可用于齿龈乳头重建，重建后牙龈萎缩发生率降低，乳头指数显著升高。Hsiu-O Ho等对ADM作为可注射移植物的黏弹特性进行了研究，结果显示，ADM的黏弹特性对温度敏感，植入人体后，在体温的影响下，ADM的持久性会变差，而与戊二醛交联或添加其他成分如α-羟基酸和透明质酸可增加其黏弹性。然而，也有研究者将微粒化ADM用于黏膜下注射，未取得预期效果。Jeffrey等将微粒化ADM注射至约克夏仔猪的咽部黏膜下，未获得咽部增大的效果，表明微粒化ADM不适合在咽部黏膜下注射。另有新推出的一种可注射的糊状ADM（CGPaste），临床应用于慢性创面的修复和缺损的填充等。微粒化ADM的制备主要是在不同方法制备的ADM基础上经切割和研磨等物理方法获得，如Alloderm经无菌条件下切成细条，并在液氮中用匀浆机将其粉碎至产生微细裂缝，冻干后真空密封保存，使用时用生理盐水通过离心并多次悬浮得到ADM微粒（范围为1.3～1 000.0 μm）。国内文献报道将制备的大块ADM经冷冻干燥后，物理切割处理为颗粒状，亦有将制备好的ADM补片直接切割为100 μm×100 μm×100 μm微粒，进行兔声带注射的研究。不同方法制备的微粒化ADM均以大块ADM为基础，经物理方法处理获得，但无统一制备标准；且制备后直接无菌保存，使用时加入溶媒，或混以普鲁卡因、PBS等溶媒后无菌保存，以供使用，但上述制备方法均存在以下问题。①对切割要求较高，部分需在液氮冷冻超低温下操作，操作复杂；②不可控性较大，无法完全确保制备的ADM微粒恒定；③同时，制备过程繁杂，需要提前制备后保存，以供使用。针对以上问题，本实验利用研制的可控温高速软组织匀浆装置，将制备的块状人ADM通过设定一定的转速、加入生理盐水的比例以及匀浆时间，制备了可注射人ADM充填材料，即ADM匀浆组织Ⅰ及ADM匀浆组织Ⅱ。该方法制备微粒化ADM简单方便，只需将制备好的块状ADM加入可控温高速软组织匀浆装置，加入一定比例的生理盐水，设定转速和匀浆时间，即可制备可注射的ADM匀浆组织，经滤过、离心处理，^{60}Co辐照灭菌后，可用于软组织注射填充，且可设定上限温度，当匀浆组织液温度达到30℃时，匀浆装置即停止工作，避免了温度过高对组织的热损伤。本实验制备的ADM匀浆组织呈乳白色、混悬状态，SEM观察有大小不均一的颗粒，并且可见呈网状的胶原纤维，相互交织。对匀浆组织中颗粒进行数据分析，结果显示ADM匀浆组织Ⅰ中颗粒的粒径大小为（0.5470±0.2156）μm，ADM匀浆组织Ⅱ中颗粒的粒径大小为（0.4415±0.2128）μm。两种匀浆组织中颗粒的粒径大小都足够通过80目滤网及120目滤网，并且可通过27G针头，但在制备过程中，制备的参数条件达不到要求时，ADM匀浆组织只有很少一部分可通过滤网或针头，继而堵塞滤网和针头。究其原因，与SEM观察看到的相互交织呈网状的胶原纤维有关，说明ADM在经可控温高速软组织匀浆装置匀浆过程中，大块组织被打碎，呈可注射的混悬状态的匀浆

组织液，匀浆组织内可见微小颗粒状ADM，但仍存在一定的胶原纤维支架及孔隙，即仍有细胞外基质三维结构存在。利用该可控温高速软组织匀浆装置制备的可注射人脱细胞真皮基质充填材料进行Wistar大鼠皮内注射实验时，可观察到注射部位真皮层厚度的增加和胶原增生，尽管发生了炎性反应，并且随时间变化存在一定的排异和吸收，但其填充效果差异仍有统计学意义，说明了该装置制备软组织充填材料的有效性。本实验旨在利用研制的可控温高速软组织匀浆装置制备可注射人ADM充填材料，并将其进行细胞毒性实验及体内实验，以证实其作为软组织充填材料的有效性、良好的生物相容性及其制备方法的简易性。制备该注射材料的皮肤组织来自于人体，对Wistar大鼠而言属于异种ADM，而相关研究表明，异种ADM具有一定的抗原性，这对实验结果有一定的影响，但该实验的目的是探索一种新的可注射的人ADM充填材料的制备方法，证实自行研制的医用自体软组织匀浆器制备软组织匀浆的有效性和实用性，为临床应用提供依据。因此，制备过程中采用人体废弃的皮肤组织。同时，该充填材料的临床应用范围考虑作为面部皱纹的改善、痤疮瘢痕等小范围的填充等，实际需求量较小，考虑到个人需要的量及大小，这种材料可能是从患者自己的真皮组织制备而来，不会造成太大的创伤；且经该方式制备的ADM微粒在生理盐水中混悬良好，避免了其他形式的微粒化ADM注射时添加溶媒以制备为混悬良好均一的可注射剂型的麻烦，是一种较理想的可注射人ADM充填材料，该医用自体软组织匀浆器制备软组织匀浆效果良好，值得推广应用。

（祁研红　刘　毅）

为了探寻理想的可注射软组织填充材料，本实验以皮肤的真皮组织作为研究对象，取健康的整形患者术中多余皮肤去表皮处理后，将真皮组织与生理盐水按一定体积比例混匀，采用医用自体软组织匀浆器在一定的转速、时间等条件下制作成真皮匀浆，以其能通过27G针头为标准，制作成可注射人真皮匀浆，探索制备该匀浆的各项参数、匀浆微观结构，并将该匀浆组织作为可注射软组织填充材料注入大鼠皮内，观察其填充效果。

一、人真皮匀浆的制备

（一）人真皮匀浆制备的参数探索

将新鲜的健康人皮肤组织置于超净台，放入含青霉素、链霉素的无菌DMEM培养液中漂洗1次，再用PBS缓冲液漂洗后用眼科组织剪、镊去除皮下脂肪和筋膜组织。将该处理好的全厚皮片剪成1 cm×1 cm的小块，置入10 cm培养皿中，加入0.5%的Dispase Ⅱ酶至浸没，封口膜封闭培养皿，37℃下摇床震荡。连续震荡2 h后，将培养皿移至超净台，倒掉培养皿中的酶液，用镊子揭去皮片表面的表皮，PBS缓冲液漂洗去表皮真皮组织块2～3遍，备用。

将医用自体软组织匀浆器各参数条件进行调整，其中真皮组织与生理盐水的体积比例分别为1∶3、1∶5、1∶9，刀头转速分别为1 000、3 000、5 000 rpm/min，时间为7、9、11 min，排列组合形成27组制备参数。在各组参数条件下用医用自体软组织匀浆器制备成人真皮混悬液，将上述制备成的真皮混悬液分别通过80、120目滤网，制备成粒径范围大小不同的可注射人微粒化真皮匀浆，以真皮匀浆能无阻力通过27G针头为标准，得出适宜的体积比、转速、时间，从而探索出制备人真皮匀浆的相关参数为真皮组织与生理盐水的体积比例为1∶5，刀头转速为3 000 rpm/min，匀浆时间为9 min。

（二）人真皮匀浆的制备

无菌环境下，以上述探索得出的参数条件制备出满足条件的可注射人真皮匀浆，将真皮匀浆离心后，弃掉部分上清液使真皮组织与生理盐水的体积比例约为1:1，振荡摇匀后密封保存于4℃冰箱，备用。

（三）人真皮匀浆的一般性能检测

1. 人真皮匀浆的大体外观 肉眼观察可见真皮匀浆为乳白色的均质混悬液，离心后分两层，上清液透明无色，沉淀物呈白色泥状（图9-15）。

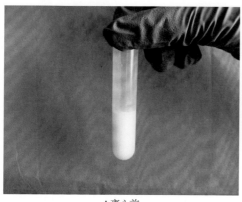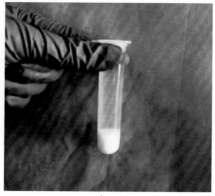

A 离心前　　　　　　　　　　　　　　　　B 离心后

图9-15　人真皮匀浆

2. 真皮匀浆HE染色 对真皮匀浆离心后弃掉上清液行HE染色，倒置相差显微镜下观察，可见染成淡红色的胶原纤维均匀、疏松、分散排列在视野中，并可见蓝染的成纤维细胞胞核（图9-16）。

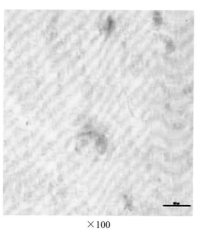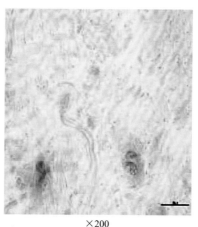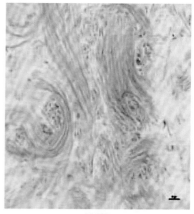

×100　　　　　　　　　　　　×200　　　　　　　　　　　　×400

图9-16　人真皮匀浆HE染色

3. 扫描电镜 扫描电镜见真皮微粒呈球状、大小均一、颗粒表面粗糙、分散均匀的真皮微粒以及呈树枝状的胶原纤维，测量视野内匀浆颗粒粒径大小并取平均值，得真皮微粒粒径大小为（982.6±238.5）nm（图9-17）。

4. 人真皮匀浆对成纤维细胞的细胞毒性 使用CCK-8试剂盒检测该真皮匀浆对成纤维细胞的细胞毒性，测450 nm波长处的OD值，结果显示，随着培养天数的增加，OD值逐渐升高，A、B、C三

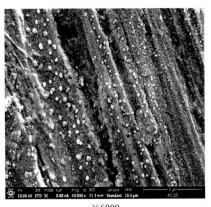
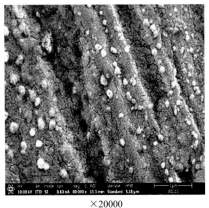

×6000 ×20000

图9-17　人真皮匀浆扫描电镜观察

组的OD值增幅相当，分别比较A、B组组间OD值，差异无统计学意义（$P>0.05$），说明人真皮匀浆对成纤维细胞无细胞毒性（图9-18）。

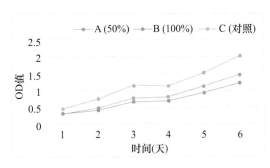

图9-18　不同浓度的真皮匀浆（A液）各时间点
cck-8检测结果

◦ 二、人真皮匀浆的应用 ◦

（一）Wistar大鼠皮内注射

清洁级雄性Wistar大鼠15只，体重（250±20）g，10%水合氯醛进行腹腔注射麻醉，注射剂量按0.3 ml/100 g～0.4 ml/100 g体重计算，麻醉成功后，用剃毛器剃去大鼠脊柱两侧的皮毛，酒精消毒脱毛区域，用文眉液在大鼠背部一侧作2个直径为1.5 cm的圆圈作为标记，所标范围为注射区域，分别记为A、B组。采用1 ml空针、27G针头抽取0.2 ml真皮匀浆，分别注入A组标记区域，注射时左手绷紧大鼠背部皮肤，右手持注射器，针尖斜面向上，使针头与皮肤呈15°夹角刺入真皮乳头层，边退针边均匀将真皮匀浆注入真皮层。B组不做任何处理，作为空白对照（图9-19）。

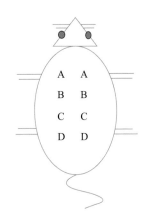

图9-19　动物实验示意图

（二）观察指标

1. 人真皮匀浆注入大鼠皮内后一般观察　真皮匀浆注射到大鼠真皮深层后约3 d左右，见大鼠精神状态一般，进食尚可；观察大鼠背部皮肤，A组背部皮丘较前减小，针眼处的皮肤有轻微红，其余皮肤略微泛白。1周后，可见除做标记处，注射区域皮肤颜色均一，针眼几乎不能分辨，皮肤完整无破溃，未见明显分泌物，无明显发红区域，A、B组注射区域的皮丘较前明显变小，三组皆可见细、疏的鼠毛长出。真皮匀浆注射2周后可见鼠毛已生长完好，看不出实验区域与其余区域的明显边界，取标本前剔除鼠毛后见A、B组注射区域的皮肤未见明显隆起，皮肤色泽均完整无破溃。分别于2、4、6周,用眼科剪、镊子游离标记区域的全层皮肤组织,去除皮下脂肪及筋膜组织,可见皮肤真皮层色泽正常,质地均一,肉眼未观察到A组、B组有明显差异。

2. 取材 分别于注射后2、4、6周随机抽取5只大鼠,切取大鼠背侧标记区的皮肤组织,将皮肤组织切取后固定在4%多聚甲醛溶液中,1周内制备成石蜡块后,依次行HE染色和Masson染色,倒置相差显微镜下观察皮肤组织真皮层成纤维细胞及胶原纤维增生、超微结构等的改变,并用Image Pro Plus 6.0软件在HE染色切片上测量真皮层厚度,测量结果采用SPSS 24.0软件作统计学处理,测量真皮层厚度的具体方法如下。用Image Pro Plus 6.0软件测量真皮厚度,各时间点每组均有10个样本量,在40倍的光学显微镜下观察大鼠皮肤组织HE染色的切片,于每个HE染色切片选取5个不同的视野拍照,测量每个照片真皮组织厚度(线线间距离),以微米(μm)为单位,计算5组数据的均数±标准差(Mean±SD),表示该皮肤样本的真皮组织厚度,所有样本均按上述方法测量真皮组织厚度。

(三)应用结果

1. 实验组和对照组组织学变化对比

(1)HE染色:匀浆注射到大鼠真皮层内第2、4、6周各时间点后,游离实验区域的三组皮肤组织并包埋、切片行HE染色(图9-20)。在倒置相差显微镜下观察HE染色的切片,可见各样本真皮层内含有大量胶原纤维,排列规则致密,胶原纤维呈嗜酸性,波浪形,相互交织呈网状。大量细胞

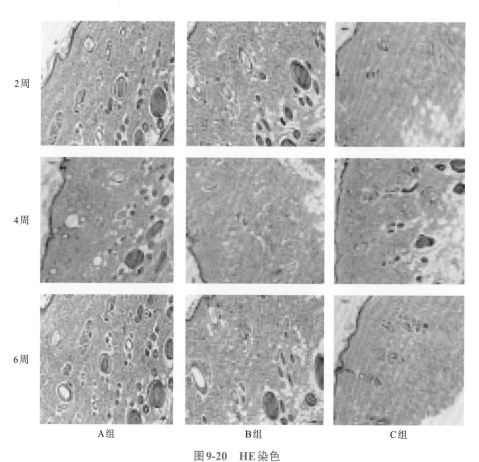

图9-20 HE染色

核蓝染的成纤维细胞聚集成团或散在分布，亦可见中性粒细胞、淋巴细胞等；观察时间越靠后，真皮层内的中性粒细胞逐渐由大量变为少量，而淋巴细胞数量逐渐增多；成纤维细胞的数量未见明显差异。

（2）Masson染色：真皮匀浆注射到大鼠真皮层内第2、4、6周各时间点后，游离实验区域的三组皮肤组织并包埋、切片行Masson染色。在倒置相差显微镜下观察Masson染色的切片，可见真皮层内大量成纤维细胞及纤维母细胞、纤维结缔组织（图9-21）。

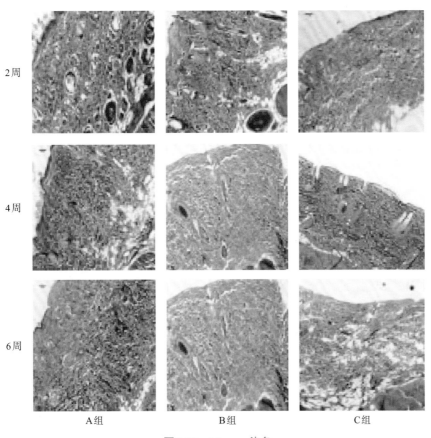

图9-21　Masson染色

（3）真皮厚度的对比：用Image Pro Plus 6.0软件测量真皮厚度，各时间点每组均有10个样本量，在40倍光学显微镜下观察大鼠皮肤组织HE染色切片，于每个HE染色切片选取5个不同视野拍照，测量每个照片真皮组织厚度（线线间距离），以微米（μm）为单位，计算5组数据的平均值±标准差（Mean±SD），表示该皮肤样本的真皮组织厚度，所有样本均按上述方法测量真皮组织厚度（表9-2）。结果表明，实验组较对照组真皮厚度明显增厚，各时间段差异有统计学意义（$P<0.05$）。

表9-2　各时间点各组真皮组织厚度测量结果（x̄±s）（μm，$n=10$）

分组	第2周	第4周	第6周
A组（80目）	1 001.490±214.510	990.143±139.282	945.516±94.283
B组（120目）	989.422±23.352	971.234±291.210	917.102±145.273
C组（空扎组）	711.254±67.269	695.366±319.253	627.187±210.131
D组（空白组）	689.121±258.359	675.217±319.253	699.519±132.397

（四）结果分析

随着再生医学和微创治疗理念的发展，注射整形技术日益盛行，其以微创、安全、恢复期短、效果立竿见影、价格亲民等优势越来越受大众青睐，成为大众首选整形方式之一。有报告显示，在美国，2016年共进行了260万次真皮注射，较2015年增加了2%，较2000年增加了8%。因此，寻找更安全、生物相容性好、抗感染能力强、稳定性高、更持久的理想的可注射软组织填充材料成为生物材料领域研究和开发的热点之一，使得可注射新型软组织填充材料的类型层出不穷，品种多样。目前，临床可用的软组织填充材料虽然品种多样，但很多常用的软组织填充材料如透明质酸、自体脂肪等吸收率高，持续时间短，这往往是患者面对注射整形时产生犹豫心理的主要原因。真皮组织含有丰富的胶原蛋白和透明质酸等细胞外基质成分以及大量可以合成和分泌胶原蛋白及其他重要细胞因子的成纤维细胞，且真皮组织内大部分结缔组织比较致密、耐磨、不易被吸收，作为自体组织，取材也较方便。因此，可以考虑将其作为自体软组织填充材料。本实验旨在探索用自行研发的医用自体软组织匀浆器（以下简称匀浆器）将人真皮组织制备成可注射人真皮匀浆（以下简称真皮匀浆）的方法，并观察其微观结构及在Wistar大鼠真皮内的填充效果，以期探索性能良好的可注射软组织填充材料，结果表明用匀浆机制备的可注射人真皮匀浆对真皮组织局部增厚有意义，可能成为一种新型的软组织填充材料。对比动物实验中各时间点A、B组的真皮组织厚度，发现实验组明显厚于正常组。实验组真皮厚度初期处于平稳状态，后期略有下降；正常组真皮厚度各时间点相似，处于平稳状态。分析影响真皮组织厚度变化的原因，注射初期，一方面由于真皮匀浆自生的体积对真皮组织产生了增厚作用；另一方面，真皮组织内含有大量有活性的成纤维细胞，真皮匀浆被注射到大鼠真皮层后可以继续合成和分泌胶原蛋白。此外，真皮组织对于大鼠属于异物，大鼠会对真皮组织产生异物排斥作用，从而发生炎性反应，炎性因子进一步刺激成纤维细胞的增殖和分泌功能，三方面的原因导致注射初期实验组的胶原蛋白含量相较于对照组持续处于较高水平，反映出真皮匀浆对大鼠背部皮肤真皮层的填充效果显著。到第4周开始，实验组真皮组织的厚度开始略下降，可能与真皮匀浆内的生理盐水流失和真皮组织的吸收有关；而正常组真皮厚度的变化相对较平稳，且厚度大小相似，说明针头对皮肤的破坏作用对真皮厚度的影响较小，这可能与大鼠皮肤较强的修复功能有关。

综上所述，采用医用自体软组织匀浆器制备的可注射人真皮匀浆有望成为一种新型的可注射软组织填充材料，但是具体填充效果维持的时间还需要进一步的实验研究。

（黎荣珍　刘　毅）

近年来，各种软组织填充材料层出不穷，目前应用于临床的产品主要是人工合成材料和天然生物材料，这些材料在制作过程、吸收率、组织相容性、降解性及免疫排斥反应等方面均存在很多不足。细胞外基质（extra cellular matrix，ECM）是由细胞合成并分泌到细胞外，分布在细胞表面或细胞之间的多糖、蛋白或蛋白聚糖类大分子，对细胞的黏附、迁移、增殖、分化及基因表达方面起重要的调控作用；而脂肪来源的 ECM 具有与天然脂肪组织相当的力学和生化特性，可为 ADSCs 的体内外分化提供微环境。将脂肪组织进行物理/化学等一系列处理后，可获得无细胞成分的 ECM，即脱细胞脂肪组织基质（Decellularized adipose tissue，DAT）。DAT 富含胶原蛋白和糖胺聚糖成分，可模拟天然细胞微环境，指导细胞增殖和谱系特异性分化。为了满足实验和临床需求，研究人员开发了不同类型的 DAT 产品，如粉末、多孔泡沫、微载体、水凝胶等，其中可注射型 DAT 产品因具有注射方便、微创的优势而广受关注。以往的可注射型 DAT 产品其制备过于繁琐，不方便临床应用和实验研究。为简化可注射型 DAT 的制备过程，本研究尝试采用自主研发的医用自体软组织匀浆器制备可注射型 DAT 匀浆，并以颗粒脂肪做对照，探讨其成为软组织填充材料的可行性。

○ 一、人脱细胞脂肪组织基质匀浆的制备 ○

（一）人脱细胞脂肪组织基质的制备

将腹壁整形或全厚皮片切取后，修剪下来的整块脂肪组织置于无菌 PBS 缓冲液中低温保存，按照本课题组制备 DAT 的方法制备 DAT，并将脱细胞成功的 DAT 置于 PBS 中，4℃冰箱储存。

正常脂肪组织呈黄色油性，质地柔软（图 9-22A）；脱细胞后体积较前缩小，颜色呈乳白色，半透明状，结构更加疏松（图 9-22B）。后者 HE 染色未见蓝染的细胞核，且丧失了正常细胞结构，可见红染的细胞外基质；Masson 染色只见蓝染的细胞外基质，未见细胞核；DAPI 染色未见明显细胞核，提示细胞核成分去除较彻底（图 9-23）。

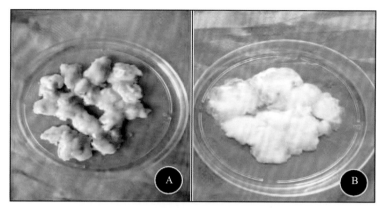

图 9-22　脂肪组织脱细胞处理大体观察
A. 正常脂肪组织；B. 脱细胞处理后（DAT）

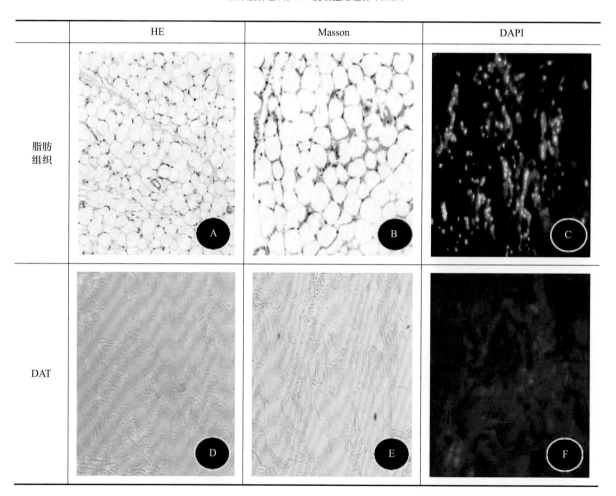

图 9-23　脂肪组织脱细胞前后组织学观察（×200）

（二）人脱细胞脂肪组织基质匀浆的制备

将 DAT 与生理盐水按照 1∶12 的体积比混合，放入医用自体软组织匀浆器中，8 000 r 匀浆 10 min，收集匀浆液；经低温高速离心机 8 000 rpm 离心 5 min，收集下层的 DAT 匀浆；使用钴 -60- γ 辐照灭菌并放入 4℃冰箱中储存。

1. 肉眼观察 制备的DAT匀浆为乳白色悬浊液，易发生聚集，可顺利通过27G针头。离心后可分为两层，下层为乳白色的DAT，上层为生理盐水以及部分凝聚成絮状不易沉淀的DAT（图9-24）。

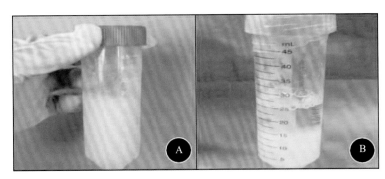

图9-24 A. 乳白色、不透明DAT匀浆；B. 离心后DAT匀浆分层

2. 扫描电镜观察 扫描电镜下观察DAT匀浆为大小不均的颗粒以及相互交织的纤维结构，呈现明显的多孔结构（图9-25A），颗粒表面不光滑（图9-25B）。扫描电镜测量DAT匀浆的粒径大小为（749.91±136.79）nm。

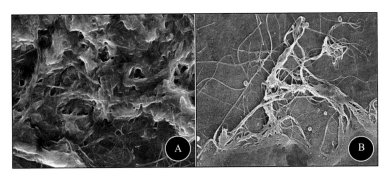

图9-25 扫描电镜观察

A. DAT匀浆电镜观察（24 000×）；B. DAT匀浆电镜观察（10 000×）

（三）ADSCs与DAT匀浆黏附率检测以及增殖能力检测

将DAT匀浆与完全DMEM培养基按照体积比1∶1混匀，制成DAT匀浆悬液；取100 μl第3代ADSCs以$1×10^5$个/ml与DAT匀浆悬液混合置于离心管中，摇匀，并放入细胞培养箱中孵育4 h；将孵育后的ADSCs与DAT匀浆悬液移入12孔板中，再次孵育2 h；将悬液吸出，并用PBS洗去匀浆残留；每孔加入胰酶消化后，放入EP管中进行计数。黏附率＝（细胞总数-未黏附细胞数）/细胞总数×100%。将黏附后的ADSCs与DAT匀浆悬浊液移入24孔板中作为实验组，另取第3代ADSCs，按相同的细胞密度单纯接种于24孔板中，作为对照组。每组重复6个复孔，连续培养5 d，CCK-8法每天测量细胞增殖情况，并收集数据进行统计学分析，绘制生长曲线图。

ADSCs接种于DAT匀浆中黏附较好，高达（92.16±1.00）%（表9-3）；CCK8结果显示，实验组和对照组的OD值均随着时间延长而增高（图9-26）。对比普通2D培养环境，ADSCs在DAT匀浆提供的3D环境中增值率较高，两组比较差异有明显统计学意义（$P<0.05$），提示DAT匀浆对ADSCs无细胞毒性，DAT匀浆为ADSCs提供了高度支持其黏附和增殖的3D环境。

表9-3　ADSCs与DAT匀浆黏附率

组别	1	2	3	4	5	6	7	8	9	合计（`x±s）
	92.29	91.64	90.99	93.01	93.46	91.23	90.89	92.16	93.75	92.16±1.00

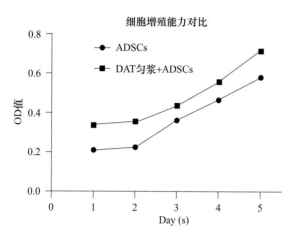

图9-26　ADSCs在DAT匀浆培养及普通2D环境下生长曲线图

二、人脱细胞脂肪组织基质匀浆的应用

（一）应用方法

将第3代ADSCs以浓度为$1\times10^5/0.5$ ml均匀接种于DAT匀浆中，37℃ 5% CO_2恒温培养箱培养4 h后，用于体内注射。

取清洁级雄性Wistar大鼠20只，体重（200±20）g；10%水合氯醛麻醉，电动剃毛刀剃毛，俯卧位固定。于脊柱两侧选取6个点，左右侧各3个点，两侧对称。注射点从头侧到尾侧分别为颗粒脂肪、DAT匀浆、DAT匀浆＋ADSCs，注射量为0.5 ml，于注射后1、2、4、8周取材观察。

（二）应用结果

1. 移植物皮下注射后大体观察　移植后1周，三组移植物表面均被覆一层纤维薄膜，有较丰富的毛细血管，体积未见明显缩小。颗粒脂肪组形状呈球形，组织边缘可见少量油滴，考虑为脂肪液化。DAT匀浆组、DAT匀浆＋ADSCs组移植物颜色变为较淡的黄色，形状饱满，呈球形或不规则形状；第2周取材时，可见三组移植物的表面有更多的新生血管，未见明显吸收，颗粒脂肪组可见更明显的脂肪液化；第4周时，三组移植物较前体积均有一定程度的缩小，颗粒脂肪组结构由球形趋于片状，而DAT匀浆、DAT匀浆＋ADSCs组体积虽有缩小，但仍保持原有饱满的正常外观；至移植第8周，颗粒脂肪组大部分标本已与周围组织融合平齐，大部分为被纤维膜包裹的液化脂肪，DAT匀浆组以及DAT匀浆＋ADSCs组依旧保持原有的结构（图9-27）。

2. 移植物体积及体积保留率　移植术后1周时，三组移植物体积均上升，而后逐渐下降，但DAT匀浆组、DAT匀浆＋ADSCs组的体积始终高于颗粒脂肪组；且在第8周时，三组间具有明显的统计学意义（$P=0.029<0.05$），其中颗粒脂肪组分别与DAT匀浆组（$P=0.017$）、DAT匀浆＋ADSCs组间（$P=0.005$）均有统计学意义（$P<0.05$），但DAT匀浆组与DAT匀浆＋ADSCs组间未见明显差异（图9-28），说明DAT匀浆组与DAT匀浆＋ADSCs组的填充效果较颗粒脂肪组好，而是否包含ADSCs对DAT匀浆的填充效果无显著性影响。移植术后8周时，颗粒脂肪组的体积保留率为（29.4±10.2）%，而DAT匀浆组与DAT匀浆＋ADSCs组分别为（50.5±11.9）%、（44±12.2）%（表9-4）。

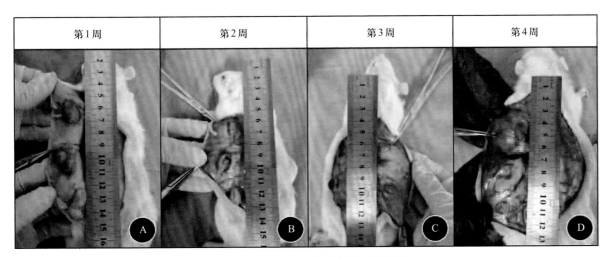

第1周	第2周	第3周	第4周
A	B	C	D

图9-27　三组移植物体内填充的大体观察

表9-4　三组移植物体积保留率随时间变化数值（$n=10$）

分组	第1周	第2周	第4周	第8周
颗粒脂肪	107.3±10.0	92.0±8.5	43.5±9.6	29.4±10.2
DAT匀浆	100.3±11.3	94.8±14.6	56.0±18.2	50.5±11.9
DAT匀浆+ADSCs	105.5±11.5	97.0±13.3	55.0±14.1	44.0±12.2
P值	0.472	0.756	0.220	0.029

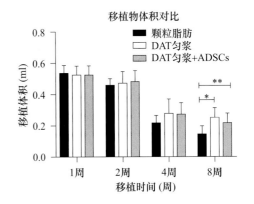

图9-28　三组移植物在相同移植时间内体积的比较，$*P<0.05$，$**P<0.01$

3. 移植物的组织学观察

（1）HE和Masson染色：随着移植时间的延长，颗粒脂肪组中的脂肪细胞由结构紧致逐渐溶解坏死，形成较大油囊，并形成纤维间隔。DAT匀浆组以及DAT匀浆+ADSCs组随着移植时间的延长，由组织边缘散在分布的脂肪细胞逐渐变为聚集状分布，到第8周时甚至有较大油囊生成，且可见新生成的脂肪细胞周围有较大血管生成。颗粒脂肪组纤维化多围绕在坏死的脂肪细胞以及油囊周围，DAT匀浆以及DAT匀浆+ADSCs组的纤维化多在未生成脂肪细胞的基质区域（图9-29，图9-30）。

（2）微血管数量：移植术后，DAT匀浆组与DAT匀浆+ADSCs组的微血管数量均高于颗粒脂肪组，差异有统计学意义（$P<0.05$）。移植后2周左右，颗粒脂肪组以及DAT匀浆组血管数量达到高峰；在第2～4周时，血管便出现大幅度地下降趋势；至第8周时，便趋于稳定。DAT匀浆+ADSCs组在第4周达到最高，之后便开始下降。总体而言，DAT匀浆组以及DAT匀浆+ADSCs组的血管生成情况优于颗粒脂肪组（图9-31）。

（3）巨噬细胞浸润情况：平均光密度表示在视野内所有阳性细胞的平均反应强度，用其可以反映免疫组化切片中巨噬细胞的浸润程度。三组移植物均产生了炎性反应，但DAT匀浆组、DAT匀浆+ADSCs组平均光密度值始终低于颗粒脂肪组，也可以看出ADSCs的加入可致DAT匀浆移植前期的炎性反应加重（图9-32）。但总体而言，无论装载或不装载ADSCs，DAT匀浆注射后大鼠体内后均会产生相对颗粒脂肪移植较轻的炎性反应。

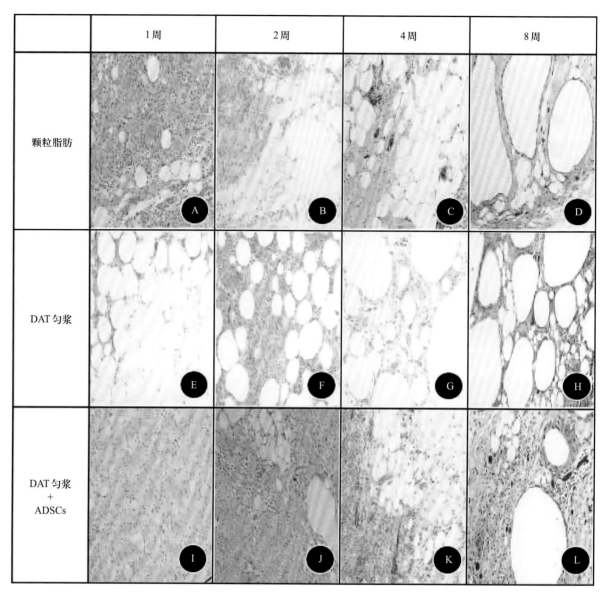

	1周	2周	4周	8周
颗粒脂肪	A	B	C	D
DAT匀浆	E	F	G	H
DAT匀浆+ADSCs	I	J	K	L

图9-29　三组移植物各移植时间点的HE染色（×200）

（三）结果分析

　　自体脂肪移植是治疗软组织缺损的常规方法，因其存在较高的吸收率，需要重复移植，限制其移植效果的主要原因是缺氧以及油滴诱发的极强炎性反应。DAT匀浆因一系列脱细胞过程的处理，炎性反应较低，因此DAT匀浆以及DAT匀浆+ADSCs的最终体积保留率较高，分别达到（50.5±11.9）%与（44±12.2）%。但有研究报道，DAT植入大鼠皮下3个月后的体积保留率仅为（33.7±8.6）%。值得注意的是，在动物实验中，DAT匀浆一次注射量不能太多，最好不超过0.5 ml，太多会因为注射直径过大，氧及营养物质供应不足，造成DAT匀浆的提前降解，影响填充效果。DAT中含有胶原蛋白、层粘连蛋白、纤连蛋白，可为细胞生长提供支架结构。ADSCs的加入可以分泌多种与血管化相关的细胞因子，以促进新生血管形成。DAT匀浆为ADSCs提供了生长空

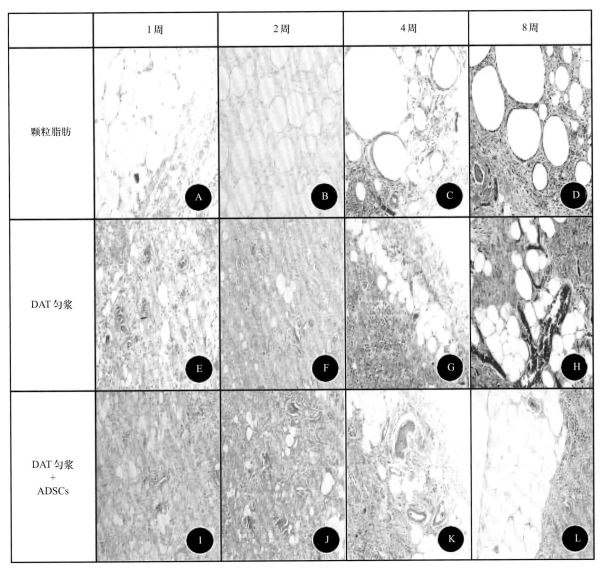

	1周	2周	4周	8周
颗粒脂肪	A	B	C	D
DAT 匀浆	E	F	G	H
DAT 匀浆 + ADSCs	I	J	K	L

图 9-30　三组移植物各移植时间点的 Masson 染色（×200）

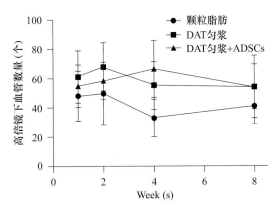

图 9-31　三组移植物在移植术后不同时间内血管数量
对比的折线图

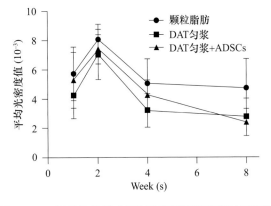

图 9-32　三组移植物巨噬细胞浸润情况随移植时间变化
的折线图

间，一定程度地保护ADSCs免受宿主不利环境的影响。对比颗粒脂肪，虽然DAT匀浆以及加入的ADSCs免疫源性低，排斥反应发生少，但是仍会产生炎性反应，主要原因如下。①注射过程对宿主机体的刺激可引发炎症；②虽然DAT匀浆为ADSCs提供了3D增殖黏附空间，但其注射过程中产生的不利因素，如将混合物从恒温培养箱注射到大鼠背部的过程中不可避免的温度变化以及注射剪切力对细胞的损伤等，均可导致部分ADSCs坏死，产生细胞碎片，引起炎性细胞浸润。有研究表明，即使没有外源性的ADSCs，DAT也可通过特殊的空间结构和生物因素招募宿主祖细胞促进体内脂肪的形成，因此，实验中DAT组与DAT＋ADSCs组的脂肪细胞可能来源于DAT匀浆诱导邻近宿主组织中的前脂肪细胞向内生长和分化，也可能来源于植入的ADSCs的直接分化，但哪个占主导地位还需进一步的实验探索，其体内成脂的具体机制也不是十分明确。本文将DAT匀浆与ADSCs混合培养注入大鼠背部，用于探索ADSCs的加入对DAT匀浆移植的影响，结果表明DAT匀浆单独或与ADSCs联合均可促进体内脂肪生成以及血管生成，但是ADSCs的加入对DAT匀浆的体积保留并无明显的促进作用。

DAT可经过冷冻干燥、酶消化、交联等方式分别制备成粉剂、水凝胶等，其剂型不同，实验应用也随之不同。本研究采用自主研发的可控温高速软组织匀浆机制备DAT匀浆，大大简化了制备过程，该装置有3大优势。①转速可调节：根据不同的软组织类型，调整转速更好地进行匀浆；②温度可控：该装置配备了水循环控温装置，在温度≥30℃时，匀浆装置会自动停止，以防止匀浆过程中温度过高对组织匀浆造成损伤；③刀头可拆卸：根据不同的组织类型，更换不同的匀浆刀头，以实现软组织更迅速的匀浆。该方法制备后的DAT微粒在生理盐水中悬浮良好，离心后可直接注射，避免了DAT粉剂注射前需添加溶媒获得可注射混悬液的麻烦。DAT匀浆同其他DAT衍生物一样，无细胞毒性，具有良好的生物学性能，可以促进细胞增殖，并且注射过程简单，创伤小，具有作为填充材料应用于整形美容领域的潜力。

（郑洋洋　刘　毅）

人脂肪组织匀浆的制备与应用

自体脂肪组织是目前公认的理想的软组织填充材料。然而，脂肪移植后移植物的高吸收率仍然是一个主要问题。研究表明，移植物中充足的新生血管对移植脂肪的存活和长期维持至关重要。脂肪来源干细胞（ADSCs）以及脂肪基质血管成分（SVF）通过旁分泌作用或直接分化为脂肪细胞和血管内皮细胞，可改善脂肪移植物的存活。

Tonnard发明的纳米脂肪（Nanofat）技术处理过程不涉及任何化学物质或酶，整个过程可以在几分钟内完成，因此Nanofat技术较胶原酶消化法收集ADSCs和SVF细胞的方法更适合临床应用，但也存在一些不足，如制备装置较贵，制备过程费时、费力。理想的可注射软组织填充材料应该具有机械加工处理，制备过程简单，无任何外源性物质添加，可大量制备等优点。为制备理想的可注射软组织填充材料，有必要探讨人脂肪组织匀浆的最佳制备条件并探索其作为一种新型的填充材料的可行性。

一、人脂肪组织匀浆的制备

（一）人脂肪组织匀浆制备方法

取20～40岁健康女性求美者抽脂获得的颗粒脂肪组织，将离心法获得的颗粒脂肪与生理盐水体积按1∶1、1∶2、1∶3混合，将匀浆装置转速分别调至3 000、4 000、5 000 rpm/min，匀浆时间设置为30、60、90、120、150、180 s。经排列组合在各参数条件下制备人脂肪组织匀浆，将匀浆组织通过80目滤网（内径0.2 mm）过滤粗大的纤维结缔组织，以人脂肪组织匀浆能无阻力通过27G针头（内径0.21 mm）为标准，得出脂肪组织与生理盐水的最佳体积比例、匀浆机的最佳转速以及匀浆时间，其中脂肪组织和生理盐水体积比例为1∶1，匀浆机转速为4 000 rpm/min，匀浆时间为120 s。

（二）人脂肪组织匀浆的特性

1. 大体观察 肉眼观察制备的脂肪组织匀浆（图9-33）呈乳化状态，黄白色外观。离心后分三层（图9-34），上层为黄色的油脂，中层为黄白色的匀浆组织，下层为生理盐水。

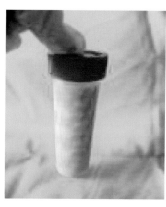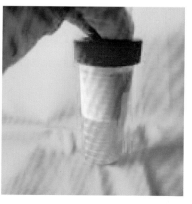

图 9-33　脂肪组织匀浆大体　　　图 9-34　脂肪组织匀浆离心后
观察　　　　　　　　　　　　分三层

2. 组织学观察　HE 染色（图 9-35）可见脂肪细胞结构完整性被破坏，部分脂肪细胞结构保留；Masson 染色（图 9-36）可见脂肪细胞外基质大部分结构完整；DAPI 染色（图 9-37）可见部分活脂肪细胞核被染成蓝色。

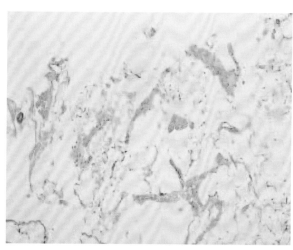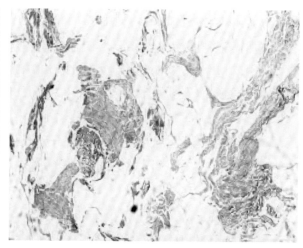

图 9-35　脂肪组织匀浆 HE 染色观察（×100）　　　图 9-36　脂肪组织匀浆 Masson 染色观察（×100）

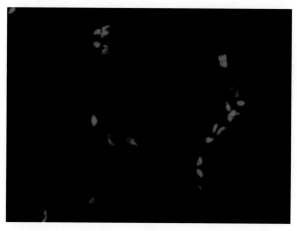

图 9-37　脂肪组织匀浆 DAPI 染色观察（×100）

3. 匀浆细胞培养　匀浆细胞培养未见 ADSCs。

○ 二、人脂肪组织匀浆的应用 ○

（一）应用方法

取体重为 200～300 g 的 Wistar 雄性大鼠 15

只，将大鼠用10%的水合氯醛按照0.3～0.4 ml/100 g进行腹腔注射麻醉，采用1 ml注射器配27G针头抽取1 ml人脂肪组织匀浆注射至大鼠两侧背部皮下；对照组注射1 ml纳米脂肪2.0和1 ml颗粒脂肪。术后第1、2、4、6、8周取材观察。

（二）应用结果

1. 移植物大体观察　第1周，匀浆无明显液化；第2周，匀浆可见少许液化；第4周，匀浆可见较多液化；第6～8周，有1例匀浆脂肪发生钙化，质地变得坚硬。

2. 移植物质量　第1周，这三组移植物质量（图9-38）均较移植初始质量高。第2周，匀浆脂肪组质量接近初始质量；纳米脂肪2.0组质量仍较移植初始质量高；而颗粒脂肪组质量较初始质量低，三组移植物质量均较第1周小。第4周，纳米脂肪2.0组质量较移植初始质量小，三组移植物质量均较第2周小，而此时三组移植物质量降低幅度最大，匀浆脂肪组、纳米脂肪2.0组和颗粒脂肪组组间差异均有统计学意义（$P<0.05$）。第6周，三组移植物质量下降幅度变慢，纳米脂肪2.0组和颗粒脂肪组、颗粒脂肪组和匀浆脂肪组差异有统计学意义（$P<0.05$）。第8周，三组移植物质量下降幅度平缓。

3. 移植物体积和体积保留率　第1周，这三组移植物体积保留率（图9-39）均高于100%。第2周，匀浆脂肪组体积保留率接近100%；纳米脂肪2.0组体积保留率仍高于100%；而颗粒脂肪组体积保留率低于100%，三组移植物体积保留率均较第1周小，此时，纳米脂肪2.0组和颗粒脂肪组差异有统计学意义（$P<0.05$）。第4周，纳米脂肪2.0组体积保留率低于100%，三组移植物体积保留率均较第2周小，而此时三组移植物体积保留率降低幅度最大；此外，纳米脂肪2.0组和颗粒脂肪组差异有统计学意义（$P<0.05$）。第6周，三组移植物体积保留率下降幅度变慢。第8周，三组移植物体积保留率下降幅度平缓。

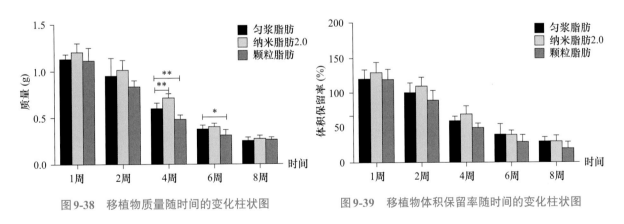

图9-38　移植物质量随时间的变化柱状图　　　　　图9-39　移植物体积保留率随时间的变化柱状图

4. 移植物组织学染色结果　HE染色（图9-40）显示，第1周，匀浆脂肪移植物中心部分脂肪细胞坏死，移植物外周脂肪细胞大小不一，排列欠规则，脂肪细胞间质增宽，移植物外周可见炎性细胞浸润；第2周，可见脂肪细胞大小不一，排列欠规则，部分空泡融合变成体积较大的油囊，移植物外周和中心均可见较多炎性细胞浸润；第4～8周，可见脂肪细胞大小不一，排列欠规则，部分空泡融合变成体积更大的油囊，伴有较少炎性细胞浸润。

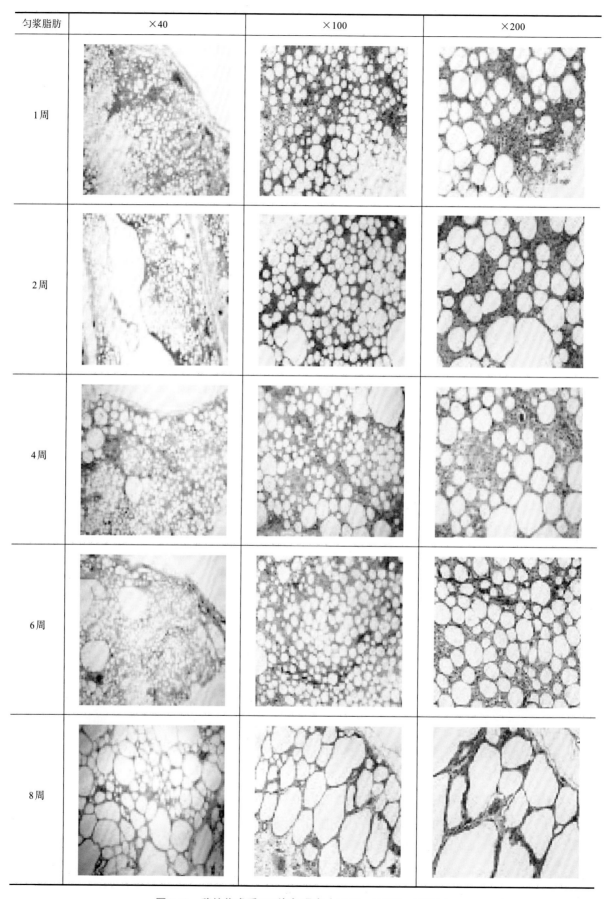

匀浆脂肪	×40	×100	×200
1周			
2周			
4周			
6周			
8周			

图9-40　移植物术后HE染色观察（×40、×100、×200）

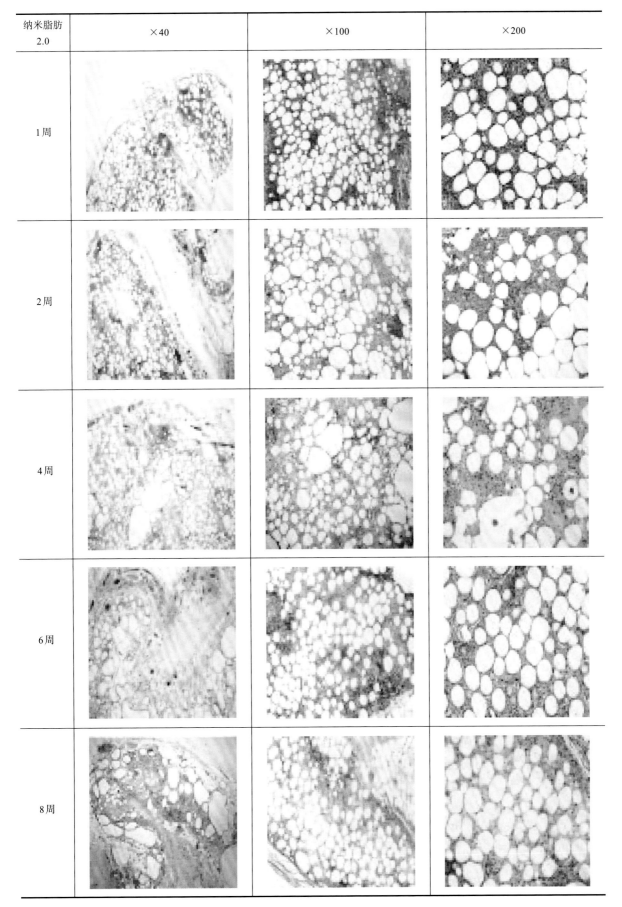

纳米脂肪 2.0	×40	×100	×200
1周			
2周			
4周			
6周			
8周			

图9-40 （续）

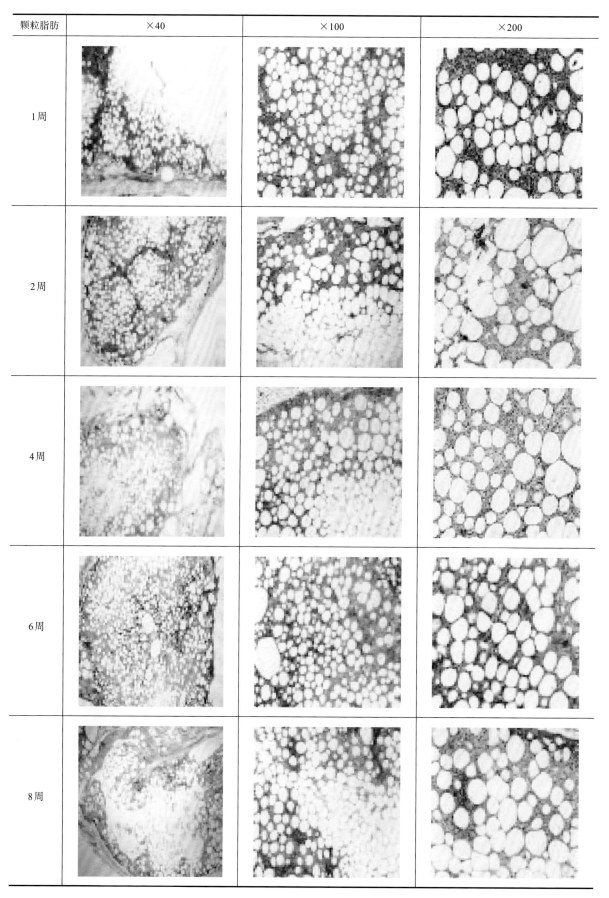

颗粒脂肪	×40	×100	×200
1周			
2周			
4周			
6周			
8周			

图 9-40 （续）

Masson染色显示，随着时间推移，匀浆脂肪组、纳米脂肪2.0组和颗粒脂肪组均出现了大量的纤维结缔组织增生，在第2周达高峰，随后三组移植物胶原纤维含量不断地减少（图9-41）；第1周，匀浆脂肪组和纳米脂肪2.0组、匀浆脂肪组和颗粒脂肪组差异有统计学意义（$P<0.05$）。术后第2、4周，匀浆脂肪组、纳米脂肪2.0组和颗粒脂肪组组间差异均有统计学意义（$P<0.05$）。

5. 移植物CD31免疫组化染色结果

随着时间推移，匀浆脂肪组、纳米脂肪2.0组和颗粒脂肪组血管数量逐渐增多，匀浆脂肪组和颗粒脂肪组在第2周达高峰，纳米脂肪2.0组在第4周达高峰，随后三组移植物血管数量不断减少（图9-42）。第4、8周，匀浆脂肪组和纳米脂肪2.0组、纳米脂肪2.0组和颗粒脂肪组差异有统计学意义（$P<0.05$）；第6周，匀浆脂肪组、纳米脂肪2.0组和颗粒脂肪组组间差异均有统计学意义（$P<0.05$）。

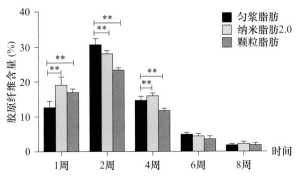

图9-41　移植物胶原纤维含量随时间变化柱状图

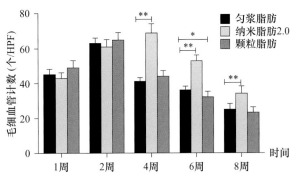

图9-42　移植物术后毛细血管计数随时间变化柱状图

（三）结果分析

寻找机械处理的浓缩的脂肪组织填充材料一直是近年来的研究热点，目前已经开发了几种机械加工程序，包括离心、机械切割、提纯、粉碎和切碎，这些方法通过机械处理，在不损害SVF细胞的情况下破坏成熟的脂肪细胞，从而达到浓缩组织和ADSCs。Yang使用无菌挤压离心脂转移系统（Lipokit）制备挤压脂肪，该系统通过去除成熟的脂肪细胞和三酰甘油增加ADSCs和ECM的密度，发现挤压脂肪的存活率明显高于颗粒脂肪，其可增加容量维持性，减少并发症。Mashiko用带有旋转锋利刀片的自动切片机将离心脂肪切割成小片段，再以2 400 g离心5 min，去除油脂层和肿胀液层，获得挤压脂肪，发现SVF细胞在挤压脂肪中无损伤，并提出尖锐的组织切割（挤压）可能较钝性切割（乳化）对SVF细胞的损伤要小。

自主研发的可控温高速软组织匀浆装置利用机械切割原理将脂肪组织与生理盐水的混合物切割成脂肪组织匀浆，匀浆组织学染色说明其具有一定的活性。

人脂肪组织匀浆注射到Wistar大鼠背部皮下，第2周即可见到匀浆液化坏死。由于人脂肪组织匀浆制备材料来源于脂肪组织，因此，人脂肪组织匀浆具有和颗粒脂肪共同的特性即会发生脂肪液化、坏死。脂肪组织移植后，早期必须依靠受区周围组织间液的渗透提供营养，直到新生血管长入脂肪组织，形成毛细血管提供持久的营养。但脂肪能耐受的缺血时间最长时限为移植后4 d，若不能及时有效地建立血供，则缺血、缺氧的细胞会发生坏死。因此，人脂肪组织匀浆液化坏死与其血供减少息息相关，而人脂肪组织匀浆液化坏死后，其质量、体积和体积保留率均下降。

人脂肪组织匀浆注射到Wistar大鼠背部皮下，发现匀浆脂肪质量、体积和体积保留率变化趋势一致。金雨将0.05 ml部分乳糜脂肪组织、乳糜脂肪组织和颗粒脂肪组织注射至裸鼠肉膜下，发现随着时间的推移，各组移植物的质量、体积和体积保留率均逐渐下降，总体趋势为先快后慢，第1周，各组移植物的质量、体积和体积保留率可见显著下降；而本研究第1周，移植物质量、体积和体积保留率均较移植初始水平高，分析可能的原因如下。第1周，移植物新生血管数量很少，移植物中心发生液化坏死，液化坏死一方面造成移植物体积减小；另一方面，液化坏死的脂肪细胞DNA能够被Toll样受体识别，从而激活机体免疫应答。脂肪细胞坏死释放的油滴则是一种潜在的免疫增强剂，发挥着促炎作用。Graham的研究表明，脂肪组织中的油脂是非常重要的趋化因素，仅仅需要1 μl油脂便可以显著增加促炎效应。另一方面，由于本实验室环境以及经济条件限制，实验所用大鼠是Wistar大鼠，而金雨用的是裸鼠，裸鼠无胸腺组织，缺乏免疫反应，因此可以直接将人体脂肪进行移植，从而排除了异种移植带来的排斥反应。人脂肪组织匀浆属于异物，Wistar大鼠会对其产生强烈的排斥反应，从而使炎性反应更强，强烈的炎性反应使第1周移植物质量、体积和体积保留率较移植初始水平高。

从移植物宏观方面观察，即移植物大体观察、质量、体积和体积保留率，发现匀浆脂肪与纳米脂肪和颗粒脂肪并无显著差异。

通过免疫组织化学CD31染色观察移植物的血管生成情况，CD31属于免疫球蛋白超家族成员，分布于白细胞、血小板及内皮细胞，且在血管内皮细胞间隙处高度表达，是维护血管内皮细胞完整性的重要结构基础，反映了血管的成熟度及完整性。本实验通过毛细血管计数的方式比较不同时间点的血管变化情况，三组相比较，纳米脂肪2.0组的血管生成情况较好，考虑可能与ADSCs浓缩有关。Furno研究发现，纳米脂肪2.0含有丰富的ADSCs，其不仅能直接分化为促进血管网形成的血管内皮细胞，还能分泌血管生成因子，如VEGF，这些分泌的细胞因子能够促进血管生成。

本节探索了人脂肪组织匀浆作为一种新型的软组织填充材料的可行性，结果表明，人脂肪组织匀浆可以维持一定的体积，起到填充效果，本实验结果为临床中可注射软组织填充提供了一种新思路。

（李瑞芬　刘　毅）

参考文献

［1］　祁研红, 刘毅. 微粒化脱细胞真皮基质研究现状 [J]. 中国美容整形外科杂志, 2019, 30 (4): 221-223, 258.

［2］　JEON M. Application of a paste-type acellular dermal matrix for coverage of chronic ulcerative wounds [J]. Archives of Plastic Surgery, 2018, 45 (6): 564-571.

［3］　SKOVSTED YDE S, BRUNBJERG ME, GUDMUNDSDOTTIR G, et al. Dural repair using porcine ADM: two cases and a literature review [J]. Case Reports Plast Surg Hand Surg, 2017, 4 (1): 5-8.

［4］　DAYAN S. Aesthetic evolution drives birth of minimally invasive surgery subgroup [J]. J Cosmet Dermatol, 2019, 26 (2): 120-124.

注射美容新技术

［5］ 汤宋佳, 祝飞, 李金晟, 等. 不同方法重塑面部轮廓的研究进展 [J]. 中华医学美学美容杂志, 2019, 25 (5): 380-383.

［6］ HERRMANN JL, HOFFMANN RK, WARD CE, et al. Biochemistry, physiology, and tissue interactions of contemporary biodegradable injectable dermal fillers [J]. Dermatologic Surgery, 2018, 44 (1): S19-S31.

［7］ YU C, KORNMULLER A, BROWN C, et al. Decellularized adipose tissue microcarriers as a dynamic culture platform for human adipose-derived stem/stromal cell expansion [J]. Biomaterials, 2017, 120 (1): 66-71.

［8］ 田亚菲, 刘毅. 人脂肪组织细胞外基质支架的制备与检测 [J]. 中华整形外科杂志, 2017, 33 (2): 129-135.

［9］ JIANG X, LAI XR, LU JQ, et al. Decellularized adipose tissue: a key factor in promoting fat regeneration by recruiting and inducing mesenchymal stem cells [J]. Biochemical & Biophysical Research Communications, 2021, 541: 63-69.

［10］ CHOI JS, CHOI YC, KIM JD, et al. Adipose tissue: a valuable resource of biomaterials for soft tissue engineering [J]. Macromolecular Research, 2014, 22 (9): 932-947.

［11］ 祁研红. 可注射人脱细胞真皮基质充填材料制备与应用的实验研究 [D]. 兰州: 兰州大学, 2020.

［12］ 黎荣珍. 可注射人微粒化真皮匀浆的制备及其真皮内注射的实验研究 [D]. 兰州: 兰州大学, 2020.

［13］ MENKES S, LUCA M, SOLDATI G, et al. Subcutaneous injections of nanofat adise-derivpoed stem cell grafting in facial rejuvenation [J]. Plast Reconstr Surg Glob Open, 2020, 8 (1): e2550.

［14］ UYULMAZ S, SANCHEZ MN, REZAEIAN F, et al. Nanofat grafting for scar treatment and skin quality improvement [J]. Aesthet Surg J, 2018, 38 (4): 421-428.

［15］ MASHIKO T, WU SH, KANAYAMA K, et al. Biological properties and therapeutic value of cryopreserved fat tissue [J]. Plast Reconstr Surg, 2018, 141 (1): 104-115.

［16］ YAO Y, DONG Z, LIAO Y, et al. Adipose extracellular ma-trix/stromal vascular fraction- gel: a novel adipose tissue derived injectable for stem cell therapy [J]. Plast Reconstr Surg, 2017, 139 (4): 867-879.

［17］ MASHIKO T, WU SH, FENG J, et al. Mechanical micronization of lipoaspirates: squeeze and emulsification techniques [J]. Hast Reconstr Surg, 2017, 139 (1): 79-90.

［18］ 金雨. 不同类型脂肪精确移植后成活与转归的实验室研究 [D]. 北京: 北京协和医学院, 2018.

［19］ MIYAKE K, SHIBATA T, OHTO U, et al. Mechanisms controlling nucleic acid-sensing toll-like receptors [J]. Int Immunol, 2018, 30 (2): 43-51.

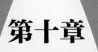

第十章

病理性瘢痕的注射治疗

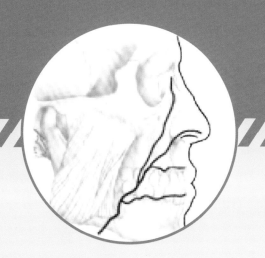

皮肤受到各种理、化、生物等因素导致组织结构受损后，将出现伤口或创面，并同时启动内在的修复机制，修复后的最终结果会遗留瘢痕印迹。修复后达到无痕化是人类普遍追求的理想结果，但在出生后的人体皮肤组织不易获得。根据局部皮肤的损伤程度和患者的全身健康状况，皮肤损伤的结果可分为生理性瘢痕形成、出现病理性瘢痕以及伤口的延迟愈合。生理性瘢痕和病理性瘢痕的临床表现不同，前者多出现在皮肤组织遭受轻微程度的损伤，并在良好的全身和局部条件下，伤口顺利愈合而仅遗留范围较小的、平整、柔软、稳定的瘢痕印迹，其颜色和光泽度接近周围正常皮肤，不引起局部组织的牵拉以及无瘙痒、疼痛的感觉。最为重要的是，此类瘢痕并不引人注目，患者本人对其外观可完全接受，不导致异常生理感受和明显的心理负担。生理性瘢痕在人群中较为常见，多缘于日常环境中皮肤浅层的微小损伤，而稍严重的皮肤损伤，如浅度烧、烫伤创面经过及时的清创包扎，或者锋利锐器造成的皮肤线性切割伤经过严格的伤口处理和美容缝合后，也可达到生理性瘢痕的预后状况。因此，目前治疗瘢痕应以达到生理性瘢痕的预后状态为目标。病理性瘢痕在瘢痕医学专业领域内包括增生性瘢痕和瘢痕疙瘩这两类瘢痕疾病，目前的研究认为，病理性瘢痕的形成与皮肤损伤后其固有的修复机制在多个时间阶段出现了众多的分子和细胞水平的失调，导致参与修复的细胞种类、分化状态、活化程度和细胞外基质成分的数量、种类和结构异常有关，不但因过度增生并发生瘢痕挛缩导致体表器官偏移或关节活动度受限，还可因病理性瘢痕质地坚韧、凹凸不平、充血或脱色导致与周围正常皮肤出现颜色差异以及光泽度异常而被察觉，同时伴有自发或受到刺激后的瘢痕瘙痒和疼痛，给患者的皮肤外观、生理感觉和心理感受造成极度的负面影响，甚至还可因瘢痕组织破溃感染、慢性创面形成和潜在的恶变风险而影响患者的生活质量。随着学术研究的开展，国内外学者对皮肤损伤后引起的适度的组织修复反应、各阶段的时序变化和最终形成生理性瘢痕的过程已有了较为深入的了解，同时，对于损伤后皮肤组织在非理想条件下的异常愈合以及由此形成病理性瘢痕的诸多环节也有了较为深入的认识，发现了生理性和病理性瘢痕形成过程中的规律和差异，并据此尝试采用干预手段在病理性瘢痕发展过程中的各个阶段调节组织内的细胞功能和细胞外的微环境，以期达到改变病理性瘢痕的发展进程，使之遵循生理性瘢痕的进程而最终获得较好的防控瘢痕的效果。近年来的研究资料也支持了这一临床治疗思路或理念的可行性。本章节主要介绍并讨论采用注射方式干预、调控、改变病理性瘢痕的动态变化而达到治疗目的的方法。

生理性瘢痕形成的规律

从皮肤损伤时开始至生理性瘢痕形成并发展到稳定的时期一般需要数月时间，而某些病理性瘢痕则往往经过一年甚至数年的时间也不易达到稳定的状态。若能通过包括药物注射在内的治疗手段尽早将处于各发展阶段的病理性瘢痕组织修正到生理性瘢痕发展的进程，就可避免受损的皮肤组织最终遗留病理性瘢痕。因此，了解生理性瘢痕的形成规律对临床治疗瘢痕疾病具有重要的指导意义。

受损的皮肤组织因出血和凝血过程导致血小板活化而产生一系列细胞因子，并由此开启了组织对损伤的迅速和贯序的反应。按照时段表现特征，伤口愈合被人为分成急性炎症期、增生期和塑型期，相邻各期有一定的时间重叠。愈合进程从上一个时期向下一个时期的正常更替受皮肤组织内固有的分子和细胞学机制精细调控，这一调控机制能够保证皮肤损伤得以顺利愈合并稳定度过塑型期而最终遗留生理性的瘢痕。

◦ 一、参与伤口修复的主要细胞成分 ◦

（一）表皮干细胞

皮肤损伤后，表皮干细胞在其内部和细胞外部微环境调控因素的作用下，可迅速发生增殖、分化，并迁移至创缘和伤口表面，伴随伤口两侧创缘复层表皮片层的整体移动，共同恢复伤口创面的表皮屏障。这种伤口表面的再上皮化对于尽快恢复表皮下组织微环境的稳定、抑制过度炎性反应带来的细胞外基质结构的损害以及过度的伤口肉芽组织形成具有重要作用。

（二）成纤维细胞

成纤维细胞是增殖期和塑形期参与伤口修复重建的主要细胞类型，是细胞外基质成分的最主要贡献者。皮肤组织损伤后的微环境使成纤维细胞被激活，出现分化、增殖、迁移至伤口区域，合成分泌以胶原蛋白为主的细胞外基质蛋白，同时分泌基质金属蛋白酶（matrix metalloproteinase，MMP）和纤维酶原激活剂等蛋白水解酶，对细胞外基质结构进行重塑。成纤维细胞在伤口组织中分化成肌成纤维细胞后还对局部组织产生收缩作用，适量的伤口收缩有助于加速愈合。

（三）血管内皮细胞

血管内皮细胞正常的生理功能有助于维持皮肤组织内适宜的微血管网密度，对于保持局部组织的血流灌注极为重要。受损的皮肤组织微环境内多种细胞、细胞因子、细胞外基质成分以及血流动力学的剧烈改变等可促使内皮细胞的增殖，其中具有分化能力的内皮细胞亚群可发生分化和迁移，同时以出芽方式形成新的微血管分支；一些已经位于皮肤组织内或由外周血跨过血管壁迁移至皮肤组织内的具有向血管内皮细胞分化的前体细胞此刻也开始形成散在的血管结构雏形，最终形成通畅的管腔并与已存在的微血管发生连通。上述变化的结果使得急性炎症末期的组织血液灌注和氧分压得到恢复，保证了进入修复增生期的伤口组织内氧和营养物质的供应。在增生期后期，伴随伤口组织修复的完成，微血管网的密度发生适应性的消退而维持在等同于正常皮肤组织内的分布密度。

（四）免疫细胞

1. 中性粒细胞　中性粒细胞能够通过局部出血和趋化运动快速聚集到皮肤损伤区域并被激活，发挥其吞噬清除潜在病原微生物和变性坏死组织，分泌活性大分子促进单核巨噬细胞、成纤维细胞和内皮细胞向伤口处趋化迁移并分化增殖的作用，激活后的中性粒细胞还分泌中性蛋白酶、多种胶原酶以及弹性蛋白酶等以降解细胞外基质成分，有利于局部微血管网络的构建和真皮纤维样基质机构的重塑。

2. 单核巨噬细胞　伤口内的巨噬细胞由皮肤组织内和从外周毛细血管内趋化迁移而来，最初处于非活化状态亚型（M0），受伤口早期急性炎症组织环境内多种炎性细胞因子的刺激而迅速分化为促炎症亚型的巨噬细胞（M1），其通过吞噬和分泌多种细胞因子维持一段时期的局部炎症状态，促进变形坏死的组织的降解和清除，同时，M1巨噬细胞开始向抑制急性炎症的亚型（M2）转变，终止局部急性炎症的继续发展并分泌诱导血管新生和再生以及促进细胞外基质合成的细胞因子加速伤口的愈合。巨噬细胞逐渐成为组织损伤后伤口内的最主要的免疫细胞，其不同细胞亚型之间比例的平衡和转变有效控制着伤口愈合过程中急性炎症期和增生期的时长、转换和多种细胞的活跃程度，对塑形期皮肤组织内细胞基质成分的种类、密度和结构等产生显著影响。

◦ 二、细胞外基质成分 ◦

细胞外基质成分是填补受损皮肤组织缺损的物质基础，表现为动态的网格支架结构，为细胞提供物理附着界面，其表面的配体分子基团与细胞膜表面的受体分子相结合，刺激并维持多种细胞的功能，同时，许多由细胞产生的活性分子可附着在细胞外基质上，使这些基质成分被赋予了进一步调控相邻细胞功能状态的能力。细胞外基质成分数量众多，大致分为胶原蛋白、弹性蛋白、非胶原性糖蛋白和聚糖类分子。这些基质成分均由多种皮肤组织内的细胞合成分泌，各基质成分的丰度或比例以及在细胞外形成的空间结构受产生其的细胞的功能状态和皮肤组织中的理化环境所影响。值得关注的是，虽然细胞外基质分子对增生期和塑形期的细胞具有一定的功能调控作用，这些基质分子的种类和结构最终还是由产生其的细胞种类及数量、激活程度所决定。因此，在愈合各时期，适度的各种类细胞分化、增殖、功能激活状态和更替是伤口完成较为理想的修复进程而仅遗留生理性瘢痕的重要保证。

皮肤组织中的胶原蛋白主要由成纤维细胞合成，其中前胶原蛋白编码基因经过细胞内的转录、翻译、翻译后修饰后装配成三螺旋前胶原结构，在分泌至细胞外的阶段被进一步修饰形成原胶原分子，后者经过分子间的共价交联而形成原纤维，供继续装配形成胶原纤维。瘢痕组织中的Ⅰ、Ⅲ型胶原最为人们所关注，分别被COL1A1、COL1A2、COL3A1基因编码产物聚合而成。正常皮肤组织内以Ⅰ型胶原为主，Ⅲ型为辅；而皮肤瘢痕组织形成早期和活跃增生的瘢痕内Ⅲ型胶原含量相对增高，随着瘢痕组织的成熟，两型胶原比例趋向于正常真皮组织的状态。Ⅰ型胶原纤维为粗大纤维，而Ⅲ型为细纤维，过度纤维化的瘢痕内Ⅰ型纤维异常增多，并形成粗大涡旋状的紊乱结构，使得瘢痕组织变得僵硬。胶原纤维的形成和降解处于动态变化中，其降解过程主要通过胶原酶和MMP的化学降解作用实现。多种细胞可分泌胶原酶原，经过激活剂作用后获得酶活性并在胶原纤维的特定位点切割三螺旋结构，中性蛋白酶随后参与消化胶原纤维而形成多肽产物并被吞噬细胞摄取，在细胞溶酶体内被多种肽酶最终降解为氨基酸。MMP家族成员较多，各自对应不同的基质底物发挥酶解作用。据研究，多型MMP分别出现在塑形期的瘢痕组织中，与组织金属蛋白酶抑制因子（tissue inhibitor of metalloproteinase，TIMP）协同参与瘢痕组织内基质成分的降解和重塑。

◦三、肉芽组织◦

肉芽组织主要由丰富的毛细血管、功能活跃的成纤维细胞和巨噬细胞以及疏松的细胞外基质成分组成，在伤口愈合的增生期形成较为充分，随着伤口愈合进程的发展而逐渐成熟，其成熟期贯穿了整个伤口塑形期，本质上讲，肉芽组织形成后其后期的转归对于今后瘢痕的状态和外观具有显著的影响。临床观察显示，肉芽组织形成的范围越小，后期的瘢痕印迹的明显程度就越低。

皮肤伤口内肉芽组织的形成受到损伤的范围、深度和组织缺氧程度等因素的影响。皮肤外伤导致缺损后可诱导肉芽组织的长入，一般情况下，早期形成的肉芽组织依靠创基的组织渗液提供细胞所需的营养物质和有效的组织氧分压，大的缺损需要大范围的肉芽组织增生填充，这势必使肉芽组织中央部位处于低氧状态，虽然氧分压的梯度分布有助于新生血管长入低氧区域，但仍无法使肉芽组织内的氧分压提升至正常水平。组织低氧环境可激活低氧诱导因子（Hypoxia-inducible factors，HIF）介导的细胞信号转导通路，促进肉芽组织内的巨噬细胞和成纤维细胞发生表型分化而加剧后期伤口的纤维化程度。此外，伤及真皮深层时，网状层的成纤维细胞被激活而出现增殖、分化，并参与伤口愈合，但其分化成肌成纤维细胞和过度产生细胞外基质的趋势更为显著，导致后期伤口更为严重的纤维化程度。有鉴于此，轻微的皮肤损伤和能够经过有效伤口处理而使损伤限制在较小范围的较严重损伤是可以获得生理性瘢痕的预后。

◦ 四、参与伤口愈合的细胞因子 ◦

　　参与伤口愈合各个时期的细胞因子种类众多，如血小板衍生生长因子、表皮生长因子、成纤维细胞生长因子、转化生长因子、白细胞介素、肿瘤坏死因子、血管内皮细胞生长因子等，作用各异，有效发挥生理学功能的时相也各不相同，对于生理性瘢痕的形成而言，其代表了组织微环境的重要特征，对于维持伤口愈合的顺利进行起着重要作用。

一、病理性瘢痕的特征

病理性瘢痕包括增生性瘢痕和瘢痕疙瘩，两者既有联系也有明显的区别，临床工作中多依据发病原因、发病部位、瘢痕组织演变、患者的局部异常感受、既往治疗方案及结果分析进行治疗前的经验性诊断，不过，因此发生的两者间的误诊屡见不鲜。增生性瘢痕和瘢痕疙瘩的区别要点见表10-1。此外，病理性瘢痕还应与其他的异常皮肤肿物相鉴别，如隆突性皮肤纤维肉瘤、错构瘤、平滑肌肉瘤、皮肤癌、神经鞘瘤等。

表10-1 增生性瘢痕与瘢痕疙瘩的区别

项目	增生性瘢痕	瘢痕疙瘩
形态	限于病损范围	超出病损区，呈肿瘤样生长
好发部位	全身各处	前胸、肩、耳郭、下颌等
自行消退倾向	有可能性	无
加压治疗	有效	无效
Ⅰ、Ⅲ型胶原含量比例	2∶1	19∶1
FB分泌胶原能力较正常的倍数	6～7倍	20倍
组织内涡旋状结构	多	少
切片中透明性胶原纤维与黏液样基质	少	多
抗成纤维细胞核抗体	无	有
AgNORs及PCNA检测FB数量与活性	++	++++
ATP含量增高	随HS成熟下降	持续高水平可＞10年

注：FB，成纤维细胞，HS，增生性瘢痕

二、病理性瘢痕发生的相关因素

种族、家族遗传特征、年龄等因素与增生性瘢痕的发生趋势有关，临床工作中还发现，患者的内分泌和代谢状态、对某些饮食的全身反应与病理性瘢痕的发生或加剧具有密切联系。针对采用注射的方法防治病理性瘢痕而言，更应关注人体局部因素的影响。

（一）皮肤张力线

人体皮肤表面张力线与线性伤口的瘢痕预后关系密切，主要涉及伤口两侧边缘分离的程度以及伤口缝合后受皮肤弹性回缩致伤口开裂的倾向，其中也涉及伤口修复过程中，新生肉芽组织对来自创缘的静态和动态机械牵拉应力的反应性。临床观察结果表明，平行于张力线的伤口或手术切口发生增生性瘢痕的程度低于垂直于张力线走行的伤口或手术切口。

（二）伤口张力

早在2011年，Wong等发现局部黏着斑激酶通过FAK-ERK-MCP1信号通路介导了机械应力引起的增生性瘢痕的形成，首次将机械应力与炎性反应这两个与增生性瘢痕密切相关的因素联系起来。余州等给予小鼠皮肤切割缝合后的伤口加载牵引应力，两周后即可观察到局部增生性瘢痕的大体和镜下病理改变，显示即使是松皮动物的皮肤伤口，在持续机械应力作用的条件下，仍可发生导致形成增生性瘢痕的组织反应。持续施加在皮肤伤口的张力与年龄、体表部位、关节活动度有关，同时，与手术缝合伤口的技术和缝线材料也有着重要的联系。伤口的机械应力最终会传递到伤口组织内的细胞骨架结构和细胞质膜镶嵌的多种应力感受元件，并因此刺激细胞发生相应的反应，如导致细胞的增殖、分化、运动、上调多种基因的表达和促进生物活性分子的合成和分泌等，其中的一个变化是导致伤口区域组织微环境处于活跃的炎症持续状态，其结果是延缓了瘢痕组织的成熟和稳定，使瘢痕过度增殖的窗口期延长。许多种类的炎性细胞除了参与介导机械张力引起的局部急性炎性反应外，还长期存在于塑形期的病理性瘢痕组织中，并通过持续的细胞间的直接调控机制刺激成纤维细胞上调胶原蛋白合成和分泌功能，从而加剧了瘢痕组织的纤维化程度。对于线性伤口及其后期的瘢痕防治而言，在增生期和塑形期采用非延展型纸胶布可显著改善瘢痕的颜色、疼痛、瘙痒、宽度和高度，也可有效缩短瘢痕成熟所需时间。并非只有垂直于伤口走行轴线的应力具有促进病理性瘢痕形成的作用，沿着此轴线的牵拉应力同样会以相似的原理激活细胞的活化状态而影响伤口的愈合和瘢痕的形成。

（三）持续炎症状态

皮肤损伤后，凝血系统、激肽系统和补体成分被迅速激活，同时伴有血小板、嗜中性粒细胞、肥大细胞等相继迁移至损伤局部，共同形成急性炎症期的早期微环境，随后，血管活性因子、趋化因子和巨噬细胞在炎症的发展进程中逐渐成为主导因素，推动伤口愈合由急性炎症期向增生期和塑形期发展。然而，伤口局部有许多异常因素可干扰这一自然进程。伤口或创面细菌感染是常见的干扰因素，若持续存在则导致剧烈的免疫反应，尤其在进入增生期后，伤口感染将扰乱巨噬细胞在局部组织的由M1促炎症亚型为主向、M2抑炎症亚型为主的表型转变，其结果为M1型和M2型巨噬细胞共存于伤口或创面组织内，在更长的时期内无法顺利引导愈合组织进入塑形期，使成纤维细胞向肌成纤维细胞的增殖分化加剧，后者细胞数量和功能显著上调，导致大量细胞外基质成分的合成、分泌和细胞外的沉积，增加了后期瘢痕的严重程度。能够造成类似改变的还有免疫系统对混入伤口内的异物反应，而其中较为常见的是伤口内人为引入的手术材料，如外科缝线、导管以及固定组织的金属材料等。另外，皮脂腺分泌的脂类物质被氧化修饰后便成为强烈的诱导急性炎性反应的物质，能够产生加剧和延长伤口局部炎性状态的效应，应成为病理性瘢痕防治过程中的关注因素之一。

（四）动态低氧微环境

瘢痕组织在形成和成熟的较长一段时期内，颜色由鲜红色逐渐转变为暗红色或紫色，成熟期的瘢痕颜色淡化后接近正常肤色或甚至表现为一定的脱色状态。这种看似长期充血的外观并未直观地反映瘢痕组织内部的氧分压水平。Zheng 等研究发现，增生性瘢痕组织氧分压平均值为早期的 51.2 mmHg，变化为增生期的 30.2 mmHg，并进一步下降至 6.9 mmHg，瘢痕成熟后，其组织氧分压又恢复至接近正常的 71.1 mmHg，反映了增生性瘢痕组织处于长期动态低氧的状态。低氧分压时，真皮成纤维细胞和血管内皮细胞的反应是加速增殖和分化，成纤维细胞合成胶原蛋白和其他细胞外基质成分的能力上调，而内皮细胞形成更多更密集的微血管网，这些血管的通透性加大，而且易形成扩张、迂曲和梗阻的管腔，可能由此加剧了瘢痕增殖低氧的程度。持续的低氧环境可能是促进细胞外基质过度沉积和增生病理性瘢痕严重程度的因素之一。若采用压迫疗法挤压瘢痕组织内的微小血管网并使之完全闭塞，所造成的缺氧环境将导致成纤维细胞和血管内皮细胞的凋亡，有利于瘢痕组织的成熟。因此，病理性瘢痕内的供氧状态也是一个重要的治疗靶点。

（五）肌成纤维细胞

肌成纤维细胞由组织内的成纤维细胞经过表型分化而来，对于伤口愈合以及瘢痕形成起关键作用。其本身具有成纤维细胞和平滑肌细胞的特征和功能，具有合成、分泌胶原蛋白以及收缩功能。从肉芽组织在伤口内形成开始，经分化形成的肌成纤维细胞就大量地出现在创伤组织内，其胞浆内的肌动蛋白微丝通过细胞膜上的复合物与胞外胶原纤维相连，一定数量的细胞发生收缩时可导致肉芽组织的收缩，这一现象对于缩小愈合过程中的伤口和创面极为有利。然而对于增生性瘢痕组织而言，其内部存在数量远超成纤维细胞的肌成纤维细胞，细胞收缩导致细胞外基质缩紧而呈现僵硬的结构状态。在增生新瘢痕组织内，肌成纤维细胞的密度持续维持在较高水平，至瘢痕组织进入成熟稳定期后，肌成纤维细胞和成纤维细胞的数量和密度才降到较低的水平。

（六）性激素对瘢痕增生的促进作用

妊娠和哺乳期间，增生新瘢痕甚至瘢痕疙瘩的发展将会加剧，已成为临床共识。有研究表明，雌二醇可显著刺激真皮成纤维细胞的体外增殖，雌激素对成纤维细胞合成 I、III 型胶原的能力具有明显的促进作用；孕激素和雌激素对于细胞外基质中的透明质酸和胶原的合成呈显著的协同作用；雌二醇还具有刺激血管内皮细胞增殖分化的作用。雌激素还可诱导许多细胞因子的转录，如TGF-b1、bFGF、PDGF 等，这些因子在促进创面愈合的同时，也参与并促进伤口和创面病理性瘢痕的形成。此外，雌激素还具有增加酸性黏多糖和改变细胞周期的作用模式而加剧增生性瘢痕的形成和发展。

病理性瘢痕注射治疗的方案

病理性瘢痕以明显的纤维性增生为特征，且增生时长较长，最终形成坚硬、粗大、隆起、外观不良并伴有异常感觉的皮肤结节，对患者外表、感觉、运动功能和心理感受带来负面影响。对于某些病理性瘢痕，如大面积深度烧烫伤所导致的瘢痕，一旦发展到比较严重的程度后，目前的治疗技术尚无法达到将其完全去除的水平，患者伤后身心将长期遭受瘢痕的困扰。因此，从伤口或创面处理环节至最终形成成熟稳定的瘢痕为止的数月甚至数年的漫长时期，积极预防病理性瘢痕形成是治疗方案中的一项十分重要的内容。为此，许多学者多年前就已经提出，一些能够避免或减轻后期瘢痕导致严重畸形和功能障碍的技术手段应酌情成为创面首选治疗方案，体现出预防病理性瘢痕形成对于创面良好预后的重要性。近年来，随着瘢痕医学专业的基础和临床研究的深入开展和广泛的学术交流，采用有循证医学证据支持的病理性瘢痕有效预防手段尽早介入皮肤伤口和创面的早期治疗已成为本专业的临床共识，并逐渐向其他外科专业医护人员普及。临床瘢痕注射治疗技术属于有创类治疗，操作简单，开展历史久远，可单独或联合其他治疗手段实施。尽管如此，制订病理性瘢痕注射治疗方案时，应首先根据患者病史考虑是否存在潜在的注射禁忌证和重复以往无效的治疗流程的情况，在诊断明确瘢痕的类别特征、确立预防和治疗的目标、并充分掌握注射剂型的药物作用的前提下，制订制剂配方，选择使用器具，规划操作流程，定期随访评估，安排接续治疗，在各次注射治疗期间，应达到治疗利弊效应可控、瘢痕组织病理学变化遵循生理性瘢痕形成规律而发展的状态，最终获得良好的临床预后。由于病理学瘢痕形成过程时间较长，而目前使用的注射制剂的药效和药代动力学特征尚无法实现仅注射一次就可达到治疗目的。因此，接续注射成为常规的治疗模式。此外，治疗前充分的医患沟通、采纳无痛或低疼痛注射技术、阶段性治疗效果评估和制剂及时合理调整是获得患者良好依从性并实现既定治疗目标的重要保证。

表 10-2　常用病理性瘢痕临床分类

按照瘢痕外观形态分类	按照瘢痕发展阶段分类
切割伤导致的线性瘢痕	增生期瘢痕
烧创伤导致的片状瘢痕	减退期瘢痕
	成熟期瘢痕
按照病因分类	
外伤后瘢痕	按照瘢痕病理学性质分类
烧伤后瘢痕	增生性瘢痕
手术后瘢痕	瘢痕疙瘩
按照局部皮肤张力分类	
高张力部位瘢痕	
低张力部位瘢痕	

○ 一、适合注射治疗的病理性瘢痕种类 ○

病理性瘢痕分布于体表皮肤及皮下组织层次，属于注射针头或无针头高压注射后药物可及的层次范围，故注射方式适用于所有病理性瘢痕的治疗。然而，具体注射方案还需要根据病理性瘢痕的类别（表10-2）差异进行个体化的定制方可做到利弊平衡。

◦ 二、病理性瘢痕常用注射药物 ◦

（一）皮质类固醇

20世纪60年代，肾上腺皮质激素就已经被应用于病理性瘢痕内注射，有效率达50%~100%，然而后期的复发率较高，可超过50%，同时伴有一些局部和全身的不良反应。尽管如此，激素类的注射药物因其可被接受的治疗有效性而成为病理性瘢痕治疗的最常用药物，目前使用的制剂均为改良后的合成药剂，如曲安奈德和复方倍他米松注射液，已在临床治疗中被广泛采用。

1. 曲安奈德注射液 为乳白色细颗粒混浊液制剂，从药理作用来看，其具有持久的抗炎和抗变态反应的作用，可抑制炎性细胞向瘢痕组织内的迁移并抑制炎性细胞释放激肽类、组胺、慢反应物质等炎性介质，并抑制补体系统的激活及巨噬细胞的吞噬功能以及多个免疫反应环节。曲安奈德在瘢痕内能抑制成纤维细胞的增殖，在多个环节下调胶原蛋白和其他细胞外基质蛋白的基因表达，减少这些基质成分的合成和分泌，减少局部细胞产生转化生长因子、胰岛素样生长因子等细胞因子，从而抑制了细胞的活化水平和细胞外基质成分过度沉积；此外，曲安奈德可减少胶原酶抑制剂α-巨球蛋白，间接导致胶原酶的活性增强而加速胶原纤维的降解。研究表明，曲安奈德还能降低血管内皮生长因子（vascular endothelial growth factor，VEGF）的表达，抑制毛细血管新生血管芽和管腔的形成，使组织内微血管的更新发生障碍；曲安奈德长时间的作用将激活caspase介导的诱导血管内皮细胞死亡的程序。

根据以上药理作用，曲安奈德可用于持续炎性状态的增生期瘢痕，也可利用其抑制胶原蛋白合成、加强细胞胶原酶活性的作用应用于塑形期阶段的瘢痕治疗中，促进瘢痕组织胶原纤维降解。总而言之，曲安奈德的瘢痕内注射可适用于伤口或创面愈合后瘢痕处于增生以及接近成熟期的瘢痕组织的治疗，其作用涵盖了病理性瘢痕的预防和治疗。作为激素类药物，国外临床治疗指南曾在增生性瘢痕的预防和治疗中将曲安奈德归为二线药物，但近年来的临床研究报道显示，该药物越来越多地被应用于活跃的增生性瘢痕的治疗中。对于瘢痕疙瘩，国内外的临床指南将曲安奈德纳入一线治疗用药。根据瘢痕疙瘩的发病特征，我国的临床指南对于包括曲安奈德在内的激素类药物的使用提倡与氟尿嘧啶等化疗药物联合使用。

使用要点：①对于线状和片状增生性瘢痕，其病理过程遵循创伤、急性炎症期、增生期、塑形期发展规律，直至形成的瘢痕组织成熟稳定。自伤口或创面愈合后，就应积极地采用硅酮类凝胶或贴膜预防瘢痕增生。对于线性瘢痕，无论是外伤或手术所致，还应注重伤口的减张处理；对于片状瘢痕，如烧烫伤创面愈合后瘢痕，还应坚持使用弹力织物的有效压迫，在瘢痕增生的一段较长时期内，持续抑制瘢痕的生长。在此基础上，若发生瘢痕的增生迹象，可行曲安奈德药物注射。因此，在这一防控瘢痕增生的过程中，曲安奈德当属二线药物。对于处于增生期阶段或位于体表高张力部位的、有明显增生趋势的瘢痕，注射曲安奈德时可选择高药物浓度（如30~40 mg/ml）并适当缩短接续注射的间隔时间；经注射后一旦瘢痕的增生趋势逐渐平缓，可减低药物注射浓度并延长注射间隔时间（如4～6周以上）。②对于瘢痕疙瘩的治疗，国外文献有采用激素药物局部注射获得较好疗效的报道，但因种族差异的原因，我国的临床治疗指南推荐使用激素类药物与放疗或化疗药物的联合方案，其主要目的是在平衡治疗利弊的基础上获得最低的后期复发率。许多研究文献提倡长期采用硅酮类外用药物和局部病灶物理压迫的辅助措施预防瘢痕疙瘩的进展和治疗后的复发，其会使药物注射联合方案取得更好的临床效果。因此，曲安奈德被纳入注射治疗瘢痕疙瘩联合方案中的一线用药。就曲安奈德的药理作用而言，其可通过抑制多种炎性免疫细胞的基因表达、抑制成纤维细胞胶原蛋白合成能力、间接促进组织内胶原酶的活性等机制阻止病灶组织的快速进展并使隆起、坚韧的组织渐渐变得平、软，最终在多次注射后可平复到正常皮肤平面。然而，临床经验显示，曲安奈德单独或联合其他药物注射时，最初几次所获得的治疗效果一般比较显著，表现在瘢痕疙瘩的质地迅速变得柔软、隆起的高度快速降低、部分患者痛痒的不适感程度明显减轻；随着注射次数的增加，每次治疗所带来的改善程度逐渐减小。为了获得最佳的注射治疗效果，注射方案的适应证多选择处于炎性反应活跃状态的瘢痕疙瘩，如仍处于病理发展早期或出现复发迹象不久的瘢痕疙瘩。

我国学者依据瘢痕疙瘩病灶的数量和分布将其分为单个部位单个病灶结节、单个部位多个结节、多部位各含单个结节以及多部位各含多个病灶结节几种类型。若针对这些瘢痕疙瘩皮肤结节采用药物注射的治疗方案，则需要考虑总的药物剂量，以避免不良反应的发生。真皮层萎缩、皮下脂肪萎缩、色素脱失和毛细血管扩张等是曲安奈德多次长期注射后的常见局部不良反应，停药后部分可逆转。对于年轻女性患者，皮质激素类药物注射剂量超出某一限度时会导致月经周期失调，极少数患者还会出现库欣综合征的表现，患者因此拒绝接受多次注射治疗。当需要对数量较多的瘢痕疙瘩行曲安奈德药物注射治疗时，常因总注射剂量的限制而对多个部位的瘢痕疙瘩病灶实施分区分期的治疗安排，使每次接受注射的病灶结节数量或组织容积控制在一定范围内，从而降低每一疗程的药物注射总剂量；另外，有循证医学证据证明，将曲安奈德与5-氟尿嘧啶联合用药时，可分别降低各自的药物浓度而维持同样的治疗效果（如采用终浓度分别为曲安奈德7.5 mg/ml＋5-氟尿嘧啶1.5 mg/ml低剂量混合注射液），如此既保持了治疗的有效性，又降低了引发不良反应的风险，也成为联合药物治疗方案的优势之一。

2. 复方倍他米松注射液（得宝松） 本品为复方制剂，由二丙酸倍他米松及倍他米松磷酸钠等成分配伍而成。在通过局部注射治疗病理性瘢痕时推荐剂量为0.2 ml/cm²，发挥治疗作用的药理机制、药物注射间隔时间以及可能导致的不良反应也类似于曲安奈德注射液。

（二）化疗药物

瘢痕疙瘩治疗后的局部高复发率表明其具有良性肿瘤的组织生物学特征，这也是其临床治疗的难点。由于其复发机制尚未明了，根据临床治疗经验不断总结出的方案逐渐被推广使用，其中，部分已长期应用于肿瘤疾病治疗中的不良反应相对温和的化疗药物被引入到病理性瘢痕的治疗尝试和临床研究中，个别药物显示出了较好的疗效和应用前景。

1. 5-氟尿嘧啶（5-fluorouracil，5-FU）

（1）作用机制：5-FU为抗代谢类的化疗药物，进入机体内就被活化成5-氟-2-脱氧脲嘧啶核苷酸，抑制胸腺嘧啶核苷酸合成酶，阻断脲嘧啶脱氧核苷酸转变为胸腺嘧啶脱氧核苷酸，从而影响DNA的生物合成。此外，5-FU通过阻断脲嘧啶及乳清酸掺入RNA，直接抑制RNA的合成，并干扰蛋白质合成，影响细胞的增殖。5-FU对于细胞DNA合成期的作用最为明显，对细胞周期的其他时相也有一定的抑制作用。有研究资料显示，用5-FU处理细胞可导致细胞停留在S期，同时诱导p53依赖的细胞凋亡。虽然5-FU主要作用于细胞周期的S期，但其作用并无细胞周期特异性。对于皮肤组织而言，5-FU具有抑制细胞有丝分裂、抑制成纤维细胞胶原前体分泌、血管内皮细胞增殖、TGF-b刺激诱导的I型胶原蛋白基因表达的功能，还可诱导成纤维细胞的凋亡。

（2）5-FU治疗病理性瘢痕的临床研究：Fitzpatrick于1999年报道了应用5-FU治疗病理性瘢痕的经验并引起了人们对该药物的关注。通过复习国外文献中对5-FU单独使用、与皮质类固醇类药物联合使用、与激光治疗联合使用以及作为手术辅助用药时对病理性瘢痕的治疗有效性和降低复发率等方面的研究报道，可以看到，若以瘢痕体积减小程度、瘙痒疼痛感觉异常的减轻程度以及患者的自我满意度为有效性评价指标，则采用5-FU与其他多种治疗措施联合的方案显著优于单独使用皮质类固醇类药物注射的临床效果。基于5-FU具有抑制血管内皮细胞和成纤维细胞等细胞有丝分裂、抑制成纤维细胞胶原蛋白合成、甚至诱导病理性瘢痕组织内细胞凋亡的机制，采用5-FU局部注射时主要适应证为炎性状态和充血明显的病理性瘢痕治疗，而且该药物常联合皮质类固醇类药物共同注射，可适当减小各自药物的剂量，有利于减少并发症的出现。

根据文献报道，单独采用5-FU用于局部注射时的剂量范围为25~50 mg/ml，而国内外的研究资料大多显示5-FU与皮质类固醇类药物联合注射方案对于增生性瘢痕和瘢痕疙瘩的疗效更佳，瘢痕组织的减容、外观改善、异常感觉的程度减轻以及患者满意度等评价指标均显示优于单独采用临床常用的曲安奈德或得宝松制剂的效果，而且当5-FU与皮质类固醇类药物联合时，其配制剂量可进一步降低以减少不良反应的发生，如笔者在治疗炎症状态明显的瘢痕疙瘩而采用5-FU与曲安奈德联合制剂时，可采用终浓度为2.5~5.0 mg/ml的5-FU进行瘢痕疙瘩病灶组织内注射，早期每3~4周注射1次，后期酌情增加注射间隔时间，该方案可有效将瘢痕疙瘩的容积逐次减少。

5-FU单独或联合皮质类固醇类药物注射治疗病理性瘢痕的有效性范围较为宽泛，某些报道数据显示可高达95%以上，但也有数据显示不足50%，这种差异性反映出除了药物剂量之外，尚存在其他影响疗效的因素，如病理性瘢痕在注射治疗时所处的病理状态和病灶组织的发展阶段、联合药物的配制比例、注射时使用的常规注射器手推方式或专用高压无针注射装置、病理性瘢痕病灶组织内均匀注射或活跃区域的加大剂量注射模式、各次注射间隔时间等。此外，还应考虑患者既往接受类似注射治疗时的局部和全身反应的表现；若患者既往未接受过局部注射治疗，则采用注射后的瘢痕组织缩小软化以及患者异常感觉改善程度的变化较显著；相反，长期接受注射治疗后，局部瘢痕病灶组织对继续注射治疗的反应性逐渐减低，此时可考虑联合非注射治疗方案以改善治疗的有效性。有研究者对比了不同注射间隔时间和不同注射次数对瘢痕疙瘩的治疗效果，显示采用每周注射1次或每3~4周注射1次方案，均可获得较为满意的治疗有效性。但是，不同方案达到瘢痕疙瘩病灶组织稳定并在一定时间内无明显复发迹象所需的药物注射次数差异较大，如一些注射方案仅需3~6次瘢痕疙瘩组织便达到了相对稳定的状态，而另一些注射方案则需要8~16次方可使病灶组织进入相对稳定的状态。由此可见，由于注射治疗有效性受多因素影响，在临床实践中，针对每位患者的病理性瘢痕的注射方案应做到个性化才能保证利弊平衡。

（3）5-FU治疗病理性瘢痕的不良反应：①局部不良反应。与5-FU浓度过高或局部注射体积过大有关，前者因素可导致组织变性、坏死，进一步可发展成局部难愈性溃疡以及导致局部有色素沉着；而后者可导致注射时以及注射后数小时至数十小时内的灼烧感和剧烈疼痛，尤其对于前期未接受过药物局部注射治疗的患者，疼痛感可达到难以忍受的程度。因此，建议此类患者在药物注射前和注射后24 h内定时服用镇痛药物，以便显著减轻因疼痛带来的不良感受和对后续注射治疗的心理恐惧状态。②全身不良反应。可导致贫血、白细胞和血小板减少等骨髓功能受抑状态。全身不良反应多见于静脉输注治疗肿瘤疾病时，而用于瘢痕病灶组织内注射浓度在50 mg/ml以下的5-FU时，鲜有发生全身并发症的报道，因此，目前认为，在临床实践中所采用的5-FU剂量和注射模式的安全性是可以接受的。

2. 其他化疗药物　在国内外报道的文献中，研究人员对丝裂霉素（Mitomycin）和平阳霉素（Pingyangmycin，争光霉素A5）治疗增生性瘢痕和瘢痕疙瘩的临床疗效进行了研究，多数研究结果支持这两种药物作为病理性瘢痕的辅助注射用药。

丝裂霉素为放线菌合成后被分离出的广谱抗肿瘤药物，对实体瘤有效，为细胞周期非特异性药物，在细胞内通过还原酶活化可与DNA的嘌呤形成交叉连接，还可引起DNA单链断裂和染色体断裂，使DNA解聚并抑制DNA复制；高浓度时对RNA和蛋白质的合成亦有抑制作用，在乏氧条件下也有作用。平阳霉素为我国从放线菌培养液中分离得到的与博来霉素成分相近的抗肿瘤抗生素，通过与DNA结合并抑制胸腺嘧啶核苷掺入DNA破坏DNA结构，使DNA单链断裂，从而抑制DNA复制。

丝裂霉素和平阳霉素在肿瘤疾病治疗中的基础和应用研究较多，但治疗病理性瘢痕的机制研究和临床应用研究报道相对较少，因此局部应用的安全性、有效性和并发症等仍需进一步观察研究。

（三）肉毒毒素

自1989年美国食品与药品管理局批准肉毒毒素用于治疗斜视和眼睑肌肉痉挛后，该药物在医疗美容领域的应用便被广泛开展起来。目前，A、B型肉毒毒素已被批准用于临床治疗，但仅有A型肉毒毒素被应用于医疗美容领域临床治疗中。

1. 分子构成及作用机制　肉毒毒素为一组由七个不同血清型（A-G）肉毒杆菌在繁殖过程中分泌的毒性蛋白质，为强力神经毒素，其作用机制如下。（1）特异性地与胆碱能神经末梢突触前膜的表面受体结合，使细胞膜钙离子通道失活，导致胞外钙离子无法进入胞内引发胞吐囊泡；（2）经特异性受体介导进入细胞内降解SNAP-25蛋白，SNAP-25是一种影响神经末梢内囊泡与突触前膜融合而将乙酰胆碱释放的必需蛋白质，肉毒毒素的降解作用阻止了乙酰胆碱进入突触肌接头间隙。通过这两种机制，神经递质乙酰胆碱无法释放到神经肌肉接头间隙。A型肉毒毒素由19种氨基酸组成，分子量为90万～120万，注射进入人体两周后，其抑制乙酰胆碱释放的效应达到高峰。但数月后通过突触前膜出芽孢的形式以及形成新的神经肌接头使运动终板和肌纤维处乙酰胆碱重新得以释放，从而导致A型肉毒毒素的抑制作用消失。由于不同厂商生产的A型肉毒毒素在剂型、效价以及药效评价方法等方面存在差异，临床应用中应采用个体化的方案。各种剂型的A型肉毒毒素的疗效均较为持久，为4～6个月，个别情况下，治疗效果可维持两年以上。

2. 肉毒毒素在病理性瘢痕治疗中的机制研究　伤口张力对于病理性瘢痕的发生发展起着重要作用，A型肉毒毒素通过抑制乙酰胆碱神经递质的释放和由此导致的抑制局部肌肉收缩运动的效应减轻了伤口张力诱发的瘢痕增生和瘢痕疙瘩活跃程度。A型肉毒毒素的这一作用机制被广泛应用于为应对皮肤软组织张力而在伤口周围肌内注射以达到术后制动的临床实践中，许多临床观察研究报道也提供了支持证据，肯定了A型肉毒毒素抑制瘢痕增生的作用。近年来，针对成纤维细胞在瘢痕疙瘩病理发展中的作用，许多学者开展了A型肉毒毒素干扰和调控该类细胞的基础研究，并提出了以下A型肉毒毒素抑制病理性瘢痕的新的机制。①A型肉毒毒素可通过改变病理性瘢痕关键细胞内TGF-β_1、结缔组织生长因子CTGF、S100A、VEGF、MMP-1与PDGFA的基因表达，抑制成纤维细胞的增殖；②通过改变细胞周期，促进成纤维细胞处于G0～G1期，而抑制病理性瘢痕的进展；③A型肉毒毒素通过抑制成纤维细胞向肌成纤维细胞的分化，从而抑制病理性瘢痕的进展。通过在灵长类动物伤口模型的研究也证实了A型肉毒毒素具有抑制伤口变宽和瘢痕增生、改善伤口瘢痕外观的有益效果。

3. 肉毒毒素治疗病理性瘢痕的临床研究进展　有许多学者观察了术后早期应用BTA预防和改善手术切口瘢痕的研究，如在面部外伤，尤其是额部纵行伤口以及唇裂修复术后的5～10 d内开始给予A型肉毒毒素局部注射并随访6～12个月的临床评分观察，评价伤口愈合后的外观质量差异，结果显示，A型肉毒毒素对面部伤口抑制增生性瘢痕的发生、减小伤口后期瘢痕宽度等方面具有良好的作用。这些结果也提示，A型肉毒毒素对于维持伤口的正常愈合并最终获得生理性瘢痕具有一定作用。

（1）A型肉毒毒素在增生性瘢痕治疗中的临床研究：对于好发增生性瘢痕的手术伤口部位的研究也显示了BTA具有良好的效应。早在2009年的案例报道中，研究者观察到给予19例增生性瘢痕组织内连续3个月、每月1次注射A型肉毒毒素，可明显改善病灶组织的充血、瘙痒感觉、柔软程度，患者对A型肉毒毒素治疗的满意度较高。在一项采用A型肉毒毒素针对15例甲状腺切除术后的颈部伤口瘢痕增生的效应的双盲随机和瘢痕自身对照研究中，作者采用改良Stony Brook瘢痕评分法，经统计学分析，结果显示A型肉毒毒素显著抑制了伤口瘢痕的增生程度。在一项胸骨前切口瘢痕上下两部分双盲随机自身对照研究中，作者在随访6个月的时间内观察到经过A型肉毒毒素处理后，伤口瘢痕的温哥华瘢痕量表分值由生理盐水处理的（6.29±2.39）分降低至（3.44±1.68）分，两组间分值具有显著性差异，同时，A型肉毒毒素处理后瘢痕的宽度变得更窄，患者对于伤口瘢痕预后外观的满意度更高。

（2）A型肉毒毒素在瘢痕疙瘩治疗中的临床研究：在Shaarawy等进行的一项随机双盲对照研究中，24例女性瘢痕疙瘩患者被分组并分别接受A型肉毒毒素（5 IU/cm³，1次/8周，共3次）或皮质类固醇（10 mg/ml，1次/月，共6次）的病灶内注射治疗，随后在7个月的随访期对瘢痕疙瘩组织的硬度、凸起程度、体积和红色程度参数的客观测量值以及患者的病灶组织的瘙痒、疼痛和局部感受高张力程度评分分值进行对比分析，结果显示，尽管两组患者的瘢痕疙瘩组织的体积、高度、红色程度治疗后均发生了显著性的缩小和淡化（$P<0.01$），A型肉毒毒素带来的病灶组织的高度和红色程度的变化与皮质类固醇治疗组差异无统计学意义；在治疗后瘢痕疙瘩组织柔软度变化方面，皮质类固醇治疗组更有利于使病灶组织软化；在瘢痕疙瘩组织瘙痒、疼痛以及局部感受高张力程度的变化指标方面，A型肉毒毒素注射后2个月患者即感受到程度明显减轻，改善程度显著大于皮质类

固醇治疗组（$P<0.01$）；患者对A型肉毒毒素治疗效果的总体满意度也高于皮质类固醇组（75% *vs.* 50%），且皮质类固醇治疗组中有3例患者出现了局部真皮萎缩和毛细血管扩张的并发症，而A型肉毒毒素治疗组未发生类似症状。这是一个设计良好的临床研究，可能较为真实地反映了在采用一定剂量和一定间隔时间给药模式下，A型肉毒毒素注射所获得的瘢痕疙瘩变化效果；其他证据等级较高的临床研究资料显示了单一使用A型肉毒毒素治疗瘢痕疙瘩时可获得类似的效果。

有学者对A型肉毒毒素在瘢痕疙瘩切除术后局部应用预防复发的效果进行了观察，发现接受术后伤口局部注射一剂A型肉毒毒素（1.5 U/cm）者术后6个月期间伤口的外观改善程度显著，优于术后重复局部注射皮质类固醇对照组，但无统计学差异。另外，A型肉毒毒素在瘢痕内注射后的疼痛感较轻，且明显低于其他药物注射后的痛感，可作为A型肉毒毒素在瘢痕注射中的优势。

在一篇样本量相对较大的临床研究中，作者观察了5-氟尿嘧啶（20 mg/cm伤口长度）与A型肉毒毒素（20 U/cm伤口长度）在瘢痕疙瘩病灶组织切除术后伤口边缘组织内联合注射预防瘢痕疙瘩复发的效果，在2年随访期内，有11例（13.75%）出现了伤口增宽，其中3例（3.75%）出现了瘢痕疙瘩复发；与以往单独使用BTA的临床治疗相比，本结果显示了较低的复发率，提示A型肉毒毒素在术后联合应用的潜在价值。

尽管文献资料中有许多研究结果显示A型肉毒毒素局部注射对于预防和治疗病理性瘢痕有良好的作用，同时也应该注意到有许多基础研究的结果并未支持A型肉毒毒素对瘢痕疙瘩来源的成纤维细胞在胶原蛋白的合成、炎性细胞因子的释放、伤口愈合相关细胞因子的合成以及肌成纤维细胞分化相关基因的表达等方面具有显著的抑制作用，即A型肉毒毒素在病理性瘢痕发病中的作用机制仍不清楚，因而A型肉毒毒素在预防和治疗瘢痕类疾病尚属于经验性。就目前治疗病理性瘢痕的临床经验来看，使用A型肉毒毒素可部分取代常用的皮质类固醇类药物，因而有助于减轻和避免药物注射后局部毛细血管扩张和真皮萎缩现象的发生。另外，在使用A型肉毒毒素注射治疗瘢痕疙瘩预防复发的临床实践中，目前尚缺乏药效评价方法、联合使用方案和适应证选择以及不同人种对治疗方案反应性差异的广泛研究报道，值得进一步研究。

4. 不良反应　与采用高剂量治疗疾病时相比，医疗美容领域内A型肉毒毒素的应用剂量相对较低，因此，不良反应的发生率较低，出现的不良症状也多为暂时和可逆的。A型肉毒毒素的不良反应可大致归纳为以下四个方面。

（1）注射针穿刺造成的局部损伤：可表现为瘀青、充血、局部疼痛等。针刺疼痛和精神紧张会引发血管迷走神经反应而出现短暂性低血压和昏厥。随着注射操作者的经验积累和注射技术的熟练掌握以及注射前与患者的有效沟通，此类不良反应的发生率将会大幅度降低。

（2）注射至靶点周围肌肉所导致的不良反应：根据受累肌肉的不同及其肌力减弱或瘫痪的程度，可表现为额部紧绷感、上睑下垂、眉下垂、吞咽困难、双侧面部轮廓不对称、表情不自然、畏光、流泪、轻度下睑外翻、暴露性角膜炎、视力模糊、头痛等。这些症状均为自限性，可在数周至3个月内逐渐减弱并消失。

（3）与A型肉毒毒素注射药物体积相关的不良反应：目前采用的A型肉毒毒素注射剂型使其进入靶组织后的弥散范围与药物体积成正比，当扩散至靶点周围肌肉时，可出现相应的不良反应。避免的措施是采用更为精准的靶点内注射和降低A型肉毒毒素在每一位点的药物注射体积。

（4）与A型肉毒毒素注射剂量相关的不良反应：此类不良反应较为严重，与A型肉毒毒素使用剂量过大有关，包括体内中和抗体的形成、颞浅动脉额支假性动脉瘤的形成、针对A型肉毒毒素毒素本身或剂型配伍中的其他成分的过敏反应等。

（四）间充质干细胞及其衍生产物用于病理性瘢痕的预防和治疗

间充质干细胞属于中胚层多能干细胞，具备自我更新和多向分化能力，分布广泛。间充质干细胞除了应用于血液疾病的辅助治疗外，还可用于心、脑血管性疾病、肝硬化、骨病、肌肉衰退性疾病、脑和脊髓神经损伤、老年痴呆、红斑狼疮和硬皮病等的临床研究中。目前，常用于病理性瘢痕研究和治疗的间充质干细胞包括骨髓间充质干细胞（BMSC）、脐带组织来源间充质干细胞、脂肪组织来源间充质干细胞（ADSC）等。就细胞功能而言，这类细胞具有免疫调节功能，可通过细胞间的直接作用以及分泌抑制性细胞因子抑制T淋巴细胞的增殖和活化并降低局部组织的炎性反应程度，从而有利于阻止炎性因素导致的增生性瘢痕和瘢痕疙瘩的病理性进展。关于瘢痕类疾病的预防和治疗，有研究提示，间充质干细胞可抑制肌成纤维细胞的分化和I、III型胶原蛋白的生成，因而可抑制病理性瘢痕组织内过度胶原蛋白沉积；在伤口愈合的早期阶段，应用间充质干细胞还可促进正常的血管形成过程，促使伤口的正常愈合，降低了伤口异常愈合过程导致的过度血管增殖和肉芽增殖增生的程度，也进一步降低了后期形成病理性瘢痕的风险。

间充质干细胞获取方便、扩增培养技术较为成熟，便于基础和应用研究的广泛开展。分离获得原代和多次培养扩增的间充质干细胞仍可长期保持干细胞特征，因而可保持极低的免疫源性，有利于开展细胞移植。目前，在病理性瘢痕相关应用研究中，骨髓来源和脂肪组织来源的间充质干细胞是较为常用的细胞类型。此外，间充质干细胞分泌的囊泡和外泌体瘢痕组织内注射也已成为新的研究方向。

在应用研究方面，许多实验证据显示，BMSC通过旁分泌模式抑制了包括结缔组织因子、纤溶酶原活化抑制因子1、转化生长因子-β1和2等促纤维化基因的表达，上调了转化生长因子-β3和核心蛋白多糖decorin等抑纤维化基因的表达，从而使I型胶原蛋白和纤维连接蛋白的组织含量降低。通过IL-10作用修饰后的BMSC其细胞内JNK/NF-êB通路受抑，进而降低了炎性反应的程度，在体外和在体动物瘢痕模型中均表现出良好的抑制瘢痕增生的效应。脂肪组织来源的间充质干细胞在抑制病理性瘢痕的机制方面与骨髓来源间充质干细胞可能存在差异，有研究表明，ADSC可下调Col1、Col3、α-SMA等基因的表达，同时使在体动物模型中瘢痕组织的厚度以及组织内胶原蛋白排列紊乱性显著降低；进一步的细胞和组织培养研究显示，ADSC以旁分泌调控模式抑制了瘢痕组织成纤维细胞内p38/MAPK信号转导通路的活化而发挥瘢痕抑制作用。

除了间充质干细胞外，在一项基于兔耳瘢痕模型的研究中，研究者观察了人脂肪来源干细胞分泌的囊泡以及不含囊泡的培养上清导入兔耳伤口后对增生性瘢痕的抑制效应，结果显示，与以往认为干细胞是通过分泌炎性抑制性因子预防增生性瘢痕形成的认知不同，干细胞分泌的细胞外囊泡显著地抑制了组织内胶原蛋白的过度沉积以及肌成纤维细胞的分化增殖。脂肪干细胞分泌的外泌体可被成纤维细胞通过特异性胞饮过程所捕获，外泌体内含的miR-192-5p可在靶细胞内抑制Col1、Col3、α-SMA、IL-17RA、p-Smad2/p-Smad3的表达并上调SIP1的表达，从而发挥增生性瘢痕来源的成纤维细胞的活性。

上述有关间充质干细胞及其分泌的囊泡和外泌体对于病理性瘢痕抑制效应的研究目前大多处于体外实验模型和动物模型实验阶段，该项治疗能否最终转化为满足临床需求的有效治疗项目，将取决于大量临床研究的开展。

（苏映军）

参考文献

［1］ 李荟元, 马显杰. 瘢痕疙瘩防治最新进展 [M]. 西安: 第四军医大学出版社, 2019.

［2］ 余州, 杨宽, 王彤, 等. 机械张力致小鼠增生性瘢痕形成的模型构建 [J]. 中国美容整形外科杂志, 2019, 30 (1): 43-47.

［3］ PINCHA N, HAJAM EY, BADARINATH K, et al. PAI1 mediates fibroblast-mast cell interactions in skin fibrosis [J]. J Clin Invest, 2018, 128 (5): 1807-1819.

［4］ O'REILLY S, CROFTON E, BROWN J, et al. Use of tape for the management of hypertrophic scar development: A comprehensive review [J]. Scars, Burns & Healing, 2021, 7: 1-17.

［5］ MORELLI COPPOLA M, SALZILLO R, SEGRETO F, et al. Triamcinolone acetonide intralesional injection for the treatment of keloid scars: patient selection and perspectives [J]. Clin Cosmet Investig Dermatol, 2018, 11 (6): 387-396.

［6］ 章一新. 瘢痕早期治疗全国专家共识 (2020 版) [J]. 中华烧伤杂志, 2021, 37 (2): 113-125.

［7］ 中国整形美容协会瘢痕医学分会常务委员会专家组. 中国瘢痕疙瘩临床治疗推荐指南 [J]. 中国美容整形外科杂志, 2018, 29 (5): 前插 3- 前插 14.

［8］ NAWROCKI S, CHA J. Botulinum toxin: pharmacology and injectable administration for the treatment of primary hyperhidrosis [J]. J Am Acad Dermatol, 2020, 82 (4): 969-979.

［9］ RIVKIN AZ, OGILVIE P, DAYAN S, et al. OnabotulinumtoxinA for simultaneous treatment of upper facial lines: subject-reported satisfaction and impact from a phase 3 study [J]. Dermatol Surg, 2020, 46 (1): 50-60.

［10］ SHOME D, KHARE S, KAPOOR R. Efficacy of botulinum toxin in treating Asian Indian patients with masseter hypertrophy: a 4-year follow-up study [J]. Plast Reconstr Surg, 2019, 144 (3): 390e-396e.

［11］ HAO RT, LI ZC, CHEN X, et al. Efficacy and possible mechanisms of Botulinum Toxin type A on hypertrophic scarring [J]. J Cosmet Dermatol, 2018, 17 (3): 340-346.

［12］ WANG XX, CHEN X, XIAO ZB. Effects of Botulinum Toxin Type A on Expression of Genes in Keloid Fibroblasts [J]. Aesthetic Surg J, 201, 34 (1): 154-159.

［13］ ZHIBO X, MIAOBO Z. Botulinum toxin type A affects cell cycle distribution of fibroblasts derived from hypertrophic scar [J]. J Plast Reconstr Aesthetic Surg, 2008, 61 (9): 1128-1129.

［14］ JEONG HS, LEE BH, SUNG HM, et al. Effect of Botulinum Toxin Type A on Differentiation of Fibroblasts Derived from Scar Tissue [J]. Plast Reconstr Surg, 2015, 136 (2): 171e-178e.

［15］ LI YH, YANG J, LIU JQ, et al. A Randomized, PlaceboControlled, Double-Blind, Prospective Clinical Trial of Botulinum Toxin Type A in Prevention of Hypertrophic Scar Development in Median Sternotomy Wound [J]. Aesthetic Plast Surg, 2018, 42 (5): 1364-1369.

［16］ PRUKSAPONG C, YINGTAWEESITTIKUL S, BURUSAPAT C. Efficacy of Botulinum Toxin A in Preventing Recurrence Keloids: Double Blinded Randomized Controlled Trial Study: Intraindividual Subject [J]. J Med Assoc Thai, 2017, 100 (3): 280-286.

［17］ WILSON AM. Eradication of keloids: Surgical excision followed by a single injection of intralesional 5-fluorouracil and botulinum toxin [J]. Can J Plast Surg, 2013; 21 (2): 87-91.

［18］ LEE HJ, JANG YJ. Recent Understandings of Biology, Prophylaxis and Treatment Strategies for Hypertrophic Scars and Keloids [J]. Int J Mol Sci, 2018, 19 (3): 711.

［19］ XIE F, TENG L, XU JJ, et al. Interleukin-10 modified bone marrow mesenchymal stem cells prevent hypertrophic scar formation by inhibiting inflammation [J]. Pharmazie, 2020, 75 (11): 571-575.

［20］ ZHU YZ, HU X, ZHANG J, et al. Extracellular Vesicles Derived From Human Adipose-Derived Stem Cell Prevent the Formation of Hypertrophic Scar in a Rabbit Model [J]. Ann Plast Surg, 2020, 84 (5): 602-607.

［21］ LI Y, ZHANG J, SHI J, et al. Exosomes derived from human adipose mesenchymal stem cells attenuate hypertrophic scar fibrosis by miR-192-5p/IL-17RA/Smad axis [J]. Stem Cell Res Ther, 2021, 12 (1): 221.

注射美容新技术

第十一章
美塑疗法

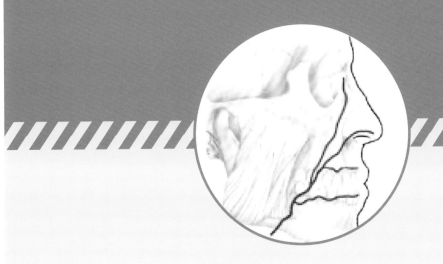

美塑疗法（mesotherapy）是采用注射等微创方式将药物或其他活性物质分布到皮内、皮下结缔组织（筋膜、脂肪）、肌肉等组织内的治疗方法，也可以看作是一种新型的物理辅助经皮给药技术。美塑疗法目前被广泛应用于面部年轻化、生发、溶脂、瘢痕、治疗色素增加性皮肤病和敏感皮肤等方面。

◦ 一、美塑疗法的材料 ◦

美塑疗法的材料主要有玻尿酸、胶原蛋白、肉毒毒素、生长因子、富血小板血浆（platelet rich plasma，PRP）等，具备锁水、微填充的作用；还有一些添加了美白祛黑、消除自由基、控油的药物成分，如谷胱甘肽、二甲氨基乙醇（DMAE）、左旋肉碱等。配合皮肤新生所需的各种营养成分，如多种氨基酸、维生素等，能够达到治疗色斑、紧致肌肤、控油祛痘、保湿抗衰等功效。

◦ 二、常 用 方 法 ◦

美塑疗法常用方法有注射器手工注射、水光针、美塑枪、微针、美塑灌注器以及无针注射等。

1. 注射器手工注射 采用普通 1、2 或 5 ml 注射器，用 2、4、6 或 13 mm 长，30G 或更细的针头，注射方式有表皮注射、皮丘注射、单点注射、连续注射、线状注射。行表皮注射时，一般深度≤1 mm，痛感轻，几乎不出血，可大面积注射，主要效应是皮肤刺激。皮丘注射时，注射深度为 1～4 mm，注射层次为真皮浅层至深层，间距不超过 1 cm，主要用于治疗皱纹、秃发和肉毒毒素的微滴注射。单点注射时，注射深度为 1.5～6.0 mm，间隔 1～2 cm，主要用于溶脂。连续注射或线性注射时，深度为 2～4 mm，间距 5～10 mm，扩散快。

2. 美塑枪 美塑枪是自动化的微型注射器，优点是给药剂量精准，注射深度一致。

3. 微量电子注射仪（水光枪） 其为多头带负压的自动注射器，通过负压系统将皮肤吸起，同时将要注射的药物注射到相应的部位，可以通过电脑参数设定每次注射的药量、注射速度、注射深度等。优点为均匀、快速、出血少、疼痛轻。

4. 微针 采用微细针状器械对皮肤机械打孔，在皮肤制造出大量的微小输送管道，使药物及多种营养物质经细小管道直接渗入皮肤深层；同时刺激皮肤启动再生功能，促进胶原增生，恢复皮肤屏障等功能。常见的微针种类有微针滚轮、电动微针及射频微针。目前，在临床中最常用的是滚轮微针。其是一种可以滚动的装置，滚筒上布满不锈钢细针，滚轮片 3～9 片，滚轮直径为 20 mm，针体直径为 0.25 mm，可选针体长度为 0.2、0.3、0.5、1.0、1.5、2.0、2.5、3.0 mm，根据不同的部位选择不同的针长。通常面部痤疮及痤疮瘢痕选择 1.0 mm 的微针，色素增加性疾病选择 0.5 mm 的微针，而腹部脂肪层肥厚的妊娠纹患者通常选择 1.5 mm 的微针。

5. 美塑灌注器　通过灌注泵缓慢而持续地施加压力，使一定量的注射液缓慢注入皮肤。一般 2.5～10 ml 能够在 30～90 min 内通过 4～6 个点缓慢注入皮肤，一般深度 4～13 mm。优点为舒适、无痛，可以集中治疗有问题的区域；一般用于失眠和止痛。

6. 无针注射设备　是将药物通过超声波、电离子渗透或者高压气动技术等方法导入皮肤，优点在于相对无痛、几乎不会出现瘀血、红斑或肿胀；但是其效果大约只有传统美塑疗法的 20%。

第二节 美塑疗法的适应证与禁忌证

○ 一、适应证 ○

1. 年轻化治疗 常用的制剂有非交联透明质酸、PRP、多种维生素、微量元素和矿物质、多肽、核酸、肉毒毒素等。采用注射器注射等多种方式进行联合注射，也可使用美塑枪以及水光枪注射，还可选择微针，深度1～4 mm。治疗间隔为1～2周，一般不超过1个月，5～10次为1个疗程。

2. 脱发 美塑疗法治疗脱发主要用于非瘢痕性脱发，如雄激素性脱发和斑秃。注射成分包括血管扩张剂、非那雄胺、度他雄胺、米诺地尔、肉毒毒素、PRP、胰岛素样生长因子、成纤维细胞生长因子、血管内皮生长因子、铜三肽-1、多种氨基酸、维生素、矿物质、天然植物提取物等。注射时应严格控制注射剂量和注射压力，一般采用注射器或美塑枪点对点注射，深度1～4 mm，注射间隔1～2 cm。治疗间隔2～4周，治疗次数平均6～8次，也可连续治疗半年。

3. 溶脂 主要成分是磷脂酰胆碱和脱氧胆酸。不同部位美塑疗法的溶脂效果因脂肪的质量和数量不同而不一。需要注意的是，吸脂术后的瘢痕区域，血液循环较差的肢体末端，胸前、颊部以上、眼袋（脂肪垫），上腹部等脂肪垫很薄的部位和皮肤又厚又紧的部位应避免注射。一般采用1 ml注射器，配30G、13 mm的针头进行点对点注射。对于身体塑形，针距1.5 cm，深度9～11 mm，每点0.4～0.5 ml。对于面部，针距1.0～1.5 cm，深度约6 mm，每点0.2～0.3 ml。注射时可以用另一只手捏起皮肤，以确保注射层次的正确，并避免损伤深部结构。通常需要3～5次注射，两次治疗间隔4周，也可增加至8周的间隔以避免过度治疗，且减少总的治疗次数。建议每次的最大剂量为2 500 mg。每个注射部位的注射剂量根据范围的大小而定。

4. 色素增加性皮肤病 美塑疗法可用于改善黄褐斑、炎症后色素沉着、肤色暗沉等色素增加性皮肤病，常用的活性成分包括维生素C、谷胱甘肽、硫辛酸、氨甲环酸、维生素B$_5$等多种维生素。美塑疗法治疗色素增加性皮肤病可以单独使用也可以与其他美容手段联合使用。不同的美塑产品之间也可以联合使用，可采用"同时不同层"或"间隔交替使用"的方式联合，提高疗效。一般采用注射器注射，深度0.8～1.0 mm，注射间隔0.2～0.4 cm；或采用1 mm左右微针在色素增加的区域治疗。治疗间隔1～2周，平均治疗6～8次。可以在激光术前或术后间隔一定时间进行美塑疗法，导入活性成分，能够增强淡化色斑的效果，减少激光的不良反应，延长效果的持续时间；美塑疗法与化学换肤术联合，可以在化学换肤后进行美塑疗法，或单独作用于化学换肤无法覆盖的部位（如眼周），进一步增加皮肤的渗透性，提高疗效。

需要注意的是，对于色素增加性皮肤病的患者，任何的治疗方法都可能导致或加重PIH。为降低PIH的风险，建议从局部和较低浓度开始，根据患者的耐受情况逐步调整剂量和治疗范围。联合激光治疗时，应该在保守的治疗参数下开始（即低治疗密度、低能量密度、较少重复次数），并在随后的疗程中逐渐增加。

5. 敏感性皮肤　敏感性皮肤在正确护肤、积极修复皮肤屏障功能的基础上还可采用美塑疗法进行治疗。美塑疗法在针对敏感性皮肤时常采用微针配合活性成分的治疗方案。首先需要准确判断患者皮肤敏感的严重程度，选择美塑疗法的时机和微针的穿刺深度及治疗密度，从而控制损伤的程度，避免损伤过重加重皮肤敏感。对于活性成分，一般开始选择舒敏修复套组，之后根据皮肤敏感状态的改善逐渐添加其他活性成分。初始治疗选择0.3～1.0 mm微针，后期可交替使用1.5 mm微针，治疗终点为皮肤出现均匀红斑反应，表面有少量针尖大小的出血点。治疗间隔1～2周，平均治疗6～8次。

针对敏感性皮肤美塑疗法，也可以与其他美容手段联合使用，如与强脉冲光、红光、低能射频等联合治疗。在敏感程度严重时，患者面部红斑、肿胀明显，有严重不适症状，可先采用冷喷降低皮肤温度，低能量光子和LED红光等的光调作用快速控制炎性反应后再进行美塑疗法；还可以联合抗组胺药物、减弱光敏性药物如硫酸羟氯喹片和抗炎药物如米诺环素等。

◦ 二、禁　忌　证 ◦

1. 绝对禁忌证　对药物成分过敏；瘢痕体质或容易出现色素沉着者；注射部位有皮肤病且处于急性期或进展期（如复发性单纯疱疹、爆发性痤疮、急性湿疹、接触性皮炎、急性特应性皮炎、银屑病等炎性疾病，白癜风、扁平疣等）；妊娠和哺乳期；患有癫痫、糖尿病、恶性肿瘤、免疫性缺陷、心脑血管疾病及代谢紊乱等严重系统性疾病者；术后不能严格保湿、防晒者；不切实际的预期；心理障碍及精神疾病的患者。

2. 相对禁忌证　年龄＜16岁；单纯疱疹病毒（HSV1）感染；凝血异常或抗凝（仅用于深部注射技术），正在使用抗凝剂、活血剂者，至少停用1周后才可接受美塑治疗。

　　术后即刻使用保湿面膜进行冷敷处理，根据皮肤情况选择相应的LED光照射，减轻红斑及水肿反应。术后1～2 d内，治疗区域避免接触水，可外敷医用保湿面膜并外擦生长因子凝胶加快皮肤愈合；术后3～7 d内，治疗区域可轻柔洁面，但避免外用洁面乳、化妆品以及防晒隔离等；术后1～2周严格保湿、防晒。

（宋　玫　刘　毅）

参考文献

［1］ SIVAGNANAM G. Mesotherapy—the french connection [J]. Journal of Pharmacology and Pharmacotherapeutics, 2010, 1 (1): 4-8.

［2］ 中国非公立医疗机构协会皮肤专业委员会美塑疗法学组, 中国非公立医疗机构协会皮肤专业委员会亚太角质层疗法应用分委会. 美塑疗法在皮肤美容中应用的专家共识 [J]. 中国美容医学, 2020, 29 (8): 44-48.

［3］ 付俊, 鲍峰, 裴璐. 皮肤年轻化领域美塑配方的应用现状、功效及展望 [J]. 中国美容医学, 2018, 27 (10): 17-21.

［4］ AHMED NA, MOHAMMED SS, FATANI MI. Treatment of periorbital dark circles: Comparative study of carboxy therapy vs chemical peeling vs mesotherapy [J]. Journal of Cosmetic Dermatology, 2019, 18 (1): 169-175.

［5］ NISI G, CUOMO R, BRANDI C, et al. Carbon dioxide therapy and hyaluronic acid. for cosmetic correction of the nasolabial folds [J]. Journal of Cosmetic Dermatology, 2016, 15 (2): 169-175.

［6］ EL-KOMY M, HASSAN A, TAWDY A, et al. Hair loss at injection sites of mesotherapy for alopecia [J]. Journal of Cosmetic Dermatology, 2017, 16 (4): e28-e30.

［7］ OTH O, STENE JJ, GLINEUR R, et al. Injection of PRP (Platelet-rich plasma). as a treatment for androgenetic alopecia: a systematic review of the literature [J]. Bruxlles, 2018. 35 (9): 17-56.

［8］ MOFTAH N, MOFTAH N, ABD-ELAZIZ G, et al. Mesotherapy using dutasteride-containing preparation in treatment of female pattern hair loss: photographic, morphometric and ultrustructural evaluation [J]. Journal of the European Academy of Dermatology and Venereology, 2013, 27 (6): 686-693.

［9］ MCKAY C, PRICE C, PRUETT L. Vascular injury after deoxycholic acid injection [J]. Dermatolgic Surgery, 2019, 45 (2): 306-309.

［10］ PEI ST, BEATRIX B, ADAM JP, et al. Lipoic acid plays a role in scleroderma: insights obtained from scleroderma dermal fi broblasts [J]. Arthritis Research and Therapy, 2014, 16 (4): 411.

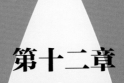

第十二章

注射美容并发症的诊断与治疗

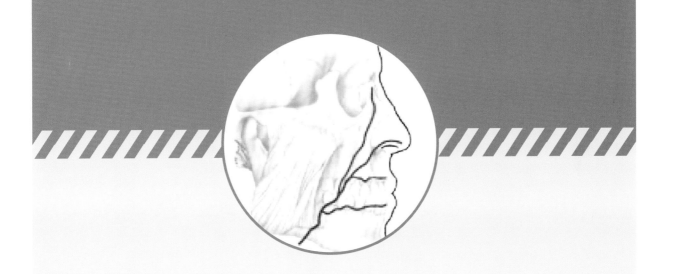

注射美容因为操作方便、对患者损伤小及即时疗效明显越来越受到求美者的青睐。近年来，无论是填充产品还是注射技术都有了极大的发展。随着注射美容数量的攀升，不良反应及并发症越来越多，严重程度与日俱增，主要表现为异物反应、感染、血管栓塞、皮肤坏死。其中大部分不良反应为一过性或可逆的，但仍有如过敏反应、血管栓塞、特异性感染等严重并发症的发生，尤其是透明质酸注射物所致的血管栓塞最为凶险，有时会造成失明、偏瘫、脑梗死甚至死亡。究其原因，除了填充产品市场混乱不堪，假药盛行外，操作者对科学的无知，对生命的无畏使得注射美容的风险越来越高。由此，研究一套完整有效的注射美容并发症诊治手段，尤其是对因填充材料不慎进入血管引起血管栓塞导致皮肤坏死、失明、偏瘫甚至危及生命的救治显得异常迫切和重要。

面部透明质酸注射相关血管源性并发症

透明质酸（hyaluronic acid，HA）是一种广泛存在于人体皮肤中的酸性黏多糖，是细胞外基质的主要成分，具有维持皮肤组织稳定及保持皮肤弹性的作用。因其免疫原性低，较少出现过敏反应，近年来作为填充剂被广泛应用于面部注射填充中。普通的透明质酸在体内很快就会代谢成水和 CO_2，用于软组织填充时，需采用交联的方法延缓其降解速度。注射美容在蓬勃发展的同时，也因各种乱象导致并发症的高发，其中也不乏一系列后果严重、处理棘手的问题，主要涉及组织填充导致的失明、感染以及肉毒毒素注射治疗导致的肌力失衡等。目前，国内外发表了多篇对严重不良反应的早期诊断与处理的共识，以提高透明质酸注射填充治疗的安全性。此外，新的诊断和治疗方式有助于最大程度地减少不良反应对患者造成的影响。透明质酸填充所导致的血管栓塞是其中较严重的不良反应，本章就透明质酸填充剂面部注射相关血管源性并发症做一介绍。

·一、病　　因·

（一）透明质酸进入血管内阻塞血管，从而造成血运障碍，这是导致相关临床表现最主要的病因。

（二）血管外压迫主要由于填充剂在血管周围分布多，注射容量过大，从而导致血管受压，血管狭窄，甚至阻塞，进而导致血运障碍。

（三）注射时针头刺破血管，导致内源性凝血途径激活，导致血栓性阻塞。

也有学者提出不同观点，认为面部血管交通非常发达，对注射剂直接引起血管栓塞导致组织坏死质疑，认为是由于局部血管功能性障碍、血管紧张素等物质代谢环节受损及失控引起血管痉挛，从而使血供中断。

·二、危 险 因 素·

（一）注射部位手术史或植入史

面部手术后的血管重新定位以及术区的血液供应较正常组织脆弱，会增加填充剂注射后血管栓塞的风险。

（二）目前有学者提出多次注射面部填充剂、与其他药物联合注射、月经期等可能是血管源性并发症发生的相关危险因素，但尚未得到证实。

◦ 三、解剖基础 ◦

血管相关并发症的首要病因是透明质酸直接注入血管内，因此头面部血管的解剖是了解相应发病机制的基础。头面部血供主要来自颈内动脉和颈外动脉，两者在鼻部交汇形成密集的血管网。

（一）颈外动脉

颈外动脉共有8个分支，分别为甲状腺上动脉、咽升动脉、舌动脉、面动脉、枕动脉、耳后动脉、上颌动脉、颞浅动脉（2个终支），其中与血管栓塞关系较密切者有面动脉、（上颌动脉）、颞浅动脉、眼动脉。

1. 面动脉　面动脉自颈外动脉发出后，向前向上经过咬肌前方，勾绕下颌骨下缘到达面部，此处在体表可扪及，是经皮面动脉玻璃酸酶注射治疗血管内栓塞的解剖基础；自此处继续向前上走行，在面部发出下唇动脉、上唇动脉、侧鼻动脉（与眼动脉的终末支鼻背动脉相吻合）等分支。当透明质酸用于鼻唇沟、上下唇、口角纹等部位的注射填充时，存在面动脉相应分支栓塞的风险，可表现为鼻翼至内眦处皮肤、唇红和口腔黏膜、鼻腔黏膜等部位的皮肤黏膜改变。

2. 颞浅动脉　颞浅动脉的主要分支包括耳前动脉、面横动脉、颧眶动脉、颞中动脉以及额支和顶支。当透明质酸用于太阳穴、颧部（苹果肌）等部位的注射填充时，可累及颞浅动脉供应的区域，以额支和顶支栓塞较常见，表现为相应部位皮肤及头皮的相关改变。由于此处皮脂腺较多，当相应动脉栓塞后，多有脓点形成；若累及发际线内，可有毛囊坏死和毛发脱落。

（二）颈内动脉

颈内动脉在入颅内前只有眼动脉一个分支，眶周具有丰富的血管结构，眼球和眼眶组织主要由眼动脉供血。眼动脉的主要分支如下。①眼球组：包括视网膜中央动脉、睫状动脉（图12-1）；②眼眶组：包括滑车上动脉、眶上动脉、鼻背动脉（与面动脉的分支—侧鼻动脉相交通）等。眼动脉系统和颈外动脉的分支系统相交通，这种交通为面部注射填充物逆流入眼动脉系统提供了可能（图12-2）。

视网膜中央动脉属于终末动脉，直径约0.16 mm，分出1～8个分支放射状营养视网膜。当进行眉间、眶周及泪沟等部位的注射填充时，可同时累及一支或多支以上动脉分支。鼻部周围颈外动脉与颈内动脉相吻合，形成密集的血管网。据统计，在导致视力损害的案例中，注射风险从高到低依次为鼻根部（56.3%）、眉间区（27.1%）、前额（18.8%）和鼻唇沟（14.6%）。

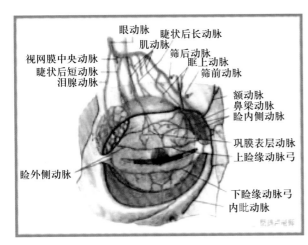

图12-1 眼动脉的主要分支

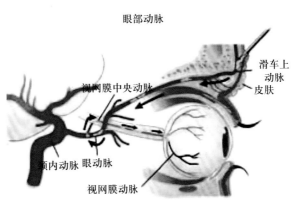

图12-2 眼动脉系统与颈外动脉分支系统相交通

（三）眼内肌

眼内肌包括睫状肌、瞳孔开大肌和瞳孔括约肌；眼外肌（extraocular muscles）是附着于眼球外部的肌肉，包括4条直肌和2条斜肌，直肌即上、下、内、外直肌，斜肌是上斜肌和下斜肌，眼外肌的血液由眼动脉的肌支供给。提上睑肌的作用为提上睑和开大睑裂，由动眼神经支配。双眼在视觉活动中，为保持双眼单视，两眼无论是在看远、看近中行使的异向运动（分开、集合）功能，还是在为寻找目标进行快速扫视或在对感兴趣的视标进行缓慢视觉追踪的同向运动，都离不开大脑眼球运动中枢遵循上述法则，支配两眼眼外肌的平衡和协调运动。在同向运动中，双眼就如同有12条缰绳的两匹马，在马车夫（大脑）的统一支配下协调地同时向一个方向运动，转弯时每匹马一侧的缰绳同时收紧、另一侧的缰绳就要同时放松，才能顺利行进。临床中任何原因导致的功能性眼外肌肌力不平衡，或由于中枢、外周神经及眼外肌肌肉或肌肉接头异常导致眼外肌器质性病变，引起一条或多条眼外肌麻痹不能协调运动、不能够保持正常眼位，均可造成双眼单视功能异常。

◦ 四、临床表现及发病机制 ◦

供血区域皮肤和组织疼痛、苍白、缺血甚至坏死，主要由于面部皮肤浅表血管栓塞导致。栓塞当时表现为栓塞血管供应区域的苍白和疼痛，周围组织肿胀，继而皮肤和黏膜可在数小时至数天内出现色泽改变，如皮肤呈现花斑样改变，口腔黏膜和鼻黏膜破溃形成溃疡。皮肤表面可见皮脂腺分泌物形成局部脓点。若栓塞程度较重或随着病程进展，颜色可进一步加深，呈现青紫色，皮肤破溃后形成创面，伴局部按压痛。血管栓塞常发生在单一动脉供血部位、吻合支较少部位和终末支，如眉间、鼻翼以及上唇，内眦动脉是常见的受栓塞动脉（图12-3）。

视野缺损和失明是一种相对少见但严重的医源性并发症。若注射针头尖端刺破血管并且推注的压力高于血管的舒张压，注射填充物可进入血管内并且随着血管压力梯度流动，当到达与填充剂粒径大小一致的血管时便停留在血管内，从而导致栓塞，若停留在眼动脉、视网膜中央动脉或其相应

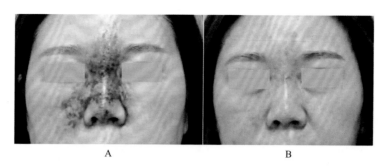

图12-3　鼻根部注射透明质酸致鼻部及面颊部皮肤受损

A. 治疗前；B. 治疗后

分支中，可发生失明和视野缺损；若累及眶上动脉和滑车上动脉，则表现为额部相应血供区域皮肤的改变，范围多为眉毛至发际线外，可伴有皮肤脓点形成；若累及视网膜中央动脉，则表现为视野缺损和失明（图12-4）。

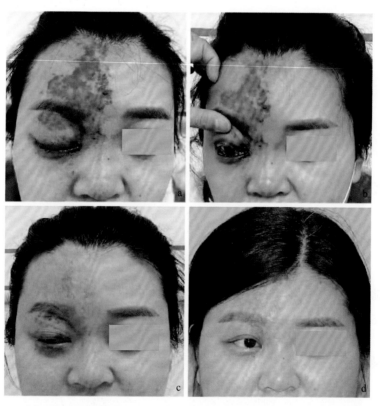

图12-4　面部注射透明质酸后右眼视力受损，上睑下垂，眼球运动障碍，面部皮肤受损（a、b，治疗前）；

上睑下垂消失，眼球运动恢复，皮肤血液障碍改善（c、d，治疗后）。

如前所述，当推注压力大于动脉舒张压时，注射物可进入动脉并在动脉内逆流，若推注压力进一步增大，注射物可顺着眼动脉进入颈内动脉，再随着血管压力梯度流动进入颅内动脉的颅内分支，造成颅内血管的栓塞，表现出相应的症状。颅内动脉的血供主要分布于大脑的前2/3部和视器，分支有后交通支、大脑前和中动脉，参与构成大脑动脉环。

患者可能同时合并上述几种临床表现或单一某种临床表现。

◦ 五、体格检查及辅助检查 ◦

（一）体格检查

① 面部皮肤红肿/花斑样/青紫色改变，可累及口腔黏膜和鼻黏膜，皮脂腺分泌物散布于皮肤表面，可有创面形成。

② 结膜充血，眼球肿胀，眼球运动障碍，视力下降，视野缺损。

（二）辅助检查

（1）眼科协助检查视力，眼底照相及造影检查眼底的视盘、血管、视网膜及脉络膜，视野检查判断视野缺损情况，视觉电生理检查判断视神经传导功能，以了解视神经受损情况（图12-5）。

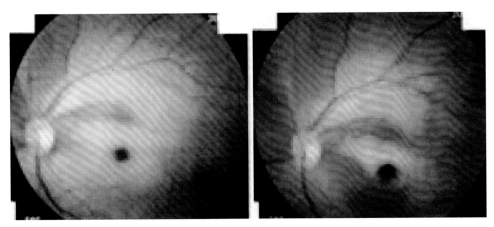

图12-5　眼底照相可见介入治疗前后，视网膜动脉血供明显改善

（2）介入科协助进行DSA血管造影超选择眼动脉，检查眼球和眼眶的血供情况，同时可作为治疗措施（图12-6）。

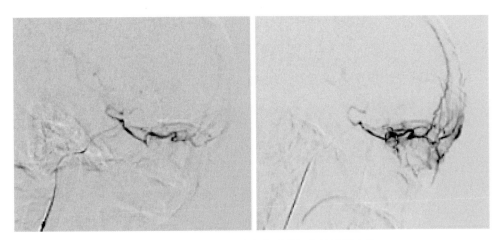

图12-6　DSA下可见治疗前后眼部血供明显改善

○六、诊　　断○

根据注射史、查体和辅助检查，相关科室会诊可明确诊断。

○七、预　　防○

血管栓塞的预防主要在于术者的操作。学界多数人认为，血管源性相关并发症是由于透明质酸进入血管并阻塞血管导致，因此预防血管源性并发症发生的重点即预防透明质酸进入血管内。

（1）为了降低术后血管栓塞发生的风险，注射医师应熟悉面部操作区域的解剖结构，如在鼻部采用骨膜下及软骨膜上层次注射透明质酸，更加安全有效，但是否能将填充物放置在骨膜深处，尚缺乏研究。

（2）注射时可通过回抽判断注射针头是否进入血管内，并可在局部应用肾上腺素使血管收缩，但肾上腺素收缩血管造成的皮肤发白可能混淆部分医师对是否发生血管栓塞的判断，从而延误患者的进一步救治。

（3）避免使用过细的针头注射透明质酸，使用钝针可以减少刺入血管的风险，使注射过程更为安全。

（4）采用低压、小剂量注射，推荐使用0.5～1.0 ml的注射器以减少注射时的压力。

（5）采用小粒径的透明质酸填充材料，透明质酸多栓塞在与其粒径相一致的血管内，目前临床应用的材料粒径多为20～1 000 μm。有动物研究表明，大径粒的透明质酸注射导致血管栓塞后，所引起的皮肤坏死面积更大，坏死程度更重。

（6）注射前可通过多普勒超声辅助定位血管位置。

（7）接受填充注射的求美者在治疗完毕后应至少留院观察30 min，每2 h观察询问1次患者情况，如有不适立刻治疗。

○八、治　　疗○

对于面部注射所致血管栓塞的治疗，目前还在不断探索阶段。

（一）透明质酸酶的应用

透明质酸酶是透明质酸的专一性水解酶，在发现栓塞之后，应立即注射透明质酸酶，可局部皮下注射或直接注射入栓塞的血管内，以缩小坏死范围。

1. 经皮面动脉透明质酸酶注射治疗　陈敏亮等对145例发生局部皮肤破溃、坏死患者行经皮面动脉透明质酸酶注射治疗，结果显示其对改善局部微循环、减轻软组织损伤明确有效。常规应与局部皮下注射联合，能更好地发挥降解透明质酸作用（图12-7）。

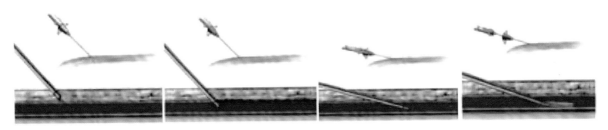

图12-7　超声多普勒引导下经皮面动脉穿刺透明质酸酶注射

2. 眼部血管栓塞的治疗　对于眼部的血管栓塞，则提倡在60～90 min内恢复血供，以防止发生完全失明。利用DSA血管造影超声选择眼动脉注射高浓度透明质酸酶和尿激酶是目前治疗眼动脉透明质酸栓塞致视力受损的有效手段，选择性动脉内溶栓治疗（intra-arterial thrombolytic therapy，IATT）可在早期实现眼动脉、视网膜中央动脉及其分支的灌注再通。

3. 降眼压治疗　甘露醇脱水，补充白蛋白＋利尿，提高血浆中的胶体渗透压。采用20%甘露醇注射液200 ml于30～60 min内滴注。也有尝试用透明质酸酶行眼球后注射，但未有临床成功案例报道。

4. 透明质酸酶与尿激酶联合治疗　治疗眼部血管栓塞时，透明质酸酶可联用尿激酶。有实验表明两者联用，静脉或皮下注射治疗透明质酸相关动脉栓塞时，24 h内疗效显著，但48 h后可能无效，提示透明质酸进入血管后可能引发了后续的动脉内血栓形成。有学者提出，为了防止血栓继续形成，可嘱患者口服阿司匹林，服用时长与症状相关，一般应服药1周。

5. 脑血管栓塞的治疗　在脑血管栓塞时，多采用对症治疗，透明质酸酶的疗效仍不确切，而尿激酶对非血栓性栓子的疗效不佳，反而有导致继发性脑出血的风险。

6. 透明质酸酶的应用剂量　根据注射透明质酸的量的不同，应用溶解酶的量为1 500～3 000 U，也有直接大剂量透明质酸酶冲击疗法的报道，按1 000 U/h透明质酸酶局部注射，连续3 h，其用量也与透明质酸注射的部位有关。有文献报道，可根据透明质酸注射量计算溶解酶的用量，即按1 ml透明质酸至少应使用100 U酶溶解。也有文献报道，可根据坏死涉及的解剖区域计算用量，且用量应随涉及解剖区域数量的增加而增加，如半侧上唇皮肤坏死使用500 U，眉间部使用500 U，半侧上唇＋鼻部皮肤坏死时1 000 U，半侧上唇累及鼻部且有同侧下颌部皮肤坏死时1 500 U。DeLorenzi等认为，大剂量透明质酸酶并不会造成人体局部透明质酸永久性缺失之类的负面影响。此外，联合热敷及按摩等方法也可有一定疗效。

由此看来，对于透明质酸导致的血管栓塞并发症，早期大剂量的透明质酸酶的应用仍是治疗的首选，至于剂量和注射方式可能更多地取决于治疗者的临床经验及当地医疗水平。

（二）介入治疗

透明质酸的眉间注射导致的血管栓塞常可引起视力缺损甚至丧失。由于视力丧失是透明质酸栓子堵塞血管所致，且该材料可以被相应的酶溶解，故有学者提出，采用介入技术将导管置入眼动脉，准确注射透明质酸酶，可以提高治疗效果。也有根据治疗视网膜中央动脉血栓栓塞急症时采用超选择性眼动脉造影确定视网膜动脉栓塞的范围和程度，进而送入微导管至眼动脉开口处，推注尿激酶，溶解眼动脉栓子的治疗方法。

目前，国内外对介入造影治疗面部透明质酸注射所导致血管栓塞的疗效尚有争议，有文献认为疗效并不乐观；也有文献提及，在治疗透明质酸注射所导致的栓塞时，根据临床经验，在有条件的情况下应请神经外科医生和介入科医生合作行介入治疗，以精准注射溶栓药物。

陈敏亮等对69例因透明质酸注射导致视力受损的患者进行了数字减影血管造影及动脉内溶栓（ITA）治疗，结果显示26例患者取得了良好的效果，甚至有1例患者在接受治疗时已超过7 d，但仍取得了视力的改善。

虽然介入治疗仍有争议，但介入治疗的效果还取决于视力受损的时长以及具体栓塞的血管，如眼动脉栓塞及视网膜中央栓塞导致的视力损害，其预后较差；而视网膜分支动脉栓塞导致的视力损害往往可以有恢复的机会，这可能与相应动脉对视网膜供血有关。因此，介入治疗对于透明质酸注射后所致的血管栓塞的疗效是肯定的。

（三）辅助治疗

包括血管活性药物及改善循环、保温疗法等。血管活性药物可以解除血管痉挛，扩张局部血管，改善微循环，使微栓子向远端细小分支移动，减少缺血、缺氧损伤的面积；同时可促进侧支循环的建立，改善受累组织氧和营养物质的供应。可静脉滴注罂粟碱30 mg，3次/日；静脉滴注低分子右旋糖酐氨基酸500 ml，1次/日。若无效，可换用局部皮下注射低分子量肝素。保持室温在22～25℃，预防血管痉挛，但也不能温度过高，以免增加皮肤的代谢需求。但无论是保温疗法还是血管活性药物的应用，其目的都是为了改善受累区域的血供，起到辅助治疗的作用。

（四）创面处理及抗感染治疗

由于皮肤血供受损，屏障功能降低，易导致皮肤坏死及局部液体渗出而致细菌感染，对于皮肤有脓点者，可外涂少量碘伏，换药，2次/日。感染严重时，可联合抗生素或抗病毒药物。也有文献指出，可局部使用甘油三酯（1%）糊剂于表面。

对于目前皮肤创面的研究，国内外也有许多进展，如再生性修复技术对急慢性创面的修复、减轻瘢痕和色素沉着方面均取得了良好效果。富血小板血浆（PRP）、浓缩生长因子（CGF）可通过减轻创面炎症，促进血管生成、创面收缩和上皮再生这四个皮肤创伤修复的关键因素促进皮肤创面的愈合。虽然目前没有这些技术对于透明质酸面部注射所引起的皮肤坏死方面的治疗的文献研究，但这些技术无疑会为治疗提供更多的选择与思路。

第二节 注射美容术后感染并发症

◦ 一、病因与诱因 ◦

感染指的是疾病的病原体侵入生物的组织后开始繁殖以及宿主的组织对这些病原体及病原体产生的毒素的反应。注射美容后感染是指因注射美容的操作而产生的机体内致病菌生长、繁殖，产生毒素，导致一系列病理和生理变化的过程。引起注射后感染的最常见病原体为细菌，也可能发生病毒感染，而真菌感染较为罕见。多种因素可导致或诱发注射美容后感染的发生，根据来源可分为内源性和外源性。

（一）内源性

1. 免疫力低下 患者免疫力低下，如艾滋病、长期高强度工作、服用免疫抑制药物、月经期等，这些患者因为自身免疫系统防御能力较弱，当受到刺激时，自身的条件致病菌菌群失衡，原来不致病的正常菌群中的细菌可成为致病菌，引起感染性病变。病毒感染如单纯疱疹病毒感染也常与自身免疫力低下有关。

2. 注射部位感染 注射区域或其他部位皮肤存在感染灶，致病菌可随着注射器针头进入皮肤，引起皮下组织的感染。

3. 既往注射史 既往存在注射史的患者，因包括透明质酸在内的各种填充物构成了细菌生物膜形成的基础，生物膜将菌体包裹在内，逃避机体免疫系统和药物的攻击，并且生物膜导致宿主免疫系统受损，进而导致对抗生素高达1 000倍的耐药性，从而造成慢性和复发性的感染。也有学者认为，生物膜的形成导致的"低级别感染"是包括异物肉芽肿在内的所有延迟并发症的原因。

（二）外源性

1. 医源性感染 如消毒不彻底、操作不规范等，皮肤表面的细菌及环境中的致病菌随注射器针头直接进入皮肤。

2. 血管栓塞 注射物进入血管引起局部栓塞，局部组织因缺血引起的无菌性炎症或条件致病菌的感染，如透明质酸栓塞血管后导致皮肤血供障碍，使组织失活，产生继发感染。

3. 药品因素 在非正规美容场所接受了来源不明或受到污染的药品注射。

4. 注射后处理不当 注射后12 h内化妆、沾水等。

（三）病理生理

致病菌入侵后，免疫细胞如巨噬细胞、中性粒细胞、单核细胞等迅速到达入侵部位，释放多种炎性因子、细胞因子，引起局部炎性反应以及肉芽肿的形成。

组织病理学主要呈现3种形式分别为弥漫性炎症或脓肿伴肉芽肿、局限性肉芽肿伴大量纤维组织增生、非特异性炎症。特殊细菌感染如非结核分支杆菌（non-tuberculos *Mycobacteria*，NTM）感染可见到典型的坏死区域，但干酪样坏死并不常见。

◦ 二、临 床 表 现 ◦

（一）根据时间分类

参考国内外的文献，可将感染分为发生于术后2周内的早期急性感染和术后2周后迟发性慢性感染，也有认为应以4周为界限进行区分。

早期急性感染：通常以局部炎性反应为特征，多表现为注射区域红、肿、热、痛（图1），也可出现红斑、水肿、瘀斑或瘙痒（图12-8），伴皮温升高、局部的疼痛或压痛、皮下有波动感（图12-9）等，部分患者也可出现白色脓点或结节，少数患者可出现全身性反应；严重者出现局部皮肤的破溃，脓液流出伴窦道形成（图12-10）。早期急性感染常是皮肤有机体的低级别细菌感染，如葡萄球菌和链球菌感染。早期感染有时很难与其他不良反应区分开来，比如穿刺的创伤影响、动脉内注射引起注射部位坏死以及变态反应。该类感染的全身表现包括发热、寒战、不适、淋巴管炎和（或）菌血症。

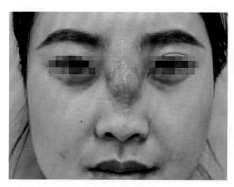

图12-8　面部自体脂肪填充后红、肿、热、痛，局部硬结

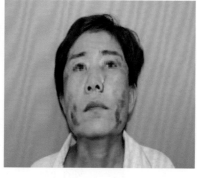

图12-9　面部玻尿酸填充后局部红斑、水肿、瘙痒

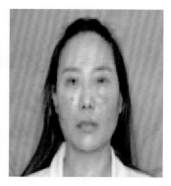

图12-10　面部玻尿酸注射后局部的疼痛、压痛、皮温升高、皮下有波动感

延迟性慢性感染：延迟感染事件可在治疗后数周至数年发生，其表现与早期急性感染类似，尽管对感染生物膜的全身反应是延迟感染事件所特有。但如果在注射后出现红色硬化区域以及全身症状如发热、寒战等不适时也应怀疑生物膜存在（图 12-11）。

生物膜相关感染的临床症状包括硬化、肿胀、红斑、疼痛。此外，以下因素考虑与生物膜相关感染有关，即患者有生物膜生长的病史（包括异物植入），持续 > 7 d 的感染，抗生素治疗无效，感染的客观和主观症状在抗生素治疗期间消失，但在终止后复发。

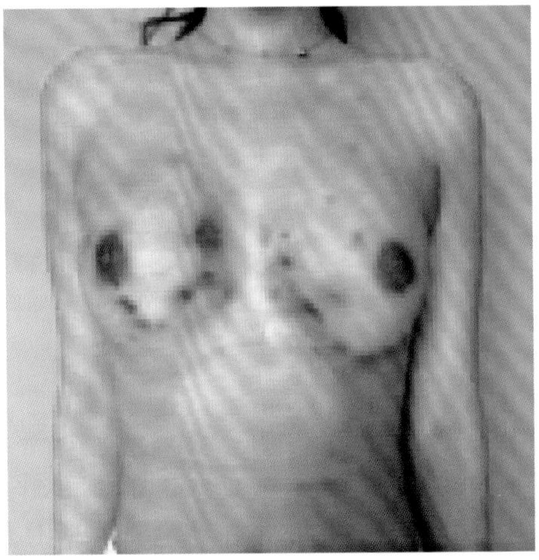

图 12-11　既往 5 年前双侧乳房假体植入，3 个月前双乳玻尿酸填充，2 月后饮酒后出现局部皮肤红肿、破溃、硬结

（二）根据致病原分类

根据致病原分类，感染可分为常见细菌感染、特殊细菌感染及其他感染。

1. 常见的细菌感染　常见的细菌感染表现为红肿热痛、皮温升高、局部的疼痛或压痛、皮下有波动感等，部分患者也可出现白色脓点或结节，少数患者可出现全身性反应。

2. 特殊细菌感染　特殊细菌感染如非结核分枝杆菌感染表现为"慢、轻、冷"的特点，当起病缓慢，病程较长，全身症状轻微或无全身症状，皮损及周围部位皮肤温度无明显升高，皮损处可见黄白色或乳白色干酪样分泌物，局部可触及米粒至黄豆大小硬结硬结等表现时，应高度怀疑 NTM 感染。当 NTM 合并其他细菌感染时，也会出现皮温高、红肿等多种复杂临床表现。

此外，还有真菌和病毒感染，其在注射后感染中的发生率相对较低。

◦ 三、诊断和鉴别诊断 ◦

诊断主要根据注射病史、临床表现、组织病理及微生物学检测结果综合判断，微生物学检测为诊断的金标准。

常见感染一般不难诊断，如皮肤表面常见的细菌有表皮葡萄球菌、金黄色葡萄球菌、痤疮丙酸杆菌等，可通过一般细菌培养＋鉴定予以鉴别和诊断。特殊细菌感染如非结核分枝杆菌需要对病变组织活检，分泌物进行抗酸染色、细菌培养，以评估是否存在抗酸杆菌。但该类细菌感染常常难以通过常规方法诊断，需要借助分子生物学技术如 16S rRNA 基因测序、特异性 PCR 分析、高效液相色谱法等提高组织标本中该类分枝杆菌病原体的检出率。需要注意的是，采集标本过程中要严格规范操作，以免污染，出现假阳性结果。此外，标本应在患者使用抗生素前或停用抗生素后一段时间进行采集，以免抗生素抑制病原菌生长繁殖，出现假阴性结果。

◦ 四、治　疗 ◦

针对注射美容所致的皮肤软组织感染，关键应对措施在于预防，操作者需严格把握手术适应证，排除禁忌证，注意无菌和规范操作等。当感染发生时，治疗主要分为药物和手术清创。

（一）药物

一般细菌：对于一般细菌感染，仍主张根据细菌培养及药敏实验的结果选择敏感抗生素，如一代、二代头孢菌素常对金黄色葡萄球菌敏感。

生物膜感染：可以选择莫西沙星及克拉霉素。莫西沙星属于氟喹诺酮类药物，对体外革兰阳性需氧菌有较强的杀菌作用，而对革兰阴性杆需氧菌也具有较强的杀菌作用，同时也具有一定的杀灭厌氧菌的作用。此外，莫西沙星能很好地穿透生物膜环境，并在生物膜内表现出其杀菌性能，被认为是治疗皮肤及皮肤结构感染的较优选择。克拉霉素是一种半合成大环内酯类抗生素，对革兰阳性和非典型细菌具有杀菌性能，且具有破坏生物膜的独特性质。许多国外学者推荐的联合治疗根除生物膜的方案中，克拉霉素被作为第二种抗生素应用，其可以增加第一种抗生素的有效性。国外共识报告经验性治疗方案中，克拉霉素 500 mg 联合莫西沙星 400 mg，每日 2 次，持续 10 d；环丙沙星 500～750 mg，每日 2 次，2～4 周；或米诺环素 100 mg，每日 1 次，持续 6 个月。

非结核分枝杆菌（non-tuberculous *Mycobacteria*，NTM）感染：由于 NTM 表面高疏水性和细胞壁屏障作用，其对于大多数抗生素具有不同程度耐药，因此 NTM 所致感染往往不易治疗，治疗周期长且易反复。常引起皮肤软组织感染的 NTM 如偶然分枝杆菌、脓肿分枝杆菌和龟分枝杆菌几乎对所有抗结核药物耐药。脓肿分枝杆菌复合体的成员往往对大环内酯类、阿米卡星、头孢西丁、亚胺培南敏感。目前，阿奇霉素是治疗脓肿分枝杆菌感染的首选药物，偶然分枝杆菌对大环内酯类、阿米卡星、强力霉素、氟喹诺酮类和甲氧苄啶-磺胺甲恶唑敏感，龟分枝杆菌通常对大环内酯类、头孢西丁、氟喹诺酮类和妥布霉素敏感（表12-1）。NTM 治疗指南建议对分枝杆菌分离株进行药敏试验，目的是优化特异性抗菌药物组合的选择，因为特定抗菌素的最低抑菌浓度与抗菌素治疗分枝杆菌的体内反应相关，建议快速生长型分枝杆菌选择性检测不同类别的抗菌药物的敏感性，根据药敏结果，联合规范用药，以发挥药物协同作用，降低耐药性。药物治疗一般不少于 2 个月，总疗程可达 12 个月。患者具体用药方案可于感染专科会诊后制订。治疗过程中注意保护脏器功能，如出现贫血、白细胞计数降低、真菌感染时应对症处理，症状严重者需及时调整用药方案。此外，因药物的副作用较大，当送检标本未检出 NTM 时不建议使用抗 NTM 治疗方案。

表 12-1　常见 NTM 菌株抗生素选择

菌株	抗生素
脓肿分枝杆菌	首选阿奇霉素。大环内酯类、阿米卡星、头孢西丁、亚胺培南敏感
龟分枝杆菌	大环内酯类、头孢西丁、氟喹诺酮类和妥布霉素敏感
偶然分枝杆菌	大环内酯类、阿米卡星、强力霉素、氟喹诺酮类和甲氧苄啶-磺胺甲恶唑敏感

抗生素治疗的持续时间应与临床反应有关，在症状完全消除和软组织中可触及的病变消失后至少应持续7 d；而在治疗成功后，2个月内应避免再次行软组织填充治疗。

对于透明质酸注射导致感染的患者，向病灶内注射透明质酸酶可能加速感染扩散至周围组织，因此不建议在急性感染期使用。

（二）手术

彻底的手术清创是治疗皮肤软组织感染的重要手段，清除坏死组织，促进肉芽组织新生，减轻病变部位病原菌负荷。对于高度怀疑NTM类特殊细菌感染，往往需要多次彻底清创及送检，因为单次检查容易出现假阴性结果。但无论感染的菌株类别，移除相关的异物，清除有害细菌都是治疗的关键，因此手术清创是感染并发症治疗中重要的一环。

治疗还涉及免疫功能的恢复，通过营养支持等提高患者自身的免疫力。

○五、预　后○

经规范治疗后，注射美容所致皮肤软组织感染大部分可痊愈，但也存在复发等可能以及瘢痕、色素沉着等问题，可通过光电类治疗予以改善（图12-12）。

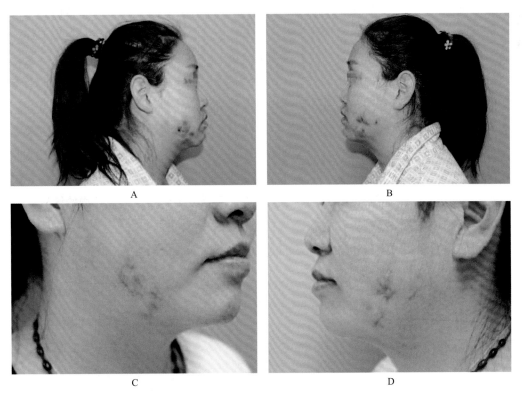

图 12-12

A、B为面部A型肉毒毒素注射后NTM感染，局部皮肤红肿、硬结、部分破溃；C、D为伤口愈合后半年，少量瘢痕及色素沉着

第三节 肉毒毒素相关并发症

肉毒毒素通过干扰突触前膜乙酰胆碱的释放阻断肌肉的收缩，发挥调节肌力、修饰肌肉形态及除皱的作用，与填充剂、富血小板血浆、光电、手术等治疗联用，可以获得更为全面的美化效果。轻度的并发症包括注射部位的疼痛、水肿、血肿、淤青，对肉毒毒素轻度的过敏、皮疹以及头晕、头疼、恶心、周身乏力、流感样症状等，多数症状在数小时或数天之内可自行缓解。较严重的并发症主要继发于药物的过量使用和（或）弥散作用。眼周的注射可影响泪腺分泌及眼轮匝肌的闭合，导致不同程度的干眼，也可影响额肌及眼外肌功能，导致眉尾上扬、眉下垂、上睑下垂、斜视、复视，并伴有眼睑的紧绷、受压、沉重、垂坠感。下面部注射导致嘴唇和口周区域的肌肉失衡、表情僵硬、肌肉凸起、咀嚼无力、笑容不对称。颈部皱纹治疗后可导致口干、吞咽困难、构音障碍和颈部无力等。也有文献报道因肉毒毒素注射导致的非结核分枝杆菌感染、假性动脉瘤等个案。总体而言，肉毒毒素具有较好的安全性，近年来开展了多项临床试验，未见严重并发症。

术前应明确患者的用药史，抗生素、钙离子拮抗剂、局部麻醉药物会与肉毒毒素发生作用，增加并发症的风险；需明确患者过敏史、手术外伤史、完善体格检查，把握适应证和禁忌证，神经肌肉疾病患者、上睑下垂者、因既往手术或外伤影响肌力者不适合采用肉毒毒素治疗；与患者做好充分沟通和健康宣教，纠正其过高的期望值；准确选择注射点及注射剂量，使用小号注射器和针尖，避免与局部麻醉药混用。此外，要禁止使用没有国家临床准许证的肉毒毒素类制剂，这些药物的剂量、浓度混乱，使用后极易因肉毒毒素剂量严重超标而导致全身中毒现象，严重时会危及生命。

参考文献

［1］ 孙旭尔, 陈敏亮. 血管危象及感染——注射美容中不可忽视的严重并发症 [J]. 中华整形外科杂志, 2021, 37 (4): 347-351.

［2］ 付强, 周桂文, 赖琳英, 等. 经皮面动脉透明质酸酶注射治疗面部注射美容致血管栓塞的效果观察 [J]. 中华整形外科杂志, 2021, 37 (4): 365-370.

［3］ Beleznay K, Carruthers JDA, Humphrey S, et al. Update on avoiding and treating blindness from fillers: a recent review of the world literature [J]. Aesthetic Surgery Journal, 2019, 39 (6): 662-674.

［4］ Zhang LX, Lai LY, Zhou GW, et al. Evaluation of intraarterial thrombolysis in treatment of cosmetic facial filler-related ophthalmic artery occlusion [J]. Plastic and Reconstrery Surguctive, 2020, 145 (1): 42e-50e.

［5］ Lee JS, Kim JY, Jung C, et al. Iatrogenic ophthalmic artery occlusion and retinal artery occlusion [J].

Progress in Retinal and Eye Research, 2020. [Ontine ahead of print]

［6］ 赖琳英, 陈敏亮, 梁黎明, 等. 面部注射美容致局部皮肤并发症的救治 [J]. 中国美容整形外科杂志, 2017, 28 (3): 133-134.

［7］ Ors S. The Effect of Hyaluronidase on Depth of Necrosis in Hyaluronic Acid Filling-Related Skin Complications [J]. Aesthetic Plastic Surgery, 2020, 44 (5): 1778-1785.

［8］ Xu X, Zhou G, Fu Q, et al. Efficacy of intra-arterial thrombolytic therapy for vision loss resulting from hyaluronic acid filler embolization [J]. Journal of Cosmetic Dermatology, 2021, 20 (10): 3205-3212.

［9］ Chen Y, Zhang YL, Luo SK. Experimentally induced arterial embolism by hyaluronic acid injection: clinicopathologic observations and treatment [J]. Plastic Reconstructive Surgery, 2019, 143 (4): 1088-1097.

［10］ Yang Y, Sheng H, Gu Q, et al. Death caused by vaginal injection of Hyaluronic acid and collagen: a case report [J]. Aesthetic Surgery Journal, 2020, 40 (5): Np263-np268.

［11］ Kapoor KM, Kapoor P, Heydenrych I, et al. Vision loss associated with hyaluronic Acid fillers: a systematic review of literature [J]. Aesthetic Plastic Surgery, 2020, 44 (3): 929-944.

［12］ Murthy R, Roos JCP, Goldberg RA. Periocular hyaluronic acid fillers: applications, implications, complications [J]. Current Opinion in Ophthalmology, 2019, 30 (5): 395-400.

［13］ 赖琳英, 张丽霞, 陈敏亮, 等. 注射美容致非结核分枝杆菌感染的治疗 [J]. 中华医学美学美容杂志, 2018, 24 (6): 429-431.

［14］ Cheon HI, Jung N, Won CH, et al. Efficacy and safety of *Prabotulinumtoxin* A and *Onabotulinumtoxin* A for Crow's feet: a phase 3, multicenter, randomized, double-blind, split-face study [J]. Dermatologic Surgery, 2019, 45 (12): 1610-1619.

［15］ Beer KR, Shamban AT, Avelar RL, et al. Efficacy and safety of *Prabotulinumtoxin* A for the treatment of glabellar lines in adult subjects: results from 2 identical phase III studies [J]. Dermatologic Surgery, 2019, 45 (11): 1381-1393.

［16］ Keaney TC, Cavallini M, Leys C, et al. Efficacy, patient-reported outcomes, and safety in male subjects Treated With *Onabotulinumtoxin* A for Improvement of moderate to severe horizontal forehead lines [J]. Dermatologic Surgery, 2020, 46 (2): 229-239.

［17］ Kawashima M, Harii K, Horiuchi Y, et al. Safety, efficacy, and patient satisfaction with *Onabotulinumtoxin* A for the treatment of upper facial lines in Japanese subjects [J]. Dermatologic Surgery, 2020, 46 (4): 483-490.

（陈敏亮）